落实湖北省政府"323"攻坚行动系列丛书

Guidelines for the Construction of Stroke Prevention and Treatment Systems

脑卒中
防治体系建设指导规范

主编　曹学兵　张兆辉　彭小祥

顾问　张定宇　柳东如　魏　伟

U0188829

中国科学技术出版社

·北　京·

图书在版编目（CIP）数据

脑卒中防治体系建设指导规范 / 曹学兵，张兆辉，彭小祥主编.
—北京：中国科学技术出版社，2022.11（2024.2 重印）
ISBN 978-7-5046-9481-2

Ⅰ. ①脑… Ⅱ. ①曹… ②张… ③彭… Ⅲ. ①脑血管疾病－防治
Ⅳ. ① R743

中国版本图书馆 CIP 数据核字（2022）第 039033 号

策划编辑	王久红　焦健姿
责任编辑	王久红
文字编辑	卜　雯
装帧设计	华图文轩
责任印制	李晓霖

出　　版	中国科学技术出版社
发　　行	中国科学技术出版社有限公司发行部
地　　址	北京市海淀区中关村南大街 16 号
邮　　编	100081
发行电话	010-62173865
传　　真	010-62179148
网　　址	http://www.cspbooks.com.cn

开　　本	787mm×1092mm　1/32
字　　数	394 千字
印　　张	18
版　　次	2022 年 11 月第 1 版
印　　次	2024 年 2 月第 2 次印刷
印　　刷	北京顶佳世纪印刷有限公司
书　　号	ISBN 978-7-5046-9481-2/R・2841
定　　价	49.00 元

编著者名单

主　编　曹学兵　张兆辉　彭小祥

副 主 编　王云甫　常丽英　李　俊
　　　　　龚道恺　周敬华

顾　问　张定宇　湖北省卫生健康委副主任
　　　　　柳东如　湖北省卫生健康委副主任
　　　　　魏　伟　湖北省第三人民医院院长

技术支持　湖北省卫生健康委
　　　　　湖北省脑卒中防治中心
　　　　　湖北省脑血管病防治学会

主编简介

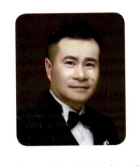

曹学兵 华中科技大学同济医学院附属协和医院主任医师，国家三级教授，博士研究生导师，医学博士，美国 Emory 大学医学院神经病学专业博士后。国家科技部重大攻关项目、国家自然科学基金面上及青年基金项目评审专家，《中国神经免疫学和神经病学杂志》《中国组织化学与细胞化学杂志》《临床内科杂志》《内科急危重症杂志》编委，美国神经科学协会会员，美国神经病学协会会员，湖北省帕金森病与运动障碍病学会副会长，湖北省脑血管病学会质量控制与持续改进委员会常务委员，中国神经变性疾病学会常务委员，中国神经调控联盟常务理事，中华医学会神经病学分会神经调控协作组委员，湖北省中西医结合学会神经内科分会副主任委员，同济医学院神经科学创新团队成员。主持国家自然科学基金项目 4 项、参与 6 项，参与国家科技部重点攻关项目 2 项，负责子课题 1 项，获湖北省科技进步二等奖 4 项。迄今为止已在国内外发表医学论文共计 180 余篇，其中被 SCI 收录论文 60 篇。

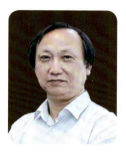

张兆辉 武汉大学人民医院神经内科教授，一级主任医师，博士研究生导师，学科带头人、科主任、神经病学教研室及住院医师规培基地主任，《卒中与神经疾病》总编。中国医师协会神经内科医师分会委员，中国卒中学会理事，中国卒中学会血管性认知障碍分会常委，中国中药协会脑病专委会眩晕学组副组长，湖北省神经康复学会主委，湖北省政府设立的湖北省脑卒中防治中心质控组组长，湖北省毕业后医学教育专委会神经内科专业组组长，湖北省预防医学会卒中预防与控制专业委员会副主委，湖北省卒中学会副会长，湖北省脑血管病防治学会副会长等。主要从事脑血管病与神经退行性疾病的临床和基础研究工作。曾获国家卫生部优秀论文二等奖，湖北省科技进步奖二等奖，湖北省卫健委科技进步奖二、三等奖，武汉大学博士生万代奖。现主持国家自然科学基金面上项目、湖北省科技厅重点项目及武汉大学医学腾飞计划（子课题）、湖北省技术创新专项重大项目（合作）、中南地区慢病防控科技综合示范研究（主要参与）等5项；在脑血管病、AD及PD等研究领域发表论文被SCI收录40余篇，相关论文发表在 *Nature*、*Advance Science*、*Science Advances*、*Nature Structural & Molecular Biology*、*Journal of Neurology*、*Experimental Neurology*、*eLife*、*Frontiers in Aging Neuroscience* 等国际权威期刊上，统计源期刊论文160余篇。

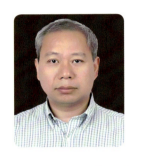

彭小祥 湖北省第三人民医院副院长，主任医师，硕士研究生导师，神经内科学科带头人。湖北省脑血管病防治学会副会长、秘书长，中国卒中中心管理指导委员会常务委员，中国卒中学会神经介入专业委员会常务委员，国家卫生健康委脑卒中防治工程专家委员会血管超声专业委员会常务委员，湖北省脑血管病防治学会神经介入专委会主任委员，湖北省脑卒中防治中心主任，湖北省脑卒中防治工程委员会办公室主任，湖北省脑卒中防治专家组副组长，湖北省医学会神经病学专业委员会神经介入学组副组长，武汉市医学会神经病学专业委员会常务委员。在脑血管病筛查及预防、脑血管病介入方面有着丰富的临床及科研能力。曾获湖北省有突出贡献中青年专家，脑卒中筛查与防治优秀中青年专家奖，脑卒中高危人群筛查和干预项目先进个人奖，脑卒中筛查与防治基地医院优秀院长，中国脑卒中防治突出贡献专家奖，中国脑卒中防治十年杰出担当奖，"我最喜爱的健康卫士"提名奖，武汉市医学会抗疫先进个人。参与国家"863"及各种支撑项目多项，主持吴阶平科研基金及省卫生厅科研基金各1项，发表专业论文（包括被 SCI 收录论文）20 余篇。

编写委员会名单

曹学兵　华中科技大学同济医学院附属协和医院
王芙蓉　华中科技大学同济医学院附属同济医院
彭小祥　湖北省第三人民医院
张兆辉　武汉大学人民医院
王云甫　湖北医药学院附属太和医院
李　俊　湖北省第三人民医院
张刚成　武汉大学中南医院
周敬华　宜昌市中心人民医院
龚道恺　荆州市中心医院
常丽英　襄阳市中心医院（湖北文理学院附属医院）
陈　俊　湖北医药学院附属太和医院
何小明　襄阳市中心医院（湖北文理学院附属医院）
梅　斌　武汉大学中南医院
徐必生　天门市第一人民医院
杨小华　天门市第一人民医院
林爱龙　湖北省第三人民医院
鲁志兵　武汉大学中南医院
王　非　武汉市中医医院
张京兰　武汉市中医医院
何　华　钟祥市中医医院
孙　强　湖北医药学院附属太和医院
袁　江　湖北医药学院附属太和医院
周爱芳　天门市第一人民医院
杨花蓉　荆州市中心医院

讨论专家组名单

彭小祥　湖北省第三人民医院
张兆辉　武汉大学人民医院
曹学兵　华中科技大学同济医学院附属协和医院
赵洪洋　华中科技大学同济医学院附属协和医院
卢祖能　武汉大学人民医院
刘煜敏　武汉大学中南医院
陈谦学　武汉大学人民医院
郭东生　华中科技大学同济医学院附属同济医院
丁砚兵　湖北省中医院
廖维靖　武汉大学中南医院
王云甫　湖北医药学院附属太和医院
徐必生　湖北省天门市第一人民医院
龙　兵　宜昌市中心人民医院
匡良洪　黄石市中心医院
梅京松　荆州市中心医院
夏光明　黄冈市中心医院
周敬华　宜昌市中心人民医院
李　俊　湖北省第三人民医院
万　跃　湖北省第三人民医院
林双宏　湖北省第三人民医院
张刚成　武汉大学中南医院结构性心脏病中心
鲁志兵　武汉大学中南医院
金博文　武汉市亚洲心脏病医院

龚道恺　荆州市中心医院
黎红华　中国人民解放军中部战区总医院
常丽英　襄阳市中心医院（湖北文理学院附属医院）
陈　俊　湖北医药学院附属太和医院
李庭毅　孝感市中心医院
刘群会　湖北民族大学附属恩施州中心医院
杨小华　天门市第一人民医院
杨文琼　湖北医药学院附属国药东风总医院
经　屏　武汉市中心医院
叶　飞　武汉市中心医院
虞冬辉　咸宁市中心医院
刘雅芳　黄石市中心医院
涂　强　荆州市第一人民医院
闵　杰　荆州市第一人民医院
刘建光　武汉市第三人民医院
吕衍文　黄冈市中心医院
宛　丰　黄冈市中心医院
周佩洋　襄阳市第一人民医院
陈　斌　荆门市第一人民医院
李　威　荆门市第二人民医院
尹晓新　武汉市汉阳区人民医院
乔向亮　随州市中心人民医院
程　伟　随州市中心人民医院
万汉英　鄂州市中心人民医院
徐峻峰　鄂州市中心人民医院
王　非　武汉市中医医院
张京兰　武汉市中医医院
何　华　钟祥市中医院

资料收集人员名单

王嘉玲　华中科技大学同济医学院附属协和医院
徐　煜　华中科技大学同济医学院附属协和医院
张　萍　华中科技大学同济医学院附属同济医院
梁奇明　华中科技大学同济医学院附属同济医院
李　通　襄阳市中心医院
徐　姣　襄阳市中心医院
陈迎春　湖北省第三人民医院
尧小龙　湖北省第三人民医院
周　凡　荆州市中心医院
胡小辉　荆州市中心医院
董望梅　湖北省第三人民医院
李　玲　湖北省第三人民医院
戚　璐　湖北省第三人民医院

内容提要

据《中国脑卒中防治报告（2019）》报告，2018年我国约有194万人死于脑卒中，40岁以上人群脑卒中现患人数达1318万，给患者家庭和社会带来沉重负担。脑卒中防治仍是人民群众健康的重中之重，而科学有效的防治策略可极大降低卒中发病率、死亡率和致残率。

世界各国脑卒中防控的经验表明，针对脑卒中危险因素，采取有效的一、二、三级预防措施，可以避免脑卒中的发生，控制已患病者的病情，降低脑卒中的发病率、致残率和死亡率。

编者在既往众多专家的经验基础上，结合最新的循证医学临床证据，总结了符合自己所在省市脑卒中发展现状的具体经验，精心编写了本书。书中所述涵盖了脑卒中的筛查、宣教、内外科治疗（中西医）、康复护理、诊疗流程和体系管理制度等内容，实践了脑卒中防治"关口前移、重心下沉"战略，建立并完善了脑卒中筛查与防治体系，普及了脑卒中筛查与防治适宜技术，可帮助广大同行切实有效地开展脑卒中筛查与防治工作，做到早期发现、及时干预，对国内其他省市脑卒中防治工作有很大的借鉴作用。

序

在湖北省卫生健康委员会的领导和支持下，湖北省脑卒中防治工程一直在稳步推进。由湖北省脑卒中防治中心、湖北省脑血管病防治学会数十位专家共同编写的《脑卒中防治体系建设指导规范》一书的问世，让我由衷地喜悦。专家们把近十年来有关脑卒中防治的宝贵经验整理成书，是一次极富意义的归纳总结，同时也对我们未来脑卒中防治工程的开展有所启迪。

脑卒中是目前对人类危害最严重的疾病之一，具有高发病率、高死亡率、高复发率、高致残率、高经济负担的特点。随着我国工业化、城镇化、人口老龄化进程的加快，疾病谱发生了变化，脑卒中发病率仍在继续攀升，亟需政府和民众的高度重视。

国内外多项研究与实践证明，脑卒中是一种可防可控的疾病，其危险因素明确，筛查方式易行，防控手段确切，防控效果显著。国家卫生健康委员会（原卫生部）于2009年启动脑卒中筛查与防治工程，在不断探索中，我国卒中中心建设已初具规模，筛查和干预人群覆盖面逐步扩大，各级医疗卫生机构多学科协同诊疗水平和医务人员的防治结合理念得到了显著提升，人民群众的脑卒中防控意识日益增强。湖北省积极响应国家号召，结合地方特色，大力推动脑卒中防治工程向前发展，如今已成效初显，值得其他省市同仁学习借鉴。

十年来，湖北省均能如期圆满完成国家脑防委要求的4.2万例高危人群筛查和干预项目任务。湖北省卒中中心及卒中急救地图所纳入的医院也逐步增多，并且率先在乡镇医院开展基层卒中防治站建设，湖北省脑卒中防治网络已初步形成。

与此同时，湖北省积极推广普及脑卒中治疗适宜技术。根据国家卒中中心建设管理平台显示，湖北省上报的溶栓、AIS（急性缺血性脑卒中）介入再通、CAS（颈动脉支架置入术）、CEA（颈动脉内膜剥脱术）例数均逐年增加，受益患者数量大幅度增长。湖北省注重质量控制，狠抓卒中急诊绿色通道建设，2021年湖北省的急性脑梗死静脉溶栓率及康复治疗率均高于全国同期水平。湖北省DNT（入院到静脉溶栓药物使用的时间）和DPT（血管内治疗患者从入院就诊到完成股动脉穿刺时间）逐年缩短，2021年上半年湖北省DNT和DPT中位数分别为34分钟和81分钟，全国同期水平分别为40分钟和103分钟。DNT和DPT的缩短，极大提升了脑卒中急救水平，挽救了更多患者的生命，减少了残疾的发生。

另外，湖北省不断加强脑卒中的科普宣教工作，广泛利用媒体扩大宣传惠及百姓；集结专家编制指南，供国内脑卒中防治一线的医务人员参考学习。尤其值得一提的是几项颇具湖北特色的脑卒中防治行动，如加大脑心健康管理师培训力度、开展中医类别医院卒中中心建设、启动心源性脑卒中专项研究、制订湖北省基层医疗机构"心脑血管疾病防治一体化"建设实施方案等，这些行动有利于建立和完善"防、治、管、康"全生命期的脑卒中防治模式和多方合作的脑卒中防治体系。

湖北省脑卒中防治工程的顺利推进离不开湖北省政府的大力支持。为着力解决湖北省影响群众健康突出问题，打造健康中国行动的"湖北样板"，湖北省人民政府办公厅印发了"323"攻坚行动方案，将脑卒中防治纳入攻坚行动。有政府作为坚实的后盾，湖北省脑卒中防治事业必定可以走得更快、更高、更远。

《脑卒中防治体系建设指导规范》一书内容翔实，图文并茂，具有较高的科学性、规范性及先进性。它是以省为单位，地市县乡分级分层管理的有益探索，体现了脑卒中防治的分级诊疗、分层管理。它孕育于荆楚大地，见证了湖北省脑防委合力攻坚、扎实前进的历程，凝结了众多专家的智慧与心血，吸纳了世界前沿的理念知识，顺应了我国脑卒中防治的发展需要。

我国脑卒中防治工程尚处于逐步完善阶段，难免存在一些不足，仍需更多的医务人员积极投身到这场利国利民的脑卒中防治工程中来，继续探索我国脑卒中防治的新模式，从而降低脑卒中的危害，为我国人民群众的健康保驾护航。希望在不久的将来，能看到更多更好的脑卒中防治相关专著付梓，相互交流学习，共同保护人民群众健康、保障社会经济发展，为推进"健康中国"建设贡献一分力量。

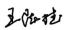

2022 壬寅虎年早春于北京

前　言

　　《"健康中国2030"规划纲要》是今后数年推进健康中国建设的行动纲领。规划纲要强调，各级党委和政府要增强责任感和紧迫感，把人民健康放在优先发展的战略地位，抓紧研究制定配套政策，坚持问题导向，抓紧补齐短板，不断为实现"两个一百年"奋斗目标、实现中华民族伟大复兴的中国梦打下坚实的健康基础。

　　脑卒中是我国人民群众生命健康的"头号杀手"，具有发病率高、复发率高、致残率高、死亡率高及经济负担重的特点。全球疾病负担（global burden of disease，GBD）数据显示，2017年我国卒中总体发病率为226/10万，其中缺血性卒中为156/10万，出血性脑中为62/10万。2018年我国40岁及以上卒中现患人数1318万。卒中防治理念逐步实现从治病向防治结合转变，向"防、筛、管、治、研"转变。在疾病防治、管理和康复基础上，增加患者自身健康管理理念，实现患者健康教育、危险因素控制、治疗康复、随访管理及自我健康管理理念提升，建立卒中全流程、全周期、个体化防治模式。同时，国家脑卒中筛查与防治工程委员会于2019年发布了《脑卒中人群筛查与防治技术规范》。

　　为着力解决影响群众健康的心脑血管病、癌症、慢性呼吸系统病三类重大疾病，高血压和糖尿病两种基础疾病，以及出生缺陷、儿童青少年近视、精神卫生三类突出公共卫生问题（简称"323"健康问题），不断提升全省人民健康获得感，打造健康中国行动的"湖北样板"，2021年1月湖北省人民政府办公厅印发《湖北省影响群众健康突出问题"323"攻坚行动方案（2021—2025年）》，明确要求"针对'323'健康问题，加大筛查与干预力度"，"以地市为单位，基本摸清辖区内重点健康问题状况、影响因素和疾病负担，开展危险因素健康干预与疾病管理队列研究"，"加强筛查数据信息利用，科学开展患病风险评估和干预指导"，并加大了推动省内中医医院卒中中心的建设力度。2018年湖北省卫生和计划生育委员会制订了《湖北省脑卒中综合防治工作方案》，截至2021年5月，在湖北省脑卒中防治工作委员会的领导下，湖北省已拥有示范高级卒中中心单位3家、高级卒中中心单位22家（含建设单位）、卒中防治中心104家（含建设单位），已覆盖全省13个地市州，完成了湖北省的卒中防治网络体系建设。

为落实国家脑防委脑卒中防治"关口前移、重心下沉、提高素养、宣教先行"的宏观策略，提高国民对脑卒中防治知识的了解，湖北省脑血管病防治学会组织省内脑血管病专家，制订了脑卒中防治科普指南、脑卒中高危人群筛查指南、脑卒中防治指南、急性后循环缺血早期识别与评估专家共识、湖北省心源性脑卒中诊治专家共识，以及新型冠状病毒肺炎防疫期间湖北省脑卒中绿色通道管理等一系列区域性临床诊疗规范，旨在为医疗机构有效开展脑卒中防治工作提供指导。

由脑卒中防治工程委员会组织专家编制的《中国脑卒中防治指导规范（2021年版）》，主要针对国家高级与初级卒中中心建设提出了具体的要求，而如何建设省级卒中防治网络体系、如何开展基层卒中防治站的建设仍需要积极探索、总结经验，形成指导规范。

我们编写的《脑卒中防治体系建设指导规范》，是总结湖北省脑卒中防治中心多年探索开展基层医院及医疗管理机构共同参与脑卒中防治体系建设经验的一部专著。本书内容涉及脑卒中防治行动方案及技术方案，脑卒中防治体系建设的思考（各级神经内外科专家巡讲授课、现场指导及医院领导反馈意见），综合防治中心现场评审标准及流程，脑心健康管理师的培训工作及其工作的质量控制，医院院长在卒中中心建设中的作用与地位，脑卒中防治质量控制及培训规划、筛查和科普宣教，信息化平台建设与管理工作的开展，基层卒中防治站的建设与评审标准，卒中救治地图医院的建设与评审标准，脑卒中防治中心临床质量控制现场评价标准。此外，还特别分享了中医类别医院开展综合防治中心建设的经验。新型冠状病毒肺炎防疫期间湖北省脑卒中绿色通道管理，也是本书的一大亮点。本书系统阐述了脑卒中预防的国内外相关研究进展，推荐意见清晰明了。关于院前急救、急性期诊疗、外科诊疗、脑血管介入诊疗、心源性卒中、中医药诊疗脑卒中等内容，不仅对卒中中心绿色急诊通道救治和卒中单元医疗行为具有指导性，也对县级医院广泛开展的脑血管病救治适宜技术，如静脉溶栓、脑血管介入技术，提供了详尽的专家推荐意见。二十余年的工作推进，各级脑卒中防治中心逐步形成了对指导基层脑卒中防治站医务人员从事高危人群筛查的工作具有实用性和可操作性的《脑卒中高危人群筛查指导规范》。

　　本书还收录了国家脑卒中防治委员会、中国卒中学会颁布的卒中中心相关建设的规则制度、救治流程（急诊室、溶栓室、神经内外科病房张贴内容），有助于不断完善卒中中心建设，提升脑卒中质量控制要求。本书提供的脑卒中（包括缺血性和出血性卒中）相关识别及分级分期评估量表全面、详细，是各级医院急诊科、心内科、神经内外科、神经影像学科、介入医学科和康复医学科等专科医生必备的临床工作手册。

华中科技大学同济医学院附属协和医院　曹三元

武汉大学人民医院　张兆辉

湖北省第三人民医院　彭小祥

目　录

第1章
脑卒中防治体系建设的思考与实践

第一节　脑卒中防治体系建设历程

一、脑卒中防治体系建设的提出

脑卒中是严重危害中国国民健康的重大慢性非传染性疾病，是我国成人致死、致残的首位病因，具有高发病率、高致残率、高死亡率、高复发率、高经济负担五大特点。《2019中国卫生健康统计提要》数据显示，2018年我国居民因脑血管病致死比例超过 20%，这意味着每 5 名死亡者中至少有 1人死于脑卒中。湖北省死因监测数据显示，脑血管病死亡率为 147.17/10 万（2019 年数据），成为威胁我省居民健康的突出问题。脑卒中是一种可防可控的疾病，早期筛查、积极干预效果显著。因此，多年来，国家与各省市卫生健康委员会，以及相关医疗机构都在积极地探索和完善脑卒中防治体系建设。

国家卫生健康委员会（原卫生部）于 2009 年启动卒中筛查与防治工程，并于 2011 年正式成立脑卒中防治工程委员会（以下简称"国家脑防委"），制订了"关口前移、重心下沉、提高素养、宣教先行，学科合作、规范诊治，高危筛查、目标干预"的 32 字防控策略。

国家脑防委最早于 2012 年开始组织专家借鉴国际先进经验，结合我国医疗机构对脑血管病的医疗质量与患者安全管理的实际状况，筹划并制订《中国卒中中心建设标准》。在 2015 年 5 月拟定的《中国卒中中心建设标准（草案）》里，将卒中中心设置分为"卒中防治中心""高级卒中中心"和"国家示范卒中中心"三级，中国卒中中心建设工作正式启动。同年 6 月，首批 15 家国家高级卒中中心挂牌仪式在上海举行，标志着我国卒中中心建设工作迈出了第一步。同年 8 月，国家卫生计生委（以下简称"国家卫计委"）医政医管局完成各省的意见反馈收集，国家脑防委组织专家修改并完成定稿。后续经过多年的不懈努力，理论结合实际，中国卒中中心建设逐渐探索出一条符合中国特色、以"两级四层"为特点的卒中中心建设规划道路。"两级"指高级卒中中心和卒中防治中心，其中高级卒中中心分为示范高级卒中中心和高级卒中中心（含建设）两层，卒中防治中心分为示范卒中防治中心和卒中防治中心两层。高级卒中中心由国家脑防委进行统一管理，示范卒中防治中心由国家脑防委与各省级脑卒中防治工作委员会共同进行评审、认证，卒中防治中心由各省级脑卒中防治工作委员会进行评审和认证。

二、脑卒中防治体系建设的发展

（一）湖北省脑卒中筛查与防治项目管理方案

2012 年 4 月 16 日，根据湖北省卫生厅《关于进一步做好脑卒中筛查与防治工作的通知》（鄂卫通〔2012〕136 号）文件要求，为落实 2012 年卫生部脑卒中筛查与防治任务，湖北省卫生厅下发《省卫生厅办公室关于印发 2012 年度湖北省脑卒中筛查与防治项目管理方案的通知》（鄂卫办通〔2012〕96 号），项目目标如下。

1. 按照卫生部《缺血性脑卒中筛查与防控指导规范（试行）》等文件的要求，2012 年度完成脑卒中筛查 2 万例。

2. 在武汉城市圈建立由卫生部脑卒中筛查与防治基地为技术指导中心，以市、县脑卒中筛查与防治项目执行医院为主体、以城乡基层医疗卫生单位为基础的脑卒中筛查与防治网络和体系。

3. 建立和完善省市县三级医疗机构和城乡基层医疗卫生机构在脑卒中筛查、防治与健康管理工作中相结合的长效机制。

4. 因地制宜，分类指导，建立切合实际的脑卒中筛查、防治、康复的技术和管理规范，探索脑卒中筛查、防治、康复的新途径。

同时，湖北省卫生厅成立了湖北省脑卒中筛查与防治领导小组，在湖北省第三人民医院设项目管理办公室，承担项目的具体组织、协调和管理工作，并且成立了湖北省脑卒中筛查与防治技术专家组，负责项目的技术指导。

（二）湖北省脑卒中筛查与防治工作项目实施的指导和管理

1. 概述

2013 年，为进一步加强对湖北省脑卒中筛查与防治工作项目实施的指导，促进湖北省脑卒中筛查与防治学科和专业技术发展，湖北省卫生计生委员会（以下简称"湖北省卫计委"）成立湖北省脑卒中筛查与防治专家委员会，并发布《省卫生计生委办公室关于成立"湖北省脑卒中筛查与防治专家委员会"的通知》（鄂卫生计生办通〔2013〕23 号）。2016 年，湖北省卫计委下发《省卫生计生委关于调整湖北省脑卒中筛查与防治工作领导小组名单的通知》（鄂卫生计生办〔2016〕266 号），对领导小组成员名单进行了调整。2018 年正式更名为湖北省脑卒中防治工作委员会。

2016 年 5 月，国家脑防委正式成立了中国卒中中心管理指导委员会，负责指导和管理全国卒中中心建设工作。

为推动建立多学科联合的卒中诊疗管理模式，提高卒中诊疗规范化水平，国家脑防委组织制订了《医院卒中中心建设与管理指导原则（试行）》。2016 年 11 月 17 日，国家卫计委办公厅下发《国家卫生计生委办公厅关于印发医院卒中中心建设与管理指导原则（试行）的通知》（国卫办医函〔2016〕1235 号）文件。

2016 年 12 月 2 日，国家卫计委办公厅、国家中医药管理局办公室下发《关于印发脑卒中综合防治工作方案的通知》

（国卫办疾控发〔2016〕49 号），坚持以人民健康为中心，坚持预防为主、防治结合、中西医并重，加强脑卒中防治体系建设，实施脑卒中综合防控策略和措施，开展脑卒中高危人群筛查和干预，推动疾病治疗向健康管理转变，目标到 2020 年，脑卒中发病率增长速度降到 5% 以下，心脑血管疾病死亡率下降 10%。

2. 主要工作内容

（1）深化部门协作，推进脑卒中综合防控策略。

（2）加强科普宣传，提高居民健康素养水平。

（3）推动关口前移，做好高血压等慢性病管理。

（4）坚持项目引领，加大高危人群筛查与干预力度。

（5）提升诊疗能力，推进多学科融合卒中中心建设。

（6）强化康复服务，提升脑卒中患者生活质量。

（7）发挥中医药作用，开展中医特色健康管理。

（8）加强体系建设，构建脑卒中全程管理服务模式。

（9）加大科研力度，推动成果转化和适宜技术应用。

（10）健全监测网络，提高信息化管理水平。

（三）脑卒中诊疗中心的建设

2017 年 7 月 7 日，湖北省卫计委下发《省卫生计生委关于同意成立湖北省脑卒中诊疗中心的批复》（鄂卫生计生函〔2017〕167 号），同意设立湖北省脑卒中诊疗中心，挂靠在湖北省第三人民医院。其主要职责是协助省卫计委构建和加快推进脑卒中急救网络体系建设，加强全省脑卒中院前急救专业人才培养，提高脑卒中的救治及应急工作水平，开展相关健康教育等。

为配合湖北省卒中防治体系的建设，团结湖北省广大脑血管病相关医疗工作者，作为湖北省脑卒中诊疗中心、湖北省脑卒中防治工作委员会办公室挂靠单位，湖北省第三人民医院自 2017 年 7 月起积极发起并推动湖北省脑血管病防治学会成立工作，于 2019 年 4 月正式成立湖北省脑血管病防治学会。国家脑防委副主任王陇德院士为湖北省脑血管病防治学会题词"防治卒中，造福国民"。截至 2021 年 1 月，学会有 8 个分支机构，会员 1000 余人，每年围绕脑卒中防治的相关主题，举行多次建设管理与专业技术的学术交流会。学会覆盖脑卒中内外科以及颇具特色的脑心健康管理、心源性卒中防治、基层卒中防治专委会，得到了上级领导的充分肯定、高度认同和广大医疗机构、医务人员的积极响应。湖北省脑血管病防治学会是由湖北省脑血管有关的临床、预防、康复、管理、科研工作者与企事业单位、社会团体、民办非企业单位自愿结成且依法申请在湖北省民政厅登记的学术性、非营利性法人社会团体，受湖北省科学技术协会领导，是党和政府联系脑血管病工作者的桥梁和纽带，是发展湖北省脑血管病防治科学技术的重要社会力量。近年来，湖北省在脑血管病防治方面有着突飞猛进的进步，但防控工作仍然任重道远。通过学会的组织引领，在全省各基层单位、各位专家同道的共同支持下，努力把湖北省脑血管病防治工作落到实处，切实落到基层医院，让更多患者获益。

（四）湖北省卒中急救地图实施

2017 年 9 月 29 日，湖北省卫计委办公室根据国家卫计委《关于提升急性心、脑血管疾病医疗救治能力的通知》（国卫办医函〔2015〕189 号）精神，制订了《湖北省卒中急救地图实施方案》，并下发《关于印发"湖北省卒中急救地图实施方案"的通知》（鄂卫生计生办通〔2017〕84 号）。在湖北省卫计委的领导下，湖北省脑卒中诊疗中心、湖北省脑卒中防治工作委员会办公室牵头组织成立了湖北省脑卒中诊疗中心专家委员会，根据技术规范和操作流程和相关急救设备设施配备，制订了《湖北省卒中急救地图定点医院评分标准》，进行评审和打分，确定了技术实力强的 23 家三级医院作为急救地图推荐医院，以及 26 家医院作为湖北省卒中急救地图建设医院，并由湖北省卫计委办公室下发《关于公布湖北省卒中急救地图医院的通知》（鄂卫生计生办通〔2017〕86 号）。2017 年 10 月 15 日，由国家脑防委副主任王陇德院士和省卫计委领导共同揭幕，公布了"湖北省卒中急救地图"，打造了"区域黄金时间救治圈"。

（五）脑卒中防控体系建设的提出与建设内容

1.概述

2018 年 2 月 9 日，湖北省卫计委下发《关于印发湖北省脑卒中综合防治工作方案的通知》（鄂卫生计生通〔2018〕20 号），提出以心脑血管病等慢性病为突破口，坚持预防为主、防治结合，加强脑卒中防控体系建设，加大脑卒中高危人群筛查和干预力度，推动湖北省卒中中心建设，提升基层诊疗能力，加强脑卒中防治宣传教育，实现脑卒中综合防控策略与措施遏制脑卒中发病率，提高全省人民群众健康水平。提出到2020年，脑卒中发病率增长速度降到5%以下，心脑血管疾病早死率下降10%；到2020年，全省各市、县（区）至少有一家符合建设标准的卒中中心的工作目标。

2018年4月16日，为了推进健康湖北建设，进一步加强湖北省脑卒中筛查与防治工作，扩大湖北省脑卒中机会性筛查面，增进群众对脑卒中的认识，湖北省卫计委办公室下发《省卫生计生委办公室关于转发〈"湖北省万人脑卒中免费大筛查活动"实施方案〉的通知》。由湖北省脑卒中防治工作委员会牵头联合全省各基地医院、县级医院和社区乡镇医疗机构开展大型义诊活动。截至2021年7月，已在武汉、黄石、江陵、十堰等地开展了多次大型卒中筛查与义诊咨询活动。"湖北省万人免费脑卒中大筛查活动"在2021年10月29日（第16个"世界卒中日"）再次启动，湖北省脑卒中筛查与防治基地医院项目单位同时举办启动仪式，其他相关医疗机构结合医院实际同步启动，进一步扩大脑卒中筛查的覆盖面，切实提高基层群众的防控意识。

2. 主要工作内容

（1）明确工作任务，不断健全和完善脑卒中防治工作机制。

（2）与全民健康生活方式行动相结合，加强科普宣传，提升群众健康意识。

（3）加强高血压等慢病的管理，提高全人群慢病的防治能力。

（4）进一步加强脑卒中项目管理，推进脑卒中高危人群筛查和干预项目工作。

（5）建设脑卒中监测与评估体系，科学评估防控效果。

（6）构建多学科合作模式，推进脑卒中筛查和干预工作。

（7）加强高危人群随访与康复管理，提升脑卒中患者生活质量。

（8）普及脑卒中中医保健知识，倡导科学生活方式。

（9）以脑卒中筛查与防治基地医院为中心，拓展慢性病防控领域。

（10）积极推广脑卒中适宜技术，进一步加大人员培训力度。

（11）应用互联网创新成果，提升服务能力。

（六）"双向转诊、上下联动"的脑卒中分级救治模式

1. 概述

为深入推动全国卒中防治体系建设，践行"双向转诊、上下联动"的脑卒中分级救治模式，落实国家卫计委办公厅《医院卒中中心建设与管理指导原则（试行）》（国卫办医函〔2016〕1235 号）文件要求，2018 年 3 月 14 日，国家脑防委下发《关于开展卒中防治中心建设工作的通知》（国卫脑防委〔2018〕5 号），正式启动我国卒中防治中心建设工作。

2018 年 4 月 20 日，国家卫生健康委办公厅下发《关于进一步加强脑卒中诊疗管理相关工作的通知》（国卫办医函〔2018〕269 号），就进一步加强脑卒中诊疗管理相关工作提出以下要求：①高度重视脑卒中诊疗管理相关工作；②强化脑卒中高危疾病诊疗和早诊早治；③完善脑卒中综合诊疗管理模式；④大力推进医院卒中中心建设管理。

2. 主要工作内容

为贯彻落实国家卫生健康委《关于进一步加强脑卒中诊疗管理相关工作的通知》（国卫办医函〔2018〕269 号）和《关于印发湖北省脑卒中综合防治工作方案的通知》（鄂卫生计生通〔2018〕20 号）文件精神，2018 年 5 月 24 日湖北省卫计委医政医管处印发《2018 年湖北省脑卒中防治工作要点》，提出以下内容。

（1）构建以多学科合作的疾病组织管理模式，以患者为中心的卒中防治体系。

（2）深入推动湖北省区域卒中防治体系建设，拓展脑卒中防控领域，加强全省脑卒中中心建设。

（3）整合区域医疗资源，全面提升湖北省脑卒中急诊急救体系建设。

（4）不断加大各级医疗机构医务人员开展脑卒中适宜技术培训力度。

三、脑卒中防治工作的指导与质控

为贯彻落实国家脑防委《关于开展卒中防治中心建设工

作的通知》（国卫脑防委函〔2018〕5 号）和《关于印发湖北省脑卒中综合防治工作方案的通知》（鄂卫生计生通〔2018〕20 号）文件要求，湖北省脑卒中筛查与防治工作领导小组办公室于 2018 年 8—9 月组织湖北省脑卒中诊疗中心专家组成员分成 8 组，依照《2018 年度国家卫生计生委脑卒中防治工程委员会卒中防治中心现场评估指标（试行）》和《湖北省卒中急救地图定点医院评分标准（试行）》，对湖北省卒中防治中心申报医院和湖北省卒中急救地图医院进行了现场评价考核工作。根据各专家组检查结果，按照公平、公正、公开的原则，确定了 35 家卒中防治中心、10 家卒中防治中心待复核单位、48 家湖北省卒中急救地图医院推荐医院和 2 家湖北省急救地图待复核医院，并于 2018 年 11 月 20 日，由湖北省卫生健康委员会下发《关于公布卒中防治中心与湖北省卒中急救地图医院的通知》（鄂卫函〔2018〕4 号）。

为了继续推进脑卒中防治中心建设，湖北省脑卒中防治工作委员会办公室于 2019 年 10—11 月组织湖北省脑卒中诊疗中心专家分为 5 组，依照《2019 年度国家卫生健康委脑卒中防治工程委员会卒中防治中心现场评估指标（试行）》对湖北省 2019 年符合条件的防治卒中中心申报单位进行了现场评价考核工作，并于 2019 年 12 月 5 日，湖北省脑卒中防治工作委员会办公室下发《关于公布 2019 年防治卒中中心的通知》，确定 31 家防治卒中中心和 3 家防治卒中中心建设单位。

2020 年 8 月 10 日，湖北省脑卒中防治工作委员会办公室受省卫生健康委医政医管处委托，下发了《关于开展 2020 年卒中防治中心建设工作的通知》。湖北省脑卒中防治工作委员会办公室于 2020 年 10—11 月组织湖北省脑卒中诊疗中心专家分为 6 组，依照《2020 年度国家卫生健康委脑卒中防治工程委员会防治卒中中心现场评估指标（试行）》对湖北省 2020 年符合条件的防治卒中中心申报单位进行了现场评价考核工作，并于 2020 年 12 月 2 日，湖北省脑卒中防治工作委员会办公室下发《关于公布 2020 年防治卒中中心的通知》，确定 38 家防治卒中中心和 6 家防治卒中中心建设单位。

四、新冠疫情下的脑卒中防治体系建设

2020 年 1 月，新型冠状病毒肺炎疫情暴发，经过政府和人民的不懈努力，2020 年 4 月，新型冠状病毒肺炎疫情得到有效控制。在湖北省复工复产的大背景下，湖北省脑血管病防治学会出台《湖北省新型冠状肺炎防疫期间脑卒中绿色通道管理指南》，指导湖北省卒中中心急救体系建设。为继续推动湖北省脑卒中防治体系建设，2020 年 5 月 29 日，湖北省脑卒中防治工作委员会办公室下发《关于进一步加强区域脑卒中防治网络建设的通知》。在克服了新型冠状病毒肺炎疫情带来的重重困难后，借助湖北省脑血管病防治学会、湖北卒中专科联盟的平台，启动了"国家脑防委卒中中心建设项目"的湖北省卒中防治中心建设基层巡讲，通过巡讲加快推进了湖北省各地市县的卒中中心建设步伐。2020 年 5—10

月，27 场脑卒中基层巡讲，共覆盖全省 12 个地级市、14 个县（市），有 2000 余名基层医务人员参加，同时进行现场脑卒中绿道指导，协助二级医疗机构卒中中心及区域卒中防治网络建设。期间，湖北省脑卒中防治工作委员会办公室多次指导宜昌市、荆州市、襄阳市、十堰市、黄石市卒中中心召开质控会议。

五、脑卒中防治体系建设现状与发展计划

（一）"323"攻坚行动

1. 概述

2020 年 12 月 21 日湖北省卫生健康委员会下发《关于设立湖北省影响群众健康突出问题相关工作机构的通知》（鄂卫函〔2020〕169 号）指出，设立省专病防治中心办公室，省心血管疾病防治中心办公室设在华中科技大学同济医学院附属协和医院，省脑卒中防治中心办公室设在省第三人民医院，省癌症防治中心办公室设在省肿瘤医院，省慢性呼吸系统疾病防治中心办公室设在华中科技大学同济医学院附属同济医院，省儿童青少年近视防治中心办公室设在省人民医院，省出生缺陷防治中心办公室设在省妇幼保健院，省精神卫生防治中心办公室设在省人民医院，各办公室负责指导组建各级防治体系，负责协助拟定防治规划和实施方案，编制防治指南、技术规范和有关标准，负责构建并管理专科专病联盟，依托联盟进行疾病管理。

为着力解决影响群众健康的心脑血管病、癌症、慢性呼吸系统病三类重大疾病，高血压和糖尿病两种基础疾病，以及出生缺陷、儿童青少年近视、精神卫生三类突出公共卫生问题（以下简称"323"健康问题），不断提升全省人民健康获得感，打造健康中国行动的"湖北样板"，根据省委十一届八次全会关于实施影响群众健康突出问题攻坚行动的部署，2021年1月27日湖北省人民政府办公厅下发《省人民政府办公厅关于印发湖北省影响群众健康突出问题"323"攻坚行动方案的通知》（鄂政办发〔2021〕9号），提出以下四个主要任务：①坚持预防为主，推行文明健康的生活方式；②强化疾病筛查，降低高危人群发病风险；③强化健康管理，促进医防协同；④加强患者救治，提高治疗效果。

湖北省卫生健康委员会根据《省人民政府办公厅关于印发湖北省影响群众健康突出问题"323"攻坚行动方案的通知》（鄂政办发〔2021〕9号）文件精神，研究制订了《影响群众健康突出问题"323"攻坚行动2021年工作计划》，并于2021年2月3日，下发《省卫生健康委关于印发影响群众健康突出问题"323"攻坚行动2021年工作计划的通知》（鄂卫通〔2021〕4号）。同月4日，湖北省卫生健康委员会下发《省卫生健康委关于印发"323健康问题"系列防治方案和体系建设方案的通知》（鄂卫通〔2021〕4号）。《湖北省脑卒中防治方案》包含的工作计划具体如下。

（1）推进脑卒中防治网络体系建设。

（2）加大高危人群筛查与干预力度。

（3）推动适宜技术的推广，提升诊疗能力，加大科研力度。

（4）推动关口前移，做好高血压等慢性病管理。

（5）强化康复服务，提升脑卒中患者生活质量。

（6）发挥中医药作用，开展中医特色健康管理。

（7）加强健康宣传与教育。

（8）健全监测网络，提高信息化管理水平。

《湖北省脑卒中防治中心建设方案》的总体要求为，以维护人民健康为中心，践行"关口前移、重心下沉"脑卒中防治方针，推广普及适宜技术，提高知晓率、治疗率和控制率，推动脑卒中防治工作由疾病治疗向健康管理转变。利用我省区域脑卒中防治网络体系，即以示范高级卒中中心为指导单位，区域高级卒中中心为主力，带动防治卒中中心共同发展，并联合基层医疗机构共同开展区域内人群脑卒中筛查预防、急诊急救通道建设、关键适宜技术推广、规范诊疗流程等工作，形成分级救治与区域协同并举的卒中救治网络。力争到 2030 年我省脑血管疾病的发病率和死亡率在 2019 年基础上降低 30%。

湖北省脑卒中防治中心体系构架分为省防治中心和地市防治中心，其中，省防治中心及各地市防治中心办公室均设立省脑卒中防治中心办公室，成立质量控制组、培训推广组、基层管理组、心源性卒中防治组、健康管理组、网络信息组和脑卒中高危因素防治达标中心。

2021 年 4 月 8 日，湖北省脑卒中防治工作委员会办公室召开了 2021 年湖北省脑卒中防治中心心源性卒中防治组第一次工作会议（线上会议）。会议讨论了《心源性卒中防治组专家委员会建议名单及组织框架》，审议了《湖北省心源性卒中防治草案（征求意见稿）》《湖北省心源性卒中防治组2021年工作清单》《心源性卒中防治专家共识》，研究了下一步工作计划。9月份发布《湖北省脑卒中防治中心关于成立心源性卒中防治组专家委员会的通知》文件。

2021年7月22日，湖北省卫生健康委员会办公室发布湖北省卫生健康委简报（第87期）（"323"攻坚行动专刊第34期）介绍了"323"脑卒中防治工作进展情况。

2. 2022年底前需完成的工作

（1）全省所有县（市、区）至少有一家符合国家标准的卒中中心，推广普及脑卒中防治关键适宜技术和规范化诊疗模式，大幅度提升脑卒中急诊救治能力，降低脑卒中的死亡率和致残率。

（2）以基层医疗卫生机构为依托，设置基层卒中防治站，在各级卒中中心指导下发挥基层医疗机构脑卒中防治基础作用，普及脑卒中防治知识和规范化救治流程，开展脑血管病高危因素筛查，加强急性脑血管病患者的早期识别和及时转运，联动区域各级卒中中心，推动形成"脑卒中三个1小时黄金救治圈"（发病到呼救时间＜1h，院前运输时间＜1h，入院到开始溶栓时间＜1h）。

（3）完善区域脑卒中防治网络体系建设，加强各级卒中中心与基层医疗卫生机构、康复机构之间的联系，逐步完善"基层首诊、双向转诊、上下联动、急慢分治"的分级诊疗体系。

（4）推动全省各级卒中中心开展"脑心健康管理师项目"，使脑卒中防治理念逐步从"疾病治疗"向"健康管理"转变，加强脑卒中患者规范管理，搭建良好医患桥梁，推动各诊疗环节有效衔接，实现卒中患者全程管理。

（5）建立覆盖全省的脑卒中防治信息系统，实现脑卒中高危人群筛查、危急重症管理、适宜技术开展、康复随访管理等数据标准化、同质化管理。

（6）充分利用传统媒体和新媒体加强脑卒中防治知识宣传，提高百姓的防治意识，引导群众形成从"要我做"到"我要做"的转变，让"自己是健康第一责任人"的理念深入人心。

（二）全省防治体系建设现状和发展计划

经过三年的评价考核，截至 2021 年 7 月，湖北省共有高级卒中中心（含建设单位）共 22 家，其中包括 3 家示范高级卒中中心（湖北省第三人民医院、武汉市第一医院、宜昌市中心人民医院）、16 家高级卒中中心和 3 家高级卒中中心建设单位。湖北省共有防治卒中中心（含建设单位）104 家，其中综合防治卒中中心有 24 家，防治卒中中心有 74 家，防治卒中中心建设单位有 6 家。已覆盖全省 13 个地市州，湖北省卒中防治网络建设初显成效。

截止 2021 年 10 月，全省已建成高级卒中中心 22 家、防治卒中中心 104 家，2021 年新增防治卒中中心申报单位 41 家，防治网络体系基本实现市县两级全覆盖，仅神农架林区、武汉市新洲区、咸宁市崇阳县尚未建立卒中中心。除武汉市、神农架林区外，其他 15 个市、州均设立了市级脑卒中防治中心办公室。

1. 卒中防治网覆盖至省内边陲乡镇

为建立科学、规范、高效的脑卒中防治网络体系，提高我省基层医疗卫生机构脑卒中防治能力，湖北省脑卒中防治中心办公室协助湖北省卫生健康委基层处共同起草了《关于印发〈湖北省基层卒中防治站建设试点工作实施方案〉的通知》，于 9 月 30 日发布。7 月 4 日，恩施州宣恩县沙道沟镇武陵医院与恩施州中心医院卒中中心联合协作，成功开展首例卒中患者溶栓治疗，DNT 时间为 35 min，标志着具备能力的乡镇卫生院也可开展溶栓技术，湖北省基层卒中防治站建设成效初显。

2. 推动构建全省脑卒中急救网络体系

省脑卒中防治中心办公室制订了《湖北省卒中急救地图定点医院评分标准（2021 版）》，分高级卒中中心版和防治卒中中心版两个层次发布脑卒中急救地图。荆门市、荆州市、孝感市已发布市级脑卒中急救地图。

3. 普及脑卒中治疗适宜技术

省脑卒中防治中心办公室上半年共举办脑出血锥颅血肿外引流术、规范化脑血管造影术等适宜技术培训班三期，培训学员一百余人，到五十余家地市级、县医院开展系列巡讲、现场指导等工作，推动各层级医院卒中中心建设。

4. 开展防治卒中中心临床质量控制

省脑卒中防治中心办公室分别到全省六十余家医疗机

构开展临床质量控制工作。国家脑防委统计数据显示，截至 2021 年 5 月，湖北省平均 rt-PA 溶栓率为 7.3%，比 2020 年同期增长一倍多，其中排名前三位的地市为襄阳市、鄂州市和宜昌市。

5. 加大推广脑心健康管理师人才培训

为了加强脑卒中高危人群全方位、全周期的管理，湖北省卫生健康委员会于 2020 年 11 月 17 日成立湖北省脑心健康管理师培训基地，挂靠在湖北省第三人民医院，并下发《省卫生健康委关于成立湖北省脑心健康管理师培训基地的批复》（鄂卫函〔2020〕142 号）。截至 2021 年 10 月，湖北省脑卒中防治工作委员会办公室、湖北省脑心健康管理师培训基地成功举办三期培训班，共 213 名脑心健康管理师参加培训。通过推动全省脑心健康管理师规范化培训，探索建立专业化脑心健康慢病管理人才队伍，协助卒中防治中心和基层医疗机构开展脑卒中患者及高危人群慢病管理，降低脑卒中发病率和复发率。

此外，为进一步做好我省脑卒中防治工作，推进湖北省脑卒中防治工作委员会办公室各项工作，逐步建立各工作组的联系制度，定期会商、信息交流、工作通报，研究制订脑卒中防治技术指南、筛查指南和科普宣传指南，湖北省脑卒中防治工作委员会办公室建立了工作联系制度，组建了联络员工作群。另外，根据国家脑防委统计数据，湖北省脑卒中防治工作委员会办公室发布 2021 年 2—7 月湖北省防治卒中中心各项数据排名情况，旨在希望各单位之间相互学习交流，取长补短，共同推动我省卒中防治事业发展。

为了充分体现卫健部门的责任担当，加快推进"323"攻坚行动，压实相关处室主体责任，形成"赶学比超"的攻坚氛围。湖北省卫生健康委员会提出了围绕落实"防、筛、管、治、研"重点任务，在构建防治体系、建立工作机制、实施攻坚项目、推进试点工作和营造社会氛围一体化推进，通过压实处室责任、处室间相互比拼，形成"心往一处想、劲往一处使"的攻坚氛围，确保各项任务扎实有效开展，实现预期效果的总体目标。

脑血管疾病防治专项行动牵头单位为医政医管处，职责任务包括以下方面：①负责指导省脑卒中防治中心开展工作，组织实施脑血管防治专项行动和项目实施。②督导各地开展脑血管疾病防治宣传教育活动，推进脑血管疾病高危人群筛查与干预行动；完善脑卒中防治体系和质控体系建设，加大专业化脑心健康管理人才队伍建设力度。③牵头推进脑血管防治信息化建设，组织具体指标考核和监测。④制订专病攻坚行动年度工作计划和任务清单，到2023年以后建成覆盖全省的脑卒中防治体系，实现脑卒中防治工作规范化、同质化。

湖北省脑卒中防治工作委员会办公室将继续在省卫生健康委的领导下，推动各地组建防治机构，落实各项工作，完善湖北省脑卒中防治体系建设和提高卒中救治能力，增强广大群众的获得感，为"健康中国，健康湖北"建设助力。

（彭小祥）

第二节　2021 年湖北省脑卒中防治中心临床质量控制现场评价标准（试行）

　　为了规范湖北省各级医疗机构脑卒中中心的医疗行为，指导他们提高医疗质量，更好落实《湖北省脑卒中防治 2021 年建设方案》《湖北省脑卒中防治 2021 年行动计划》，本专业委员会受湖北省脑防办的委托起草了《2021 年湖北省急性脑卒中临床质量控制现场评价标准》（表 1-1）。本评价标准旨在细化急性缺血性脑卒中（AIS）、脑出血诊疗全流程、各环节、各学科的建设工作质量要求，量化评估指标，完善我省脑卒中防治体系建设，切实提高普通大众对健康服务的获得感，以期早日实现《健康中国 2030》中提出的总体目标。

　　本评价标准是在综合《2020 年国家脑防委初级防治中心现场评价指标》《2020 年国家脑防委高级卒中中心现场评价指标》和《2020 年中国神经系统疾病质量控制》提出的具体质控目标的基础上，结合我省基层卫生院卒中防治站建设的现状而制订，以期对已经通过国家脑防委初级卒中中心现场评审标准并获得授牌的国家二、三级医院的卒中防治中心，指明未来发展的方向。

　　本评价标准从卒中中心建设的十个方面进行现场考评，包括基本条件、组织管理、健康宣教、院前急救、脑卒中急诊绿道、神经内科、神经外科、介入医学科、影像医学科和康复医学科，共设置 135 条评价指标，总分 260 分。此标准已于 2021 年 5 月 24 日在湖北省卫生健康委官网挂网公布并同时下发湖北省内各家医疗机构，要求各家卒中中心基地医院认真组织学习并落实。

表 1-1 2021 年度湖北省脑卒中防治中心临床质量控制现场评价标准（试行）

一、基本条件（8 条，12 分）			
质控指标	方法	评分标准	分值
（1）二级综合医院或相关专科医院（三级综合）	查看相关文件材料证明	查《医疗机构执业许可证》	1
（2）有神经内科、神经外科、急诊医学科、康复医学科等与卒中诊疗相关的诊疗科目，具有能够开展脑血管病介入治疗的医师		查《医疗机构执业许可证》	2
（3）脑卒中相关科室人员及配置应具备相应资质要求，具备开展相应技术的设备配置		学科带头人要求主治医师及以上职称，特殊岗位具备相应资质要求	1
（4）设置有卒中单元或脑血管病中心		不符合要求不得分★	1
（5）设置符合标准的神经科重症监护病房或床位，开设床位 ≥ 10 张		不符合要求不得分★	2
（6）开设卒中专科门诊，能够开展规范卒中诊疗、管理		不符合要求不得分★	1
（7）设置有专业的卒中救治团队能够提供 24 h/7 d 的卒中急救绿色通道服务		不符合要求不得分★	2
（8）建立卒中患者急诊救治绿色通道，实施"先救治后付费"制度		不符合要求不得分★	2

二、组织管理（14 条，28 分）			
质控指标	方法	评分标准	分值
（1）全院职工接受卒中相关培训人员，达标率＞ 90%	查看相关文件材料证明	符合要求 2 分，否则不得分	2
（2）医院卒中中心主任联合例会参与率，达标率 90%		符合要求 2 分，否则不得分	2
（3）多学科联合例会主办次数，每年＞ 10 次		符合要求 2 分，否则不得分	2
（4）多学科卒中相关疑难病例讨论会，每周 1 次，每年＞ 40 次		符合要求 2 分，不能提供不得分	2
（5）卒中分级诊疗落实：基层卫生院业务培训，每月＞ 2 次，每年＞ 20 次；科普"中风 120"/FAST；患者教育 4 次以上，并参加志愿者活动		符合要求 2 分，不能提供不得分	2
（6）接收或者下转卒中患者，每月 5 例 / 每个卫生院		符合要求 2 分，不能提供不得分	2
（7）120 急救人员参与卒中培训，每季度 1 次，每年 4 次		符合要求 2 分，不能提供不得分	2
（8）多学科卒中相关人员外出学习时间≥ 3 个月		符合要求 2 分，不能提供不得分	2
（9）神经内科主办 / 承办卒中相关会议，每年 1 次		符合要求 2 分，不能提供不得分	2

质控指标	方法	评分标准	分值
（10）有健康随访与登记制度：要求至少具有 1 名经过专业培训的专职人员，负责卒中健康随访工作（包括用药咨询、健康指导、随访干预和复诊咨询）；健康随访与登记率要求 90% 以上；每月记录例数＞30 例，每年＞400 例		符合要求 2 分，不能提供不得分	2
（11）有健康管理制度：要求至少具有 1 名经过专业培训的专职人员，负责卒中健康教育、管理工作；健康管理率要求 85% 以上；有固定的场所和设备支持工作的开展；每月宣教＞1 次，每次＞10 人，每年＞12 次，＞120 人		符合要求 2 分，不能提供不得分	2
（12）信息化质控：每月上传脑防委卒中数据		符合要求 2 分，不能提供不得分	2
（13）学科建设质控：每年发表卒中相关统计源期刊文章＞6 篇；参与和（或）主持国家级（或）省级（高级）或者主持县市级科研项目 1 项（初级）		符合要求 2 分，不能提供不得分	2
（14）领导重视：建立有相关的领导组织和专业小组，有相关的制度、流程、解决措施、有绩效考评和管理制度		办公会记录中有卒中相关事项的讨论记录 1 分，有激励政策或措施 1 分	2

三、健康宣教（15 条，17 分）			
质控指标	方法	评分标准	分值
（1）举办健康教育活动：每家初级防治中心每年举办不少于 2 次，高级卒中中心不少于 4 次；基层卫生院每季度举办 1 次，提高广大民众卒中的知晓率	查看相关文件材料证明与培训调查表	符合要求 2 分，否则不得分	2
（2）通过微信公众号推送卒中健康宣传资料（每两个月 1 次），拍摄卒中宣教短视频（每年 1 次）		符合要求 2 分，否则不得分	2
（3）AIS 急性期管理流程的医务人员知晓率，达标＞90%		符合要求 1 分，否则不得分	1
（4）静脉溶栓管理流程的医务人员知晓率，达标＞90%		符合要求 1 分，不能提供不得分	1
（5）AIS 血管内治疗流程的医务人员知晓率，达标＞90%		符合要求 1 分，不能提供不得分	1
（6）AIS 抗血小板聚集治疗流程的医务人员知晓率，达标＞90%		符合要求 1 分，不能提供不得分	1
（7）AIS 患者颅内高压脑水肿处理流程的医务人员知晓率，达标＞90%		符合要求 1 分，不能提供不得分	1
（8）AIS 出血转化处理流程的医务人员知晓率，达标＞90%		符合要求 1 分，不能提供不得分	1

质控指标	方法	评分标准	分值
（9）AIS 发病 24 h 内首次癫痫发作处理流程的医务人员知晓率，达标＞90%	查看相关文件材料证明与培训调查表	符合要求 1 分，不能提供不得分	1
（10）AIS 原因不明的栓塞性卒中诊断流程的医务人员知晓率，达标＞90%		符合要求 1 分，不能提供不得分	1
（11）AIS 发病 72 h 内血压管理流程的医务人员知晓率，达标＞90%		符合要求 1 分，不能提供不得分	1
（12）AIS 血脂管理与药物推荐的医务人员知晓率，达标＞90%		符合要求 1 分，不能提供不得分	1
（13）急性脑出血患者管理总流程的医务人员知晓率，达标＞90%		符合要求 1 分，不能提供不得分	1
（14）脑出血急性期管理流程的医务人员知晓率，达标＞90%		符合要求 1 分，不能提供不得分	1
（15）脑出血外科流程的医务人员知晓率，达标＞90%		符合要求 1 分，不能提供不得分	1
四、院前急救（8 条，20 分）			
质控指标	方法	评分标准	分值
（1）接听呼叫电话至指派急救车的时间≤2 min		共计 2 分，每延误 1min，扣 0.2 分	2
（2）急救车收到出车指令至出发的时间≤2 min		共计 2 分，每延误 1min，扣 0.2 分	2

（续　表）

质控指标	方法	评分标准	分值
（3）患者呼叫至救护车到达时间 ≤ 20 min（市区）	查看相关文件材料证明	共计 2 分，每延误 1min，扣 0.2 分	2
（4）平均现场时间 ≤ 15 min		共计 2 分，每延误 1min，扣 0.2 分	2
（5）院前卒中评估：① FAST 三项；② 既往病史；③ 生命体征四项；④ 精准的内科查体；⑤ 血糖		共计 4 分，每少 1 项，扣 0.4 分	4
（6）是否在车上通知相关科室		共计 2 分，缺少扣 2 分	2
（7）是否在车上履行告知义务：① 可能性诊断；② 可能采取的治疗措施		共计 4 分，每缺少 1 项，扣 2 分	4
（8）有无完整的院前急救信息记录		共计 2 分，缺少扣 0.2 分	2
五、脑卒中绿色通道（11 条，32 分）			
质控指标	方法	评分标准	分值
（1）制订急性脑卒中绿色通道救治制度、流程、预案	现场查看	有专业团队的得 3 分，没有的得 0 分	3
（2）与 120 急救中心建立协作关系，定期开展业务培训	查看协议书	符合要求 2 分，否则不得分	2
（3）急诊设置脑卒中溶栓专用床，使用率 > 50%	现场查看	符合要求 2 分，否则不得分	2
（4）绿色通道脑卒中急救药物应常规配溶栓药物	现场查看	符合要求 2 分，不能提供不得分	2

质控指标	方法	评分标准	分值
（5）急诊分诊、挂号、诊室、收费、影像、检验、药房等专门设置卒中患者优先标识	现场查看	符合要求 2 分，不能提供不得分	2
（6）有急性卒中救治时间节点控制流程；入院至开始静脉溶栓平均治疗时间（DNT）；发病到开始溶栓治疗时间（OTT）；入院到股动脉穿刺时间（DTP）	查看近半年的统计数据	DNT ≤ 20 min 得 4 分；≤ 45 min 得 2 分，≤ 60 min，得 1 分；超过 60 min 得 0 分；DTP 中位数≤ 60 min 得 4 分，≤ 90 min 得 2 分，≤ 120 min 得 1 分；真实描述 OTT，越短越好	8
（7）急性卒中患者完成急诊 CT 扫描出结果的平均时间	依据医院提供的数据	CT 扫描平均时间 ≤ 10 min 得 2 分；≤ 20 min 得 1 分；超过 20 min 得 0 分	2
（8）急诊血常规＋血凝＋血糖检测报告出具的平均时间（从采血到出具检查结果时间）	依据医院提供的数据	≤ 10 min 得 2 分，≤ 15 min 得 1 分，超过 15 min 得 0 分	2
（9）静脉溶栓药物，rt-PA 使用率＞10%	查看近半年的统计数据	符合要求 5 分，不能提供不得分	5

（续　表）

质控指标	方法	评分标准	分值
（10）初级卒中心记录有上转高级卒中心进行血管内治疗的病例	查看近半年的统计数据	符合要求 2 分，不能提供不得分	2
（11）急诊科急性脑卒中病历记录 NIHSS 评分 100%	查看近半年的统计数据	符合要求 2 分，不能提供不得分	2

六、神经内科（32 条，55 分）

质控指标	方法	评分标准	分值
（1）脑梗死患者神经功能缺损评估率	依据医院提供的数据	达标 100%	2
（2）发病 24 h 内脑梗死患者急诊就诊 30 min 内完成头颅 CT 影像学检查率	依据医院提供的数据	达标 90% 得 2 分，< 80% 扣 0.5 分	2
（3）发病 24 h 内脑梗死患者急诊就诊 45 min 内临床实验室检查完成率	依据医院提供的数据	达标 90% 得 2 分，< 80% 扣 0.5 分	2
（4）发病 4.5 h 内脑梗死患者静脉溶栓率	依据医院提供的数据	< 30% 得 0.5 分，30%～35% 得 2 分，> 40% 得 4 分	4
（5）静脉溶栓的脑梗死患者到院到给药时间 < 60 min 的比例	依据医院提供的数据	< 25% 得 0.5 分，25%～50% 得 2 分，> 75% 得 4 分	4

（续 表）

质控指标	方法	评分标准	分值
（6）发病 6 h 内前循环大血管闭塞性脑梗死患者血管内治疗	依据医院提供的数据	＜ 10% 得 0.5 分，10%～29% 得 2 分，＞ 30% 得 4 分	4
（7）脑梗死患者入院 48 h 内抗血小板药物治疗率	依据医院提供的数据	达标 100% 得 2 分，低于 80% 扣 0.5 分	2
（8）非致残性脑梗死患者发病 24 h 内双重强化抗血小板药物治疗率	依据医院提供的数据	达标 100% 得 1 分，低于 80% 扣 0.5 分	1
（9）不能自行行走的脑梗死患者入院 48 h 内深静脉血栓预防率	依据医院提供的数据	达标 100% 得 1 分，低于 80% 扣 0.5 分	1
（10）脑梗死患者住院 48 h 内血管评价率	依据医院提供的数据	达标 100% 得 1 分，低于 80% 扣 0.5 分	1
（11）出院时合并高血压 / 糖尿病 / 房颤的脑梗死患者降压 / 降糖药物 / 抗凝治疗率：①出院时合并高血压的脑梗死患者降压治疗率；②出院时合并糖尿病的脑梗死患者降糖药物治疗率；③出院时合并房颤的脑梗死患者抗凝治疗率	依据医院提供的数据	达标 100% 得 3 分，低于 80% 扣 0.5 分	3
（12）住院期间合并房颤的脑梗死患者抗凝治疗率	依据医院提供的数据	达标 100% 得 1 分，低于 80% 扣 0.5 分	1

（续　表）

质控指标	方法	评分标准	分值
（13）脑梗死患者吞咽功能筛查率	依据医院提供的数据	达标100%得1分，＜80%扣0.5分	1
（14）脑梗死患者康复评估率	依据医院提供的数据	达标100%得1分，＜80%扣0.5分	1
（15）出院时脑梗死患者抗栓/他汀类药物治疗率：①出院时脑梗死患者抗栓治疗率；②出院时脑梗死患者他汀类药物治疗率	依据医院提供的数据	达标100%得2分，＜80%扣0.5分	2
（16）脑梗死患者住院死亡率	依据医院提供的数据	＞10%得0.5分，4%～9%得2分，＜5%得4分	4
（17）发病24 h内脑梗死患者血管内治疗率	依据医院提供的数据	＜10%得0.5分，10%～29%得2分，＞30%得4分	4
（18）发病24 h内脑梗死患者血管内治疗术前影像学评估率	依据医院提供的数据	达标100%得1分，＜80%扣0.5分	1
（19）发病24 h内脑梗死患者行血管内治疗90 min内完成动脉穿刺率	依据医院提供的数据	达标100%得1分，＜80%扣0.5分	1
（20）发病24 h内脑梗死患者行血管内治疗60 min内成功再灌注率	依据医院提供的数据	达标100%得1分，＜80%扣0.5分	1

（续　表）

质控指标	方法	评分标准	分值
（21）发病 24 h 内脑梗死患者行血管内治疗术后即刻再通率	依据医院提供的数据	达标 100% 得 1 分，< 80% 扣 0.5 分	1
（22）发病 24 h 内脑梗死患者行血管内治疗术中新发部位栓塞发生率	依据医院提供的数据	达标 < 5% 得 1 分，> 10% 扣 0.5 分	1
（23）发病 24 h 内脑梗死患者行血管内治疗术后症状性颅内出血发生率	依据医院提供的数据	达标 < 5% 得 1 分，> 10% 扣 0.5 分	1
（24）发病 24 h 内脑梗死患者行血管内治疗术后 90 d mRS 评估率	依据医院提供的数据	达标 100% 得 1 分，< 80% 扣 0.5 分	1
（25）发病 24 h 内脑梗死患者行血管内治疗术后 90 d 良好神经功能预后率	依据医院提供的数据	达标 100% 得 1 分，< 80% 扣 0.5 分	1
（26）发病 24 h 内脑梗死患者行血管内治疗术后死亡率：①发病 24 h 内脑梗死患者行血管内治疗术后住院期间死亡率；②发病 24 h 内脑梗死患者行血管内治疗术后 90 d 死亡率	依据医院提供的数据	达标 < 5% 得 2 分，> 10% 扣 0.5 分	2
（27）住院期间合并房颤的脑梗死患者抗凝治疗率	依据医院提供的数据	达标 100% 得 1 分，< 80% 扣 0.5 分	1
（28）住院期间脑梗死患者他汀类药物治疗率	依据医院提供的数据	达标 100% 得 1 分，< 80% 扣 0.5 分	1

（续　表）

质控指标	方法	评分标准	分值
（29）房颤卒中患者 CHA2DS2-VASC2 评分和 HAS-BLED 评估率	依据医院提供的数据	达标 100% 得 1 分，< 80% 扣 0.5 分	1
（30）TOAST、A-S-C-O、CISS 病因分型诊断的评估率	依据医院提供的数据	达标 100% 得 1 分，< 80% 扣 0.5 分	1
（31）神经重症病区的组建有卒中抢救专门团队	依据医院提供的数据	达标 100% 得 1 分，< 50% 扣 0.5 分	1
（32）侧支循环开放治疗方案的使用率	依据医院提供的数据	达标 80% 得 1 分，< 80% 扣 0.5 分	1
七、神经外科（17 条，40 分）			
质控指标	方法	评分标准	分值
（1）去骨瓣减压术，每年例数：5 例	依据医院提供的数据	达标 100% 得 2 分，< 80% 扣 0.5 分	2
（2）脑室引流术，每年例数：10 例	依据医院提供的数据	达标 100% 得 2 分，< 80% 扣 0.5 分	2
（3）颈动脉内膜剥脱术，每年例数：5 例	依据医院提供的数据	达标 100% 得 2 分，< 80% 扣 0.5 分	2
（4）脑出血的血肿体积评估：原田公式计算使用率，达标率＞ 90%	依据医院提供的数据	达标 90% 得 1 分，< 50% 扣 0.5 分	1

（续　表）

质控指标	方法	评分标准	分值
（5）脑出血病因筛查：MRA 或者 CTA、SWI\DSA 检查使用率，达标率＞90%	依据医院提供的数据	达标 90% 得 3 分，＜50% 扣 0.5 分	3
（6）脑出血患者微创血肿清除术使用率、开颅血肿清除手术，达标率＞10%	依据医院提供的数据	达标 10% 得 2 分，＜5% 扣 0.5 分	2
（7）脑出血并发症的发生率：DVT（滤网使用）、迟发性脑水肿、痫性发作	依据医院提供的数据	达标 100% 得 3 分，＜80% 扣 0.5 分	3
（8）脑出血患者急性期体温管理达标率、血压管理达标率、血糖管理达标率	依据医院提供的数据	达标 100% 得 3 分，＜80% 扣 0.5 分	3
（9）脑出血应激性溃疡出现率	依据医院提供的数据	达标＜10% 得 1 分，＞10% 扣 0.5 分	1
（10）脑出血患者急性期 NIHSS、GCS、BI 指数、脑出血评分量表	依据医院提供的数据	达标 100% 得 4 分，＜80% 扣 0.5 分	4
（11）血肿清除术，每年例数：10 例	依据医院提供的数据	达标 100% 得 3 分，＜50% 扣 0.5 分	3
（12）脉瘤夹闭术及动脉瘤介入治疗，每年例数：5 例	依据医院提供的数据	达标 100% 得 5 分，＜50% 扣 0.5 分	5
（13）SAH 患者病历记录 HESS、GCS 评分率	依据医院提供的数据	达标 100% 得 2 分，＜80% 扣 0.5 分	2

质控指标	方法	评分标准	分值
（14）脑出血患者急性期止血剂的使用率与时间	依据医院提供的数据	达标 100% 得 1 分，< 80% 扣 0.5 分	1
（15）脑出血患者急性期 NICU 入住率及时长	依据医院提供的数据	达标 10% 得 2 分，< 5% 扣 0.5 分	2
（16）脑出血患者急性期血气分析使用率、头部亚低温技术的使用率	依据医院提供的数据	达标 90% 得 2 分，< 50% 扣 0.5 分	2
（17）脑出血患者卒中相关性肺炎发生率	依据医院提供的数据	达标< 30% 得 2 分，> 30% 扣 0.5 分	2
八、介入医学科（19 条，34 分）			
质控指标	方法	评分标准	分值
（1）颈动脉支架置入术患者术前 mRS 评估率	依据医院提供的数据	达标 100% 得 1 分，< 80% 扣 0.5 分	1
（2）颈动脉支架置入术患者术前颈动脉无创影像评估率	依据医院提供的数据	达标 100% 得 1 分，< 80% 扣 0.5 分	1
（3）颈动脉支架置入术手术指征符合率：①无症状颈动脉狭窄患者颈动脉支架置入术手术指征符合率；②症状性颈动脉狭窄患者颈动脉支架置入术手术指征符合率	依据医院提供的数据	达标 100% 得 2 分，< 80% 扣 0.5 分	2

质控指标	方法	评分标准	分值
（4）颈动脉支架置入术患者术前规范化药物治疗率：①颈动脉支架置入术患者术前双重抗血小板药物治疗率；②颈动脉支架置入术患者术前他汀类药物治疗率	依据医院提供的数据	达标100%得2分，<80%扣0.5分	2
（5）颈动脉支架置入术保护装置使用率	依据医院提供的数据	达标100%得1分，<80%扣0.5分	1
（6）颈动脉支架置入术技术成功率	依据医院提供的数据	达标100%得1分，<80%扣0.5分	1
（7）颈动脉支架置入术并发症发生率	依据医院提供的数据	达标<5%得2分，6%～9%得1分，>10%扣0.5分	2
（8）脑血管造影术造影阳性率	依据医院提供的数据	达标80%得1分，<50%扣0.5分	1
（9）颈动脉支架置入术患者卒中和死亡发生率：①颈动脉支架置入术患者术后住院期间卒中和死亡发生率；②颈动脉支架置入术患者术后30 d卒中和死亡发生率	依据医院提供的数据	达标<3%得2分，4%～5%得1分，>10%扣0.5分	2
（10）脑血管造影术死亡率	依据医院提供的数据	达标<3%得2分，4%～5%得1分，>10%扣0.5分	2

（续 表）

质控指标	方法	评分标准	分值
（11）颈动脉支架置入术患者术后同侧缺血性卒中发生率：①颈动脉支架置入术患者术后 30 d 同侧缺血性卒中发生率；②颈动脉支架置入术患者术后 1 年同侧缺血性卒中发生率	依据医院提供的数据	达标＜ 3% 得 2 分，4% ～ 5% 得 1 分，＞ 10% 扣 0.5 分	2
（12）脑血管造影术穿刺点并发症发生率	依据医院提供的数据	达标＜ 3% 得 2 分，4% ～ 5% 得 1 分，＞ 10% 扣 0.5 分	2
（13）颈动脉支架置入术患者出院规范化药物治疗率：①颈动脉支架置入术患者出院双重抗血小板药物治疗率；②颈动脉支架置入术患者出院他汀类药物治疗率；③合并高血压的颈动脉支架置入术患者出院降压药物治疗率；④合并糖尿病的颈动脉支架置入术患者出院降糖药物治疗率	依据医院提供的数据	达标 100% 得 4 分，＜ 80% 扣 0.5 分	4
（14）脑血管造影术严重并发症发生率	依据医院提供的数据	达标＜ 10% 得 1 分，＞ 10% 扣 0.5 分	1
（15）脑血管造影术（DSA）前无创影像评估率	依据医院提供的数据	达标 100% 得 1 分，＜ 80% 扣 0.5 分	1
（16）脑血管造影术中非离子型对比剂应用率	依据医院提供的数据	达标 100% 得 1 分，＜ 80% 扣 0.5 分	1

（续　表）

质控指标	方法	评分标准	分值
（17）脑血管造影术造影时相完整率	依据医院提供的数据	达标 100% 得 1 分，＜ 80% 扣 0.5 分	1
（18）取栓或者抽吸栓，血管再通率，mTICI 2b/3 级以上	依据医院提供的数据	达标＞ 50% 得 2 分，＜ 50% 扣 0.5 分	2
（19）穿刺到血管再通时间	依据医院提供的数据	达标＜ 60min 得 4 分，＞ 60min 得 0 分	4
九、功能影像学科（3 条，6 分）			
质控指标	方法	评分标准	分值
（1）院内开展颈部血管超声和脑血管超声联合筛查；每月完成筛查数量＞ 2000 例	医院上报数据	达标 90% 得 2 分，＜ 80% 扣 1 分	2
（2）院内开展颈部血管超声和脑血管超声联合 PFO 筛查、微栓子监测；每月完成筛查数量＞ 200 例	医院上报数据	达标 90% 得 2 分，＜ 80% 扣 1 分	2
（3）入院 48 h 内完成 CTA 或者 MRA 检查率	医院上报数据	达标 100% 得 2 分，＜ 90% 扣 1 分	2

（续 表）

十、康复医学科（8 条，16 分）			
质控指标	方法	评分标准	分值
（1）急性脑梗死住院康复患者临床及功能诊断准确率	依据医院数据	达标 90% 得 2 分，< 50% 得 1 分	2
（2）急性脑梗死住院康复患者早中末期康复评估完成率	依据医院数据	达标 90% 得 2 分，< 50% 得 1 分	2
（3）急性脑梗死住院康复患者 BI 评估率	依据医院数据	达标 90% 得 2 分，< 50% 得 1 分	2
（4）急性脑梗死住院康复患者吞咽障碍筛查率	依据医院数据	达标 90% 得 2 分，< 50% 得 1 分	2
（5）急性脑梗死住院康复患者认知障碍评估率	依据医院数据	达标 90% 得 2 分，< 50% 得 1 分	2
（6）急性脑梗死住院康复患者情绪情感障碍评估率	依据医院数据	达标 90% 得 2 分，< 50% 得 1 分	2
（7）急性脑梗死住院康复患者并发症的发生率（吸入性肺炎、肩痛、下肢深静脉血栓形成、肩手综合征、肩关节半脱位、异位骨化、再发卒中、心血管事件发生率）	依据医院数据	达标 < 10% 得 2 分，> 20% 得 0 分	2
（8）急性脑梗死住院康复患者功能障碍好转率	依据医院数据	达标 90% 得 2 分，< 50% 得 0 分	2

（曹学兵 张兆辉）

第三节　湖北省基层卒中防治站现场指导评价指标（试行）

为在我省建立"市级高级卒中中心""县级防治卒中中心"和"基层卒中防治站"三级防治网络体系，根据《湖北省人民政府办公厅关于印发湖北省影响群众健康突出问题"323"攻坚行动方案的通知》（鄂政办发〔2021〕9号）和《湖北省卫生健康委关于印发"323健康问题"系列防治方案和体系建设方案的通知》（鄂卫通〔2021〕5号）文件精神，决定在全省范围内开展基层卒中防治站建设试点工作，提高全省基层医疗卫生机构脑卒中防治能力。

脑卒中的发病率和死亡率农村均高于城市，基层是我们防治卒中的前线和重头，但基层医疗机构卒中防控能力薄弱，亟待提高。《湖北省基层卒中防治站现场指导评价指标（试行）》（表1-2）制订的主要目的是指导基层医疗机构在基层具体开展脑卒中防治工作，本评价指标以一级预防、筛查、随访宣教、院前急救、规范诊治等为主要内容。通过对照这些评价指标进行基层卒中防治站建设，可以提高基层医疗机构脑卒中的救治水平，加快急性脑卒中转运效率，推进分级诊疗制度落实，密织卒中急救网络，缩短脑卒中抢救时间，提高脑卒中患者血管开通效率，减少残疾。开展基层卒中防治站建设试点，可以有效缓解基层脑卒中识别难、转运慢、救治迟的困境，充分发挥基层医疗机构的前哨作用，提升当地居民健康水平。

表 1-2 湖北省基层卒中防治站现场指导评价指标（试行）

医院名称：

一级指标	二级指标	三级指标	评审内容	评审方法	评分标准	分值	得分
管理指标 1 基本条件（42分）	1.1 科室设置、床位数要求和救治能力	1.1.1 科室设置要求	1. 有内科、外科医生（或经过培训的专科医生），独立设置的急诊科、超声科、放射科、康复科等科室	查看医院科室设置文件、体检中心与筛查门诊之间的分诊转诊流程或相关规定		5	
			2. 开设卒中筛查门诊，能够规范开展卒中高危人群筛查、干预及随访		开设卒中筛查门诊2分，规范开展筛查干预工作3分，未开设不得分	5	
			3. 每年收治脑卒中病例数	查看病案数据	收治病例数在50例以上得5分，50例以下不得分	5	

（续表）

一级指标	二级指标	三级指标	评审内容	评审方法	评分标准	得分 分值
1.基本条件(42分)	1.2 设施设备及人员资质要求	1.2.1仪器、设备配备要求	配备有CT、彩色多普勒超声仪器（具有脑颈血管超声成像、血常规、血糖、凝血功能等与所开展技术服务项目相适应的仪器、设备	现场查看	CT、彩色多普勒超声仪（具有脑颈血管超声成像）2分/项，血常规、血糖、凝血功能等1分/项，满分7分	7
		1.2.2人员资质要求	卒中相关专业技术人员有相应的资质，或接受过相关部门培训	查看相关学科人员的执业证书和相关资质证书或培训证书	内科、外科、CT、超声等科室均有符合资质要求的人员得5分	5
		1.2.3卒中急救及相关科室标识要求	1.在医院周边地区的主要交通要道、医院门诊、急诊的入口处设置醒目的卒中急救指引标志，引导患者快速到达急诊科	现场查看	指引标志醒目，能快速引导得5分，无标志或标识不清楚不得分	5

（续表）

管理指标	一级指标	二级指标	三级指标	评审内容	评审方法	评分标准	分值	得分
	1.基本条件（42分）	1.2设施设备及人员资质要求	1.2.3卒中急救及相关科室标识要求	2.在门诊大厅、医院内流动人群集中的地方设置醒目的指引标志，引导患者快速到达急诊科	现场查看	指引标志醒目，能快速引导得5分，无标志或标识不清楚不得分	5	
				3.急诊科分诊、挂号、诊室、收费、影像、抽血、检验、药房等均应设置卒中患者优先标识		标识位置完全符合得5分，部分符合得3分，无标志或标识不清楚不得分	5	
	2.组织管理（38分）	2.1组织领导	2.1.1领导重视	领导重视，优先解决基层卒中防治站相关学科建设中的人、财、物问题。有激励卒中相关技术（新技术、开展不佳的技术）开展的政策或措施	查看院办公会记录、奖励文件、财务记录等	办公会记录中有卒中相关事项的讨论记录2分，有激励政策或措施3分	5	

（续表）

一级指标	二级指标	三级指标	评审内容	评审方法	评分标准	分值	得分
2.组织管理（38分）	2.1组织领导	2.1.2 成立基层卒中防治站管理小组	成立基层卒中防治站管理小组。院级领导为组长，相关职能部门、临床、医技和信息部门门科室负责人为成员。指派专人负责相关部门、人员职责职责明确	查看相关文件和管理记录	组长为院级领导2分，有专人负责工作联络1分，各部门和人员职责明确2分。未成立管理小组不得分	5	
		2.1.3 成立卒中救治团队	成立以内科、急诊科医师为主体，卒中诊疗相关专业骨干医师为依托的救治小组，人员分工明确，职责明确	查看相关文件和管理记录	成立卒中救治团队，流程规范且符合医院实际，人员符合要求，分工和职责明确分别1分。全部具备得满分，未成立救治小组不得分	5	
	2.2制度与落实	2.2.1 多学科协作	定期举行疑难、危重病例联合讨论或临床病例会，对近日急性卒中病例进行讨论	查看近半年实施的原始记录	近1年召开少于10次不得分	5	

管理指标

44

（续表）

一级指标	二级指标	三级指标	评审内容	评审方法	评分标准	分值	得分
管理指标　2. 组织管理（38分）	2.2 制度与落实	2.2.1 多学科协作	定期举行疑难、危重病例联合讨论或临床质控会，对近日急性卒中病例进行讨论	查看近半年实施的原始记录	近一年召开少于10次不得分	5	
		2.2.2 院内发生急性卒中的应急预案和处理流程	制订有具体的应急预案和处置流程	查看文件和院内学科间转诊流程和数据	符合要求得满分，无应急预案和流程不得分	5	
	2.3 区域卒中防治	2.3.1 卒中分级诊疗落实情况	同区域内的卒中协作关系，建立卒中救治网络医联（共）体，共同开展脑卒中防治工作	查看建立协作关系的协议和组织开展卒中防治工作的情况	建立协作关系得5分，与卒中中心无协作关系不得分	5	
		2.3.2 与急救中心紧密协作	围绕急性卒中救治与本地区120急救中心签署正式的合作协议、转运复杂、疑难、危重的脑血管病患者到卒中中心	双方盖章的正式协议及实施记录；查看转诊记录	完全符合要求得2分，无协议不得分；转区域卒中中心患者得5分，转其他医院3分，未转得0分	8	

（续表）

管理指标	一级指标	二级指标	三级指标	评审内容	评审方法	评分标准	得分	分值
	3.能力建设与管理（70分）	3.1培训及会议举办、承办与参与情况	3.1.1院内培训	医院有针对卒中质控人员、救治小组以及相关学科人员的培训制度。以专题培训、业务指导、晨会讲课等方式开展脑卒中防治知识及专业技术培训。组织本院全体医务人员开展卒中防治知识培训至少每年1次，卒中质控人员、救治小组、卒中相关学科人员至少每季度1次	查看相关制度文件、培训课件材料、培训记录、签到表等	有培训制度0.5分，开展1次培训工作且材料充分0.5分，完全符合要求得满分		5
			3.1.2乡村医务室或社区医疗卫生服务站培训	对本区域乡村医务室或社区卫生服务站医务人员进行卒中预防和急救知识培训至少每季度1次	查看相关制度文件、培训课件材料、培训记录、签到表等	开展1次且证明材料充分2.5分		5

46

（续　表）

一级指标	二级指标	三级指标	评审内容	评审方法	评分标准	分值	得分
3. 能力建设与管理（70分）	3.1 培训及会议举办、参与情况	3.1.3 派人外出培训进修	外派本院卒中防治相关专业人员到高级卒中中心、基地医院或防治卒中中心等上级医院学习卒中防治适宜技术，或参加规范化技能培训	查看进修结业证书或培训合格证等相关证明材料	学习时间≥1个月，每人次3分；<1个月，每人次2分	5	
管理指标		3.1.4 参加会议	每年按要求派人参加湖北省脑卒中防治中心组织的相关会议；参加高级卒中中心、防治卒中中心、基地医院及其他卒中相关会议及培训等	查看会议通知、学分证书等参会相关凭证	院级领导参会每次2分，医务科室负责人/临床科室负责人参会每次1分。每次会议均按要求派人参会满分，无人员参会不得分	5	

（续表）

管理指标	一级指标	二级指标	三级指标	评审内容	评审方法	评分标准	得分	分值
	3.能力建设与管理（70分）	3.2随访管理、随访与宣教	3.2.1随访制度和随访要求	医院有针对卒中高危人群及患者随访管理的相关制度和流程。开展面对面随访、上门随访和电话随访等多种方式相结合的随访工作，填写随访记录。随访频次根据病种和病情需要确定	查看相关制度文件	有制度有流程2分，流程合理2分，多种随访方式相结合2分，随访记录完整2分，随访频次按照病种和病情安排2分		10
			3.2.2人员和设施设备要求	要求有专门人员负责卒中高危人群及患者随访工作	现场查看	有专人负责随访管理工作得5分		5
			3.2.3健康管理	对卒中患者进行健康管理，入院时：指导协助患者对危险因素、饮食、营养、心理等方面的综合评估；患者及其家属脑卒中防治相关知识宣教。出院后：持续对其进行预防保健、用药咨询、康复指导等综合服务，跟踪进行随访干预工作，为出院患者回到医院进行复诊提供全流程的咨询	现场查看健康管理档案，或能体现开展健康管理工作的文件	对全部卒中患者开展健康管理得10分，未全部开展不得分		10

（续　表）

一级 指标	二级 指标	三级指标	评审内容	评审方法	评分标准	分值	得分
3.能力 建设与 管理 （70分）	3.2随访 管理、 随访与 宣教	3.2.4 参与 脑防委组 织的卒中 相关宣传 教育活动	积极组织相关临床科室按 要求开展卒中防治宣传 月、世界卒中日和卒中宣 传周等活动	查看开展活动的 相关资料	科室组织开展 1 次 得 1 分，医务部门 组织开展 1 次得 2.5 分	5	
		3.2.5 面向 群众开展 义宣教、义 诊活动等	开展健康大讲堂、义诊筛 查等活动，免费发放脑卒 中宣教材料等开展健康教 育，提升群众对卒中防治 的认识和健康素养		开展健康大讲堂和 走进社区开展义诊 筛查 1 次得 1 分	5	
	3.3 信息 化建设	3.3.1 急诊 电子病历	急性卒中患者有急诊电子 病历可供查询	现场查看	有急诊电子病历 5 分，无不得分	5	
		3.3.2 卒中 中心数据 直报系统	使用湖北省脑卒中防治中 心管理平台各数据直报系 统，并已录入数据		录入数据得 5 分， 否则不得分	5	

（续表）

一级指标	二级指标	三级指标	评审内容	评审方法	评分标准	分值	得分
管理指标	3.能力建设与管理（70分）	3.3信息化建设	3.3.3院内信息共享	医技科室与临床科室之间信息共享；卒中相关临床学科之间患者信息共享，与上级医院信息共享	现场查看	院内卒中相关学科间患者信息共享4分，否则不得分；与上级医院信息共享1分	5	
技术部分	4.专业技术操作（150分）	4.1脑卒中绿色通道		应设置急诊卒中救治小组	现场查看人员配置情况；现场测试要求10 min内达到急诊救治现场	有专业团队得5分	5	
				查看有无TIA、急性脑卒中（脑梗死、脑出血、蛛网膜下腔出血等）救治流程与诊疗规范	现场查看文件、救治记录等	处置流程、规范全面完善的得5分	5	
				查看有无对急诊脑卒中进行评估、转院流程	现场查看文件、记录、病历等	具备评估及转院流程5分，无得0分	5	

50

（续 表）

一级指标	二级指标	三级指标	评审内容	评审方法	评分标准	分值	得分
技术部分	4. 专业技术操作（150分）	4.1 脑卒中绿色通道	有静脉溶栓指征的患者的及时上转率（1 h内）	查看近半年来上转病例	符合静脉溶栓患者，及时转上级医院比率≥90%得15分；≥80%得10分，如能够开展溶栓，可直接得15分	15	
			有桥接或直接动脉内溶栓／动脉内取栓指征的患者及时上转率（1 h内）	查看近半年来上转病例	符合桥接或直接介入治疗患者，及时转上级医院比率≥90%得10分；≥80%得5分；<80%得0分	10	
			检查针对在院急性脑卒中患者完成NIHSS评分情况	随机抽取5份脑卒中病例，查看完成NIHSS评分情况	全部评分得4分，有1份未评不得分	4	

（续表）

一级指标	二级指标	三级指标	评审内容	评审方法	评分标准	得分分值
技术部分	4.专业技术操作（150分）		科室有脑梗死、TIA 等卒中病的诊疗指导规范，并有根据规范制订的本科室标准化流程	现场查看相关文件（流程、制度）、记录、相应病历等	有诊疗规范与救治流程得2分；现场检查病历，符合流程及规范得2分	4
			科室应有明确的病区与卒中绿色通道对接，如无病区应有明确的脑卒中专业对接	查看现场、相关病历及转科记录等	有明确病科绿道对接的病区或专业组给4分，无明确对接病区或专业组得0分	4
	4.2 内科		针对科室住院脑卒中患者完成病情程度量化评估的比率（NIHSS 评分、日常生活能力评估（ADL）的比率）	现场随机抽查5份住院脑卒中患者病历	共2项，每项3分；要求每一项抽查病历完成率达到100%得3分，低于100%得0分	6
			缺血性卒中患者在院期间内依据脑防委指定的相关规范开展（抗凝、调脂、抗血小板及控制血压等）基本治疗及早期康复方案的情况	现场随机抽查5份缺血性脑卒中患者病历	共5项，每项2分，要求每一项符合规范要求达到100%得2分，低于100%得0分	10

（续表）

一级指标	二级指标	三级指标	评审内容	评审方法	评分标准	分值	得分
技术部分　4.专业技术操作（150分）	4.2 内科		缺血性卒中患者（非病情危重）完成（或推荐到上级医院）脑、颈血管超声/TCD/CTA/MRA等检查评估的完成率	查看病历记录	比率≥90%得5分；≥60%得3分；低于60%得0分	5	
			针对卧床患者或卧床期间患者，有无深静脉血栓形成、卒中相关性肺炎的预防措施	现场随机抽查5份病历（针对卧床患者或卧床期间患者）	5份病历均有预防措施且符合规范要求，得3分；3～4份完成，得2分；1～2份完成，得1分；均未完成，得0分	3	
	4.3 外科		根据脑防委等相关部门颁布的规范制订本科室脑出血、蛛网膜下腔出血及大面积脑梗死等疾病的诊疗流程	现场查看相关文件（流程、制度）、记录、相应病历等	有诊疗规范与救治流程5分；现场检查病历、符合流程及规范得2分	5	

（续表）

一级指标	二级指标	三级指标	评审内容	评审方法	评分标准	分值	得分
4. 专业技术操作（150分）技术部分	4.3 外科		动脉瘤性蛛网膜下腔出血患者入院72 h内上转率	查看近半年来的统计数据，计算出比率	72 h内患者上转率≥90%得5分；低于90%得0分；	5	
	4.4 功能科室		院内开展颈部血管超声或脑血管超声筛查；每年完成筛查数量	现场查看	每年筛查人数＞200例3分，＞100例2分，＜100例0分	3	
	4.5 康复科		康复病房的设置情况，有无针对脑卒中患者开展康复诊疗的指南/规范和标准作业流程	现场查看病房及文件、记录，相应病历等	有康复病房得1分，制订脑卒中康复规范得1分，制订有康复作业流程得1分；没有得0分	3	
			康复科对本院脑卒中患者开展康复治疗的比例	现场随机抽查医院提供的近1个月内急性脑卒中病历3份	要求：康复比例100%得3分，90%以下得2分，少于80%不得分	3	

（续表）

一级指标	二级指标	三级指标	评审内容	评审方法	评分标准	分值	得分
技术部分 4.专业技术操作(150分)	4.6一级预防		针对脑卒中高危因素筛查与干预的宣教	查看门诊/病房宣传板报和资料册,影音资料等	宣传板报、资料册,影音资料内容准确、醒目,易懂等	15	
			房颤患者是否规范开展或建议新型口服抗凝药/华法林抗凝治疗	现场随机抽取5份房颤病历	5份治疗符合规范得5分;3份治疗符合规范得2分;1份治疗符合规范得1分	5	
			高血压患者是否开展规范治疗	现场随机抽取5份高血压病历	5份治疗符合规范得5分;3份治疗符合规范得2分;1份治疗符合规范得1分	5	
			糖尿病患者是否开展规范治疗	现场随机抽取5份糖尿病病历	5份治疗符合规范得5分;3份治疗符合规范得2分;1份治疗符合规范得1分	5	

55

（续 表）

一级指标	二级指标	三级指标	评审内容	评审方法	评分标准	分值	得分
4.专业技术操作（150分）	4.6 一级预防		血脂异常患者是否开展规范治疗	现场随机抽取5份血脂异常病历	5份治疗符合规范得5分；3份治疗符合规范得2分；1份治疗符合规范得1分	5	
			对于脑卒中高危人群是否开展生活方式（包括饮酒、肥胖和膳食营养）宣教与干预	查看卒中门诊宣传板报和资料册等	干预措施完善5分，不完善2分，无干预措施0分	5	
			脑卒中高危人群抗栓治疗干预情况	在内科抽取1年内脑卒中高危病例5份	查看阿司匹林等药物使用或未使用（是否符合规范要求）：5份治疗符合规范得5分；3份治疗符合规范得2分；1份治疗符合规范得1分	5	

（续　表）

一级指标	二级指标	三级指标	评审内容	评审方法	评分标准	分值	得分
4. 专业技术操作（150分）	4.6 一级预防		40 岁及以上脑卒中高危人群卒中风险评估量表	在内科抽取 1 年内 40 岁及以上脑卒中高危病例 5 份	查看 40 岁及以上卒中高危人群是否进行卒中风险评估量表：5 份评估得 10 分；3 份评估得 5 分；1 份评估得 2 分	10	
总分						300	

（周敬华）

第四节　湖北省卒中急救地图定点医院资格评审详表（试行）

根据湖北省"323"攻坚行动脑卒中防治中心建设方案，结合国家脑防委有关卒中中心建设要求，为进一步完善湖北省卒中急救体系，共同打造"黄金 1 小时急救圈"，实现"三个 1 小时"的急救时间窗，从各环节减少院前院内延误，缩短发病至用药和血管内治疗时间，实现快速高效再灌注治疗，特制订"湖北省卒中急救地图定点医院资格评审详表（2021年版）"（表 1-3 和表 1-4）。

湖北省卒中急救地图定点医院资格评审详表分为高级版和防治版，高级版由国家卫健委脑防委认证的高级卒中中心（含建设单位）、脑卒中筛查与防治基地医院及具有急性脑卒中救治能力并达到要求的医院构成。防治版由省卫健委脑防办认证的卒中防治中心（含建设单位）、具有急性脑卒中救治能力并达到要求的二级医疗机构（含中医医院）及基层卒中防治站构成。

高级版和防治版急救地图定点医院资格评审详表均是参考国家脑防委《中国卒中急救地图医院资格评审详表（2020）》的基础上，结合湖北省实际医疗状况、总体救治能力和地方差异而制订，并根据近几年的卒中中心建设的成熟和迅猛发展情况，对 DNT 中位数等一些指标进行了细化评分，以促进地图医院改进绿色通道和流程，加快救治速度。另外防治版卒中急救地图标准对于及时转诊单独给了一定分值，以鼓励快速转诊有血管内治疗适应证患者。

本评审标准从卒中急救地图定点医院的六个方面进行现场考评，包括医疗机构资质、120 急救与急诊绿道的衔接、医疗设备和信息化建设、人员资质及设置、技术能力、管理制度及登记上报能力。总分 70 分及以上可授予湖北省卒中急救地图定点医院；总分 50 分及以上可授予湖北省卒中急救地图定点医院建设单位。

表1-3　湖北省卒中急救地图定点医院评审标准详表［2021 年防治版，使用于县（市、区）医院，试行］

被评审医院名称：　　　　评审医院名称：　　　　评审人：

评价项目	评价要素	评分标准	分值	得分
1. 医疗机构资质（5 分）	医院级别	三级医院得 2 分，二级医院得 1 分	2	
	是否为卒中中心	综合防治卒中中心得 3 分；防治卒中中心得 2 分	3	
2.120 急救与急诊绿道的衔接（10 分）	设置专用接诊电话，保证 24 h 畅通	无专用电话不得分	3	
	使用全国统一的中国卒中急救地图 App，120 急救与急诊绿道信息的无缝连接，并必须保证 24 h 随时有人即刻答复。（或其他可对接软件）	使用并做到得 3 分	3	

（续　表）

评价项目	评价要素	评分标准	分值	得分
2.120 急救与急诊绿道的衔接（10分）	具备与 120 救护车传输音频视频的能力，接收心电图等医疗信息的能力	每少 1 项扣 1 分，扣完为止	2	
	急诊科（室）与 120 急救的无缝连接，门前有专用卒中 120 救护车停车位（有显著标识牌）。急诊科（室）设有显著指示标识，并确保有病床（担架床）用于患者周转	每少 1 项配备扣 2 分，扣完为止	2	
3.医疗设备和信息化建设（14分）	配备 CT、急诊检验、MRI、超声（经颅多普勒）等急性脑卒中救治所需的必要设备	每少 1 项设备扣 0.5 分，扣完为止。无 CT 和急诊检验一票否决	2	
	配备神经介入治疗手术室及相关设备	配备并常规开展神经介入得 2 分	2	
	急诊配有急救所需心电图、心电监护仪、除颤仪、复苏器材、氧气、药品等	每少 1 项设备扣 0.5 分，扣完为止	2	
	在急诊科或者神经内科设卒中患者留观室，设置抢救室；配备卒中救治急诊包，里面配备常用溶栓药物（rt-PA 或尿激酶）、降压药物等	每少 1 项设备扣 1 分，扣完为止。卒中救治急诊包 / 急诊药房未配备高效溶栓药物（rt-PA 或尿激酶）此项不得分	3	

（续　表）

评价项目	评价要素	评分标准	分值	得分
3.医疗设备和信息化建设（14分）	急诊卒中团队注册并使用中国卒中急救地图App（或其他可对接软件）	未注册使用不得分	2	
	配备可与急救卒中地图对接的急诊绿色通道系统及设备	配备齐全得3分	3	
4.人员资质及设置（10分）	设有急诊科；神经内科、神经外科或神经介入科；重症医学科；医学影像科、医学检验科（具有急诊检验）等独立科室	每少一类科室设置扣1分，扣完为止	3	
	具有经过专业培训的神经内科、神经外科、神经介入医师；护理人员；神经放射医师、超声医师（TCD、颈动脉超声、超声心动图医师）等	每少一类人员扣1分，扣完为止	3	
	设有24 h/7 d值班的脑卒中小组：包括神经内科医师、神经外科医师、急诊科医师、专科护士等	无24 h/7 d值班的脑卒中小组扣4分，设有小组但是人员不齐全的每少一项扣2分，扣完为止	4	

（续　表）

评价项目	评价要素	评分标准	分值	得分
5.技术能力（46分）	到院后 10 min 内完成 NIHSS 评分和初步病情评估；25 min 内完成 CT 检查和阅片；15 min 内血常规和血糖报告可见，45 min 内凝血功能，肾功能电解质报告可见（采血到报告时间）	有 1 项未达标扣 2 分，扣完为止	6	
	能够 24 h/7 d 开展 CT，MRI，颈动脉超声及经颅多普勒	发现有未开展的每项扣 1 分，只能白天开展的扣 0.5 分，扣完为止。无 24 h/7 d CT 一票否决	4	
	DNT 中位数＜60 min	DNT ≤ 45 min 得 15 分；≤ 50 min 得 12 分；≤ 55 min 得 10 分；≤ 60 min 得 5 分；＞60 min 得 0 分	15	
	需要桥接血管内治疗的患者，需在到院 45min 内转出至能开展血管内介入手术的医院	桥接患者未能及时转院每例扣 0.5 分，如能开展介入治疗，DPT＞120 min 的每例扣 0.5 分，扣完为止	5	

（续　表）

评价项目	评价要素	评分标准	分值	得分
5. 技术能力（46 分）	能进行静脉溶栓治疗，每年例数不低于 20 例	每年溶栓总例数≥100 例得 14 分；90～99 例得 12 分；80～89 例得 10 分；70～79 例得 8 分；60～69 例得 6 分；50～59 例得 5 分；40～49 例得 4 分；30～39 例得 3 分；20～29 例得 2 分；20 例以下一票否决（查近一年的溶栓例数，提供病案号和 DNT 时间）	14	
	蛛网膜下腔出血患者本院不能实施手术，应在 24 h 内转至能开展手术的医院	未能及时转院的扣 2 分	2	
6. 管理制度及登记上报能力（15 分）	有健全的急性脑卒中医疗救治绿色通道、明显标识及制度，其中包括与 120 急救联动的院前通知转运制度；有健全的脑卒中管理制度和责任制度；建有完整的溶栓和取栓工作流程	未设立绿色通道或制度此项不得分，制度建立不全每缺 1 项扣 1 分，制度制订不完善的每项扣 0.5 分，扣完为止不倒扣分	5	
	有详细的急性脑卒中患者转接诊登记、溶栓和介入手术等相关治疗转归登记或数据库，数据完整准确	数据完整得 5 分，无登记不得分，数据不全适当减分	5	

（续　表）

评价项目	评价要素	评分标准	分值	得分
6. 管理制度及登记上报能力（15分）	应用中国卒中急救地图App进行诊疗数据采集（或其他可对接软件），明确救治各时间节点，并结合专科特点，开展卒中急救病历信息化建设	有详细记录的时间节点得5分，缺项适当扣分	3	
	对出院患者能进行随访管理，建立有完备的健康随访档案	随访管理达到90%以上得2分，80%以上得1分，低于80%不得分	2	
总分			100	
总分70分及以上可授予湖北省卒中急救地图定点医院；总分50分及以上可授予湖北省卒中急救地图定点医院建设单位				

表1-4　湖北省卒中急救地图定点医院资格评审详表（2021年高级版，适用于高级卒中中心或三级医院，试行）

被评审医院名称：　　　　　评审医院名称：　　　　　评审人：

评价项目	评价要素	评分标准	分值	得分
1. 医疗机构资质（5分）	医院级别	三级医院得2分，二级医院得1分	2	
	是否为卒中中心	示范高级卒中中心得3分；高级卒中中心得1分	3	
2. 120急救与急诊绿道的衔接（10分）	设置专用接诊电话，保证24 h畅通	无电话及相关人员不得分	3	

（续　表）

评价项目	评价要素	评分标准	分值	得分
2.120 急救与急诊绿道的衔接（10 分）	120 急救人员使用全国统一的中国卒中急救地图 App，120 急救和急诊绿道信息的无缝连接，并必须保证 24 h 随时有人即刻答复（或其他可对接软件）	使用并做到得 3 分	3	
	具备与 120 救护车传输音频视频的能力，接收心电图等医疗信息的能力	每少 1 项扣 1 分，扣完为止	2	
	急诊科（室）与 120 急救的无缝连接，门前有专用卒中 120 救护车停车位（有显著标识牌）；急诊科（室）设有显著指示标识，并确保有病床（担架床）用于患者周转	每少 1 项配备扣 2 分，扣完为止	2	
3.医疗设备和信息化建设(18 分)	配备 CT（24 h/7 d 值班）、急诊检验（24 h/7 d 值班）、MRI（磁共振）、超声（经颅多普勒）等急性脑卒中救治所需的必要设备	每少 1 项设备扣 0.5 分，扣完为止	2	

评价项目	评价要素	评分标准	分值	得分
3.医疗设备和信息化建设（18分）	配备神经介入治疗手术室及相关设备	配备并常规开展神经介入得5分	5	
	急诊配有急救所需心电图、心电监护仪、除颤仪、复苏器材、氧气、药品等	每少1项设备扣0.5分，扣完为止	1	
	在急诊科或者神经内科设卒中患者留观室，设置抢救室；配备卒中救治急诊包，里面配备常用溶栓药物（rt-PA或尿激酶）、降压药物等	每少一项设备扣1分，扣完为止。卒中救治急诊包/急诊药房未配备高效溶栓药物（rt-PA或尿激酶）此项不得分	3	
	急诊卒中团队注册并使用中国卒中急救地图App（或其他可对接软件）	未注册使用不得分	4	
	配备可与急救卒中地图对接的急诊绿色通道系统及设备	配备齐全得3分	3	
4.人员资质及设置（8分）	设有急诊科；神经内科、神经外科或神经介入科；重症医学科；医学影像科、医学检验科（具有急诊检验）等独立科室。	每少一类科室设置扣0.5分，扣完为止	2	

（续　表）

评价项目	评价要素	评分标准	分值	得分
4. 人员资质及设置（8分）	具有经过专业培训的神经内科、神经外科、神经介入医师；护理人员；神经放射医师、超声医师（TCD、颈动脉超声、超声心动图医师）等	每少一类人员扣 0.5 分，扣完为止	2	
	设有 24 h/7 d 值班的脑卒中小组：包括神经内科医师、神经外科医师、急诊科医师、专科护士等	无 24 h/7 d 值班的脑卒中小组扣 4 分，设有小组但是人员不齐全的每少一项扣 2 分，扣完为止	4	
5. 技术能力（44分）	能与 120 院前急救系统紧密联动，到院后 10 min 内完成 NIHSS 评分和初步病情评估；30 min 内完成 CT 检查和阅片；45 min 实验室检查报告可见（血常规、凝血、肾功电解质及血糖）	有 1 项未达标扣 2 分，扣完为止	6	
	能够 24 min 开展 CTA 和 CTP 检查，MRI 检查、脑血管造影、超声心动图、头颈部血管彩超等检查和治疗手段	发现有未开展的每项扣 1 分，只能白天开展的扣 0.5 分，扣完为止	3	

评价项目	评价要素	评分标准	分值	得分
5.技术能力（44分）	能进行静脉溶栓，DNT 中位数＜60 min	DNT≤30 min 得10分；≤35 min 得9分；≤40 min 得8分；≤45 min 得7分；≤50 min 得6分；≤55 min 得5分；≤60 min 得4分，＞60 min 得0分	10	
	能进行静脉溶栓治疗，每年例数不低于40例	每年溶栓总例数≥100例 得10分；90～99例 得9分；80～89例得8分；70～79例得7分；60～69例 得6分；50～59例得5分；40～49例得4分；40例以下0分。不具备溶栓能力的单位一票否决	10	
	能进行急诊血管内介入再通治疗，每年例数不低于20例	每年取栓总例数≥100例 得10分；90～99例 得9分；80～89例得8分；70～79例得7分；60～69例得6分；50～59例得5分；40～49例 得4分；30～39例得3分；20～29例得2分；20例以下0分。不具备取栓能力的单位一票否决	10	
	DPT 中位数＜120 min	DPT≤90 min 得5分；≤100 min 得4分；≤110 min 得3分；≤120 min 得2分，＞120 min 得0分	5	

（续　表）

评价项目	评价要素	评分标准	分值	得分
6. 管理制度及登记上报能力（15 分）	有健全的急性脑卒中医疗救治绿色通道、明显标识及制度，其中包括与 120 急救联动的院前通知转运制度；有健全的脑卒中管理制度和责任制度；建有完整的溶栓和取栓工作流程	未设立绿色通道或制度此项不得分，制度建立不全每缺 1 项扣 1 分，制度制订不完善的每项扣 0.5 分，扣完为止不倒扣分	5	
	有详细的急性脑卒中患者转接诊登记、溶栓和介入手术等相关治疗转归登记或数据库，数据完整准确	数据完整得 5 分，无登记不得分，数据不全适当减分	5	
	应用中国卒中急救地图 App 进行诊疗数据采集（或其他可对接软件），明确救治各时间节点，并结合专科特点，开展卒中急救病历信息化建设	有详细记录的时间节点得 5 分，缺项适当扣分	5	
合计			100	
备注：	1. 申报高级版卒中急救地图定点医院的单位必须为国家卫生健康委脑防委认证的高级卒中中心（含建设单位），或三级以上医院			
	2. 总分 70 分及以上可授予湖北省卒中急救地图定点医院（高级版）；总分 50 分及以上可授予湖北省卒中急救地图定点医院建设单位（高级版）			

（周敬华）

第五节 湖北省脑卒中防治中心培训部工作计划

脑血管病是我国居民的第三位死亡原因，每年造成约157万人死亡。据2016年全球疾病负担研究估计，中国是全球卒中终生风险最高的国家，从25岁起，卒中的终生风险高达39.3%。卒中给中国的卫生系统带来了巨大负担。为促进区域卒中网络建设，深入推广脑卒中防治关键适宜技术，落实"减少百万新发残疾工程"，推动静脉溶栓、动脉取栓及脑出血手术治疗等技术规范化、同质化开展，湖北省脑血管病防治学会联合湖北省卒中防治中心拟在全省范围内开展卒中中心建设和脑卒中适宜技术的培训工作，特制订本计划。

一、工作背景

湖北省委省政府高度重视人民健康，推进实施健康湖北战略，制定了《湖北省影响群众健康突出问题"323"攻坚行动方案（2021—2025年）》。近年来，在各级卫生行政主管部门的统筹领导下，在省脑防办的大力组织和推进下，在各级医院的认真落实下，我省卒中防治事业获得了长足的发展，但与国内卒中防治先进省份相比，与人民群众对健康的需求相比，仍存在一定的差距，具体如下。

一是卒中适宜技术开展总量有待提高，与先进省份、先进区域相比，我省急性卒中溶栓率、取栓率较低。

二是卒中适宜技术开展不均衡。武汉、襄阳和宜昌等区域在示范高级中心的带动下，各项技术开展例数较高，技术项目较全面。但省内其他起步相对较晚，技术能力有提升空间。

三是卒中中心管理水平和相关技术项目开展难度和规范性仍有一定的提升空间。

二、工作目标

紧紧围绕我省卒中中心建设目标，重点针对卒中救治技术水平不均衡的现在，分区域、分层次，管理与技术并重，以湖北省脑卒中防治中心、湖北省脑血管病防治学会为组织核心，以示范高级卒中中心为引领，以高级卒中中心为骨干，以综合卒中防治中心为支撑，构建卒中防治组织管理和关键技术的培训网络，提升我省整体卒中防治水平。力争实现地市级医院熟练开展所有卒中关键技术；县级医院独立开展静脉溶栓和脑出血手术治疗，逐步开展血管内治疗；有条件的乡镇医院开展静脉溶栓治疗。

三、培训内容与层次

（一）组织管理

1. 培训内容

培训内容主要包括院长在卒中中心建设中的作用、绿色通道流程再造、质量控制与持续改进、卒中急救地图网络建设、先进中心建设经验分享等。

2. 分层次培训

（1）县域层面：卒中防治中心建设基层巡讲、卒中防治中心建设推进会等。重点关注的是 2020 年卒中防治中心建设单位、2018 年已授牌的防治中心（包含示范防治中心）和 2021 年拟申报防治中心单位。

（2）区域层面：省级卒中中心建设院长论坛、分级诊疗制度下的区域卒中中心建设、市级卒中中心建设推进会、急救地图网络建设等。

（二）适宜技术

1. 培训内容

培训内容包括 AIS 静脉溶栓治疗、AIS 介入治疗（如脑血管造影、动脉溶栓、支架取栓、吸栓，脑出血规范化诊断及手术治疗）、神经康复和心源性卒中防治等。

2. 分层次培训

（1）基础版：紧扣最新指南内容、卒中防治中心现场指导评价指标和脑卒中临床质量控制现场评价指标，普及推广卒中核心技术，主要内容包括静脉溶栓知情同意谈话技巧、溶栓患者的合理选择、溶栓并发症的处理、围溶栓期患者的护理、脑血管造影及动脉溶栓治疗、脑出血的病因诊断、高血压脑出血血肿清除术等。

（2）进阶版：为使大部分卒中患者能在基层得到及时救治，卒中防治中心应逐步开展 AIS 血管内治疗和高血压脑出血的微创治疗。对于有一定基础的防治中心应接受特殊患者的溶栓治疗、AIS 血管内治疗的影像学评估、血管内治疗手术技巧、脑出血的微创手术治疗等内容的培训。

为使卒中防治规范化建设工作向基层延伸，培训部将协助基层卒中防治专委会，在各区域针对基层卒中防治站开展系列培训，培训内容包括卒中识别、评估、急性期主要治疗措施、卒中的预防及危险因素的管理等。

四、培训片区划分

围绕我省"一主两翼、全域协同"的区域发展布局，以湖北省脑卒中防治中心为主体，以湖北省脑血管病防治学会、湖北省脑卒中专科联盟为两翼，全域协同，共同推进。将全省划分为以下四个培训区域：①鄂中区域，包括武汉、孝感、仙桃、天门、潜江；②鄂东区域，包括黄冈、黄石、鄂州、咸宁；③鄂西北区域，包括襄阳、十堰、随州、神农架；④鄂西南区域，包括宜昌、荆州、荆门、恩施州。每个片区每个培训项目包括组织管理、AIS 静脉溶栓、AIS 血管内治疗和脑出血手术治疗，根据区域规模和培训需求，设置 1 ～ 3 家培训基地。

五、培训基地遴选

培训基地主要依托有一定影响力的示范高级卒中中心和高级卒中中心，以及部分绿道流程通畅、溶栓数量居于我省前列的卒中防治中心。采取医院主动提交材料，省脑血管病防治学会组织专家审核评选的方式进行遴选选定。各候选单位需在某个单项技术上有一定的技术实力和开展数量，在本区域有较高的影响力。培训基地的选定需考虑区域分布的合理性，在四个培训区域有序布局。每个培训基地可承担区域内四个培训项目中的一项或多项。

六、培训师资遴选

培训师资的遴选范围包括以下几类：①培训基地医院的核心技术骨干，有一定的学术影响力及表达能力，对所开展的项目有较强的理论基础和实际操作能力；②所在区域及周边区域的本技术的领军人物，在省内有较大的影响力；③各专委会推荐相关领域的专家。对于选定的专家设立培训师资库，每期根据项目的内容、区域及层次选定目标讲者。不定期邀请国内知名专家进行较高层次的授课。

七、培训效果评估与总结

培训班结束时，对本次培训的关键技能和知识点进行书面或者线上考核，合格者方可发放培训证书。通过电子或纸质问卷，调查学员对会议组织、选题及专家讲授效果的意见。培训会结束后对会议组织流程、选题、授课效果以及是否达到培训目的进行认真回顾与反思，每班次小结，每个培训季总结，从而优化、提升会议质量及效率。

八、组织保障

坚持省卫健委的主导和领导，接受各地方卫生行政部门的业务指导和动态监管，争取培训所在地卫生机构的协调和支持，将培训工作摆在健康湖北的重要位置。培训部需虚心听取省脑血管病防治学会核心专家成员的意见和建议，与学会其他部门保持良好的沟通和协作，强化培训组织实施，切实提升培训效果，确保培训经费合理合规支出、节俭办会，并自觉接受审计与监管。培训班要引导各培训基地积极主动承担培训任务，高质量完成培训计划。对各培训基地进行动态监管，对不按期完成培训任务或组织不力、未达到培训预期的单位进行反馈，必要时取消培训基地资格。对于热心卒中培训工作，认真筹备，精心组织，取得良好培训效果的单位和个人，省脑血管病防治学会将在年终总结会上予以通报表彰。培训工作力争在学会的正确领导下，切实发挥促进我省卒中中心建设，提升卒中诊疗水平，造福广大群众身体健康的重要作用。

（龚道恺）

第六节　湖北省脑卒中防治中心健康管理组
工作计划

为响应国家脑防委要求，落实卒中防治政策，关口前移、重心下沉，提高素养、宣教先行，健康管理组将在省脑防委领导下，进一步推进脑卒中健康管理工作，2021 年工作计划具体如下。

一、集中培训健康管理师

以湖北省第三人民医院脑心健康管理师培训基地为依托，计划培训我省脑心健康管理师 200 名，人选为我省各高级卒中中心和防治中心的骨干护士，培养目标是使她们能够独立胜任脑卒中健康管理工作。

二、专家组对基层卒中中心进行培训

由省脑防委组建专家组，定期下基层或者通过线上会，对高级卒中中心及防治中心的卒中相关医护人员进行健康管理培训。

三、指导各中心通过以下方式开展健康管理工作

1.通过电视、报纸、公众号等媒体宣传卒中相关知识，制作健康教育视频；发放宣教手册；建立卒中病友群，定期推送脑卒中相关知识及活动安排。

2.针对门诊患者：建立卒中档案，定期进行电话随访，询问患者在家的用药、运动、饮食和心理情况等，有针对性地对患者进行相应的宣教，并提醒复诊时间。加强对卒中患者饮食，功能锻炼、服用药物等方面的个性化指导。

3.对住院卒中患者进行如下健康管理。

（1）进行专科评估，根据评估结果，结合主管医生、会诊科室等多学科意见，健康管理师对患者进行多形式、个性化的用药、饮食、运动、护理、危险因素等方面的健康教育

及干预。

（2）脑心健康管理师跟医查房，对卒中患者进行登记，全面了解患者病情、心理因素、家庭条件，做好个性化的健康宣教计划并实施，提高患者对疾病的认知度和治疗的依从性，配合医生确保患者得到有效的治疗。

（3）建立卒中患者健康管理档案，并定期维护，对院内建档患者进行出院后 12 个月的定期随访，达到加强卒中患者的规范管理，做好二级预防，降低卒中发病率和复发率目的。

（4）定期召开患教会，为卒中高危患者宣传卒中相关知识，可邀请神经内科、心内科、内分泌科医生和专科护士进行科普，也可播放卒中宣教视频，发放卒中宣传教育资料。听取患者及家属的意见和建议，积极解答患者及家属的各种疑问。

4. 组织卒中防治相关活动，如红手环活动、卒中义诊和社区宣教活动，医护参与，通过演讲、答疑、免费为患者测量血压、血糖、发放宣传资料等方式，提高高危人群对卒中疾病的认识，做好预防。

5. 及时、准确完成卒中中心数据上报及相应数据档案整理工作。

（1）按脑防委要求，每月定时完成卒中中心数据上报工作并留存档案。

（2）及时登记每天溶栓、血管内治疗的病例，保证例数、时间节点完整准确并汇总数据制作统计表格留存。

（3）每月月底及时完成卒中中心工作量统计表，数据上报完成后，将每例治疗的各个节点评分、不良反应、预后等情况登记在统计表上，以便质控时进行阶段性总结。

（4）每月总结卒中数据上报排名，对卒中中心相关数据包括治疗量、DNT 时间、DPT 时间以及月度治疗量、年度治疗量、每月排名升降情况进行对比并制作相应统计表。

6. 建议各中心建立自己的公众号，转发和原创科普文章及宣传报道。

四、专家组对各中心工作进行检查和督导，指导各中心做出整改

计划 2021 年培养健康管理师 200 名，专家组对各中心培训至少一次，检查和督导至少一次。希望通过以上方式提高人民群众对卒中疾病的认识，倡导健康的生活方式，加强对高血压、糖尿病等基础疾病的治疗；增强急诊救治意识，增加急性缺血性卒中的早期救治率，减少死亡和残疾。

（常丽英）

第七节　湖北省卒中防治中心科普宣教方案

脑卒中以其高发病率、高病死率、高致残率和高复发率严重危害着人民的身体健康和生命安全。世界卫生组织前任总干事中岛宏曾说："很多人不是死于疾病，而是死于无知。"

是的，由于无知，很多不该患脑卒中的人患了脑卒中；由于无知，很多本可以康复的脑卒中患者因痛失救治时间而致死、致残。

我省死因监测数据显示，脑血管病死亡率为 147.17/10 万（2019 年），成为威胁我省居民健康的突出问题。为贯彻实施湖北省影响群众健康突出问题攻坚行动，在全省开展脑血管疾病防治攻坚行动。根据湖北省脑卒中防治工作委员会办公室 2021 年度脑卒中防治工作安排，湖北省脑卒中防治健康宣教组特制订 2021 年湖北省卒中防治科普宣教方案，请各地卒中中心等相关医疗机构遵照执行（表 1-5）。

1. 寻求政府对卒中科普宣传的支持

卒中科普宣传既是医务工作者的义务，也是政府职能部门的责任。各卒中中心等相关医疗机构应通过所在医院与当地卫生主管部门、新闻宣传部门沟通协调，争取在报纸、电视、户外大型电子显示屏免费投放"中风 120"等脑卒中防治公益广告；争取每年通过户外健康宣传栏张贴卒中防治科普知识 1 ～ 2 期，利用电视媒体进行卒中防治科普讲座 1 ～ 2 次，进社区、学校、工厂、机关进行卒中防治科普讲座 1 ～ 3 次。

2. 加强卒中科普宣传人才培养力度

功以才成，业由才广。要把卒中科普宣传工作做实做好，必须要有一批精于医学科普作品创作的人才队伍。去年，湖北电视台举办了《2020 健康科普训练营》，由我省 10 名健康科普专家就怎样创作高质量的医学科普作品做了 10 场精彩演讲，对于指导医学科普创作具有很强的针对性和实用性。

各卒中中心等相关医疗机构要组织相关人员集体观看学习（关注"荆楚大医生"公众号，在首页的底部点开健康科普，弹出"训练营"后点击"进入"即可观看）。另外，还要学习新媒体（如微信、抖音）的制作方法和技巧，不断提高科普作品的质量。

3. 加大卒中防治科普创作力度

各个卒中中心等相关医疗机构要结合临床实际、回应大众关切，着力创作内容通俗易懂、百姓喜闻乐见的卒中防治科普作品。科普作品形式要丰富多彩、百花齐放。文字稿件、微信推送、抖音、音像作品均可涉猎。各单位在当地报纸上要发表卒中防治科普文章 5～6 篇。制作微信推送 6～10 篇，有条件的中心可以制作音像作品。坚持多措并举，加大对本地本单位卒中防治工作的新闻宣传，及时报道工作亮点、活动开展等情况。各类新闻报道及科普优秀作品要及时报送宣教组，由宣教组推荐到长江云健康频道 323 宣传专栏、《健康湖北》杂志等媒体进行宣传。

4. 加大院内卒中防治宣传力度

各卒中中心等相关医疗机构要充分用好医院这个宣传阵地，通过义诊、宣传展板、科室墙报、宣传折页、宣传手册、闭路电视、患者教育、健康大讲堂、微信公众号、科室病友群、电梯内显示屏等多种途径广泛宣传卒中防治科普知识。各卒中中心等相关医疗机构在世界卒中日必须举行 1 次义诊宣传活动，卒中筛查与防治基地医院在筛查活动期间要进行卒中科普知识宣传。

5. 出台奖励政策，建立激励机制

各卒中中心等相关医疗机构要因地制宜出台奖励政策，建立长效机制，推动常态化、持续深入开展卒中防治科普宣传工作。对于年内创作卒中防治科普作品数量多、质量高、效果好的作者要给予精神和物质上的奖励，以激发他们的创作热情、调动他们创作的积极性和主动性。

6. 创建我省卒中防治科普宣教微信群

创建一个我省卒中防治科普宣教微信群，发布工作信息，网络各卒中中心等相关医疗机构热心创作、传播卒中科普作品的医务人员，交流科普创作心得体会，分享科普宣教优秀作品，不断提升卒中防治科普宣教的能力和水平。

7. 建立我省卒中防治科普专家库

遴选我省卒中防治副高职称以上、热爱科普宣传的专家建立专家库。从中推选专家参与省卫生健康委组织的各类科普宣教活动，参与卒中防治科普指南的编撰工作等。

8. 开展卒中防治科普作品评奖活动

年终组织各卒中中心等相关医疗机构选送卒中防治科普原创作品，由相关专业人士当评委，评选出优秀科普作品进行奖励，以调动广大医务工作者参加科普创作的积极性。

9. 评估卒中防治科普宣传效果

各卒中中心等相关医疗机构要通过年初和年末两次对门诊患者、住院患者以及社区居民随机进行中风120问卷调查，比较对中风120知晓率的变化；通过比较今年和去年急性脑梗死患者ONT、溶栓患者占全部急性脑梗死患者比例的变化等指标来评估宣传效果。

各卒中中心等机关医疗机构要根据上述要求，制订本中心的宣传计划，量化宣传指标、强化督导、跟踪问效，确保计划落到实处，每季度向湖北省脑卒中防治健康宣教组上报一次宣传数据，年终要提交宣传工作总结。

表1-5　医院卒中中心宣教上报表

宣教方式	宣教内容	宣教数量			
		第一季度	第二季度	第三季度	第四季度
科普人员培训					
电视讲座					
报纸科普文章					
户外电子显示屏					
户外宣传栏					
院外健康讲座					
发放宣传资料					
高危人群筛查					
科内患者教育					
院内电梯显示屏	中风120				
世界卒中日活动					
微信/抖音					
其他					

（杨小华）

第八节　湖北省脑卒中防治中心信息化建设计划

由于脑卒中具有发病率高、死亡率高、致残率高和复发率高的"四高"特点，疾病负担沉重，已成为各国慢性病防治重点。为了控制和逆转脑卒中不断增长的流行趋势，各国进行了一系列干预措施的探索、实践和研究。在过去几十年间，由于采取有效的干预策略，发达国家脑卒中死亡率明显下降。经验显示，有效干预策略的关键之一在于疾病预防、管理及监测。与此同时，随着信息技术创新，全球进入卫生信息技术建设高速发展阶段，这一改变通过卫生信息化实现数据共享和业务协同，优化服务流程，创新服务模式，提高临床决策支持，从而促进医疗服务质量和效率提升，提高医疗服务可及性及降低疾病费用负担。

一、信息化建设背景

为了解决影响群众健康的心脑血管病、癌症和慢性呼吸系统病三类重大疾病，以及高血压、糖尿病两种基础疾病等突出公共卫生问题，达成心脑血管疾病死亡率从 236.62/10 万下降为 200.2/10 万等目标，湖北省出台《湖北省影响群众健康突出问题"323"攻坚行动方案（2021—2025 年）》和《省卫生健康委关于印发影响群众健康突出问题"323"攻坚行方案》，达成以下任务。

1. 坚持预防为主，推行文明健康的生活方式。健全健康科普专家库、资源库和传播机制，开展健康进万家活动，加强全人群健康知识普及，推广文明健康生活方式，形成每个人是自己健康第一责任人理念。

2. 强化疾病筛查，降低高危人群发病风险。针对"323"健康问题，加大筛查与干预力度。将临床可诊断、治疗有手段、群众可接受、财政能负担的疾病筛检技术列为公共卫生措施。以地市为单位，基本摸清辖区内重点健康问题状况、影响因素和疾病负担，开展危险因素健康干预与疾病管理队列研究。

3. 强化健康管理，促进医防协同。对筛查发现的患者，要完善健康档案，纳入健康管理。由省级防治中心制订完善健康管理技术规范，并指导县域医共体实施。加强县域医共体建设，将疾病预防控制、妇幼保健、慢性病长期照护等纳入医共体规划，加大县域全科医生培养力度，推动县级疾控中心与县域医共体协同发展。

4. 加强患者救治，提高治疗效果。发挥省级防治中心和专科专病联盟作用，建设医疗质量管理与控制信息化平台，加强重大疾病诊疗服务实时管理与控制，持续改进医疗质量和医疗安全。全面实施临床路径管理，规范诊疗行为，优化诊疗流程，努力缩短急性心脑血管疾病发病到就诊有效处理的时间，降低患者死亡率。

5. 推进"互联网＋"在分级诊断中的应用。根据《国务院办公厅关于推进分级诊疗制度建设的指导意见》国办发〔2015〕70号，湖北省《省人民政府办公厅关于推进医疗联合体建设和发展的实施意见》（鄂政办发〔2017〕51号）文件精神，加快推进"互联网＋"在分级诊疗中的应用。实施

"互联网＋医疗"行动计划，发展基于信息化的医疗卫生服务。加快全民健康保障信息化工程建设，统筹建设市、区县、镇、村四级区域性医疗卫生信息平台和全省医疗卫生大数据中心，深入发掘医疗健康服务大数据的应用，构建电子健康档案、电子病历数据库，逐步实现电子健康档案和电子病历的连续记录以及不同级别、不同类别医疗机构之间的信息互联互通、共享共用。依托信息化，提升医疗卫生服务的质量、效率和监管水平，提高患者就医感受。

二、信息化建设方案

对脑卒中的疾病流行情况及危险因素开展监测是有效干预政策或策略制订、项目开展的基础，也是逆转脑卒中疾病流行趋势非常重要的部分。脑卒中监测是指收集疾病死亡率及相关危险因素的流行现况，及时、准确、有效的监测有助于评估疾病及其危险因素的长期流行趋势、严重程度，以及干预策略的有效性和影响力。若缺少高质量及可信度高的脑卒中及其危险因素的监测数据，则会在很大程度上影响针对脑卒中防治的有效政策及干预策略的制订。而高质量数据的收集则依赖于疾病登记系统及成熟的监测体系的建立；因此，脑卒中登记系统的建立应成为国家公共卫生基础设施建设项目及卫生信息化建设的关键元素之一。此外，还应建立相应的保障机制，确保对收集的数据进行分析及公开，从而支持健康促进政策的制定。脑卒中登记系统中设置的上报指标应以可量化的过程及结果指标为主，从而起到准确监测及有效评估干预项目和策略的作用。

（一）建设湖北省卒中地图

卒中急救，需争分夺秒。发生急性卒中时，每分钟就有190多万个神经细胞死亡。时间就是大脑的生命。在 4.5 h 内进行溶栓治疗，可有效降低死亡率和致残率。但我国只有不到 2% 的卒中患者接受了溶栓治疗。卒中知晓率低、院前急救不到位、急救流程不规范，是导致卒中患者无法得到及时治疗的主要原因。

建立湖北省急救地图在全省范围内致力于实现"三个 1 小时"的急救时间窗，即发病到呼救 ≤ 1 h，院前转运 ≤ 1 h，入院到给药 ≤ 1 h。急救地图的建设工作在省脑防委领导下，下发文件要求各地市县，按照统一规划、统一标准、统一管理、统一平台的原则贯彻实施，逐步建立起以患者为中心的区域一体化卒中救治网络。卒中急救地图系统包括公众微信、院前急救和院内绿道三个应用场景，分别满足社会大众和专业医疗的不同需求。

公众微信端的主要功能是帮助患者及家属快速识别卒中早期症状，及时拨打 120 急救电话，利用黄金急救圈选择卒中中心，优化到院路径，减少发病到呼救时间延误。

院前急救端的主要功能是帮助 120 急救人员进行院前评估和智能择院。并将相关信息及时传送给接诊医院，方便医院提前做好急诊接诊准备。

院内绿道端的主要功能是帮助急诊医生开展一站式卒中

急救，包括急诊接诊、生化检验、CT影像、溶栓治疗和介入治疗等环节。

（二）急救地图的管理

急救地图对全省各高级卒中中心和防治中心实行动态管理，定期检查工作质量，做不好的要取消。另外，未来将以半年为期分批次补录定点医院，成熟一批、纳入一批，不断深化和推广"湖北省卒中急救地图"，构建湖北省的卒中急救医院网络。全力配合国家脑防委推进"百城百图建设行动"，采取"优胜劣汰"卒中地图管理工作模式。

（三）数据质控

以数据为导向进行质量控制，把脑卒中急救地图的工作进一步做深、做实。由省脑防委牵头对数据的完整性、真实性、连续性进行核查。卒中全流程质控是对医疗服务活动的有效记录，基于院前院内急救流程，自动采集的各流程时间节点，根据各时间节点，反复评估和评价卒中救治方式的有效性，进而为进一步优化急救流程、建立长久有效的救治路径。为科学有效的考评各级医院的救治能力提供有力依据。

湖北省质控平台以各卒中中心上报病历为基础，平台从多维度分析各项业务数据，协助上报单位分析、预警质控指标，从而约束就诊诊疗时间点与改进业务流程，促进上报医院提高脑卒中救治医疗质量，实现以报促改。整个质控体系分为时间轴分析、关键指标达标情况、综合分析三大部分。

时间轴包含到院、CT报告时间等关键时间节点，各节点之间存在先后顺序等逻辑关系判断，如当时间间隔出现负数或过大等异常值时，系统将根据算法自动提醒。关键指标达标情况针对卒中中心标准诊疗行为是否完成，例如诊断为脑梗死的患者是否在48 h内接受过血管功能评价等。对于达标与非达标病历，均可通过汇总指标值查看各个病历明细，从而能追踪到问题存在症结。综合分析模块将各项指标量化，以月为单位统计各卒中中心在一段时间内的运行及质控情况，提供如柱状图、折线图等基本图表，使数据可视化，并且病历指标分析与管理更加清晰。

开展全省脑卒中防治中心的质量控制与持续改进，推动全省卒中中心同质化建设。

（四）经费来源

采取省、地市州、县、医院以2：2：2：4的比例由各级政府给予经费支持和保障，力争在5年内实现全省网络覆盖，完成全省脑卒中的信息化建设目标。

（陈　俊）

第九节　医院院长在卒中中心建设中的地位与作用

为了遏制脑卒中的高发态势，降低脑卒中的病死率和致残率，2015年，国家卫计委脑防委出台了《脑卒中综合防治工作方案》和《卒中中心申报认证管理办法（试行）》。近年来，在卫生行政主管部门的强力推动下，在各级医疗机构的不懈努力下，我国卒中中心建设步入了健康发展的快车道，取得了有目共睹的骄人成绩。

今年年初，湖北省委省政府为增进人民健康福祉，打造健康中国湖北样板，决定开展影响群众健康突出问题"323"攻坚行动。湖北省卫健委出台了工作方案，提出了"防、筛、管、治、研"五位一体的目标任务。如何提高脑卒中患者治愈率、降低其致残率、致死率，卒中中心的规范化建设不失为一个强有力的重要抓手。

天门市第一人民医院，地处江汉平原腹地，辖区户籍人口 167 万，常住人口 120 万。作为湖北省目前规模最大的县（市）级国家三级甲等综合医院，2018 年启动国家脑防委标准版卒中中心创建工程，2019 年被授予国家高级卒中中心称号。是目前为止，省内唯一一家的县（市）级国家高级卒中中心。

国家脑防委巢葆华巡视员多次指出，卒中中心建设面临的共性问题，一是组织管理不够重视；二是多学科协作未落实；三是卒中诊疗技术发展不均衡；四是院前急救协作不紧密；五是区域化联系不深入。

我们医院在创建国家脑防委高级卒中中心之前，也面临着这些共性问题。当时，卒中中心各个科室、各个部门各自为政，没有协调互动，形成合力；急救绿色通道不畅，各个环节衔接不紧，院内延误时间长；卒中诊疗技术仅仅停留在静脉溶栓这个较低的层面上，一些高端的核心技术如动脉取栓、动脉瘤弹簧圈填塞、颈动脉内膜剥脱术没有开展；院前急救与院内急救衔接断档；乡镇卫生院和社区卫生服务中心缺乏卒中急救方面的基本知识；还存在部分群众对卒中防治科普知识的认知不高，卒中高危人群筛查没有展开等问题。

面对这些问题，我们没有绕道走，没有和稀泥，而是成立了卒中中心建设领导小组，由院长担任组长，领导和指导卒中中心建设工作；业务副院长任卒中中心主任，抓具体落实。根据医院实际情况，我们搭建了组织架构，建立了工作模式，制订了工作制度，明确了岗位职责，优化诊疗流程，编印了工作手册，努力做到用制度、职责管人，用流程、规矩管事。在整个创建工作中，院长发挥了以下几个方面的作用。

一、吹号子：提高对卒中中心建设的认识

脑卒中是一种高发病率、高病死率、高致残率、高复发率的常见病。俗话说，"一人中风，全家发疯。"脑卒中给患者及家庭带来的后果有时候可以说是灭顶之灾。卒中，对于幸存的残疾患者来说，是无尽的折磨，对于失去了亲人的家属而言，是无穷的哀痛；对社会而言，是沉重的负担。每个患者后面是一个家庭，每个家庭后面是一个社会群体。挽救一个患者就是挽救一个家庭；因此，卒中中心建设工作是一项民生工程，是一项民心工程，是一项德政工程。我们通过大会、小会不断强化卒中中心建设的重要性和必要性，提高干部职工对卒中防治工作的使命感和责任感。

二、搭架子：确定符合医院实际的卒中中心组织架构及工作模式

根据我院的实际情况，我们成立了卒中中心管理委员会和卒中中心救治团队，一把手任卒中中心管理委员会主任、分管医疗业务的副院长任卒中中心主任。通过强有力的领导和管理，实现了院前急救和院内急救的紧密联动，实现了神经内科、神经外科、康复科、影像科、检验科的"化学融合"，形成了多学科协作、联合诊治脑血管疾病的一种医疗模式，与多学科互动，为脑卒中患者提供规范化、组织化服务的管理模式。

三、围桌子：以问题为导向，以质量控制推进质量改进

卒中中心每月都要召开一次质控会，作为中心主任的副院长每次都要参加会议，听取汇报，指导工作，解决问题。另外，我们还通过周质控会，通过下科室查阅病历、现场考核、跟踪督查、模拟演练及溶栓专项质控等形式查找问题，然后以问题为导向对质量进行持续改进。

四、给票子：建立奖励制度和激励机制

为了调动医务人员的积极性和主动性，推动卒中中心工作的高效开展，我们出台了奖励政策和激励机制。卒中绿道值班医生签署溶栓知情同意书，10 min 内完成的每例奖励

160 元，15 min 内完成的每例奖励 80 元；每做 1 例血管内治疗手术，奖励手术者 150 元，助手、麻醉师、技术员、手术护士各 100 元。医院规定，对于因为先诊疗、后付费而造成的欠费由医院兜底；对于因为开展卒中中心技术项目，而发生的医疗纠纷医院承担全部后果。

五、发帖子：成立卒中专科联盟，构建卒中区域防治网络

2018 年底，经天门市卫计委批准，我们成立了以我院为牵头单位的覆盖全市所有乡镇卫生院和社区卫生服务中心的天门市卒中专科联盟。为急慢分治、上下联动、双向转诊提供了一个合作共赢的平台。我们每年都要召开一次卒中专科联盟年会，对成员单位的参会医生进行了卒中防治知识培训；我们也不定期下沉基层，为基层医院的医务人员进行学术讲座和业务查房，传授脑卒中防治相关知识，让卒中防治工作做到全域覆盖、全程管理。

六、建圈子：建立微信群，构建卒中救治信息沟通、交流平台

为了方便沟通和联系，我们建立了覆盖院前、院内急救相关科室医务人员的卒中中心急救微信群，通过微信群及时、快捷地信息发布，实现了院前急救和院内急救的紧密联系和无缝对接。为了构建卒中救治网络体系，我们创建了覆盖天

门市卒中专科联盟所有成员单位相关医生的微信群,为分级诊疗、上下转诊提供了一个信息互动平台。

通过 3 年多时间院领导的强化管理、鼓励鞭策,以及卒中中心医务人员的开拓进取、顽强拼搏,我院卒中中心 2021 年 1—9 月份静脉溶栓数量为 302 例,溶栓量在全省始终处于领先地位。DNT 中位数已经从 2017 年的 60 min 降到了目前的 25 min 左右。2021 年 2 月,在全国近 600 家高级卒中中心静脉溶栓技术排名榜上,我院名列第 23 位。2021 年 1—9 月份动脉取栓 59 例,动脉瘤弹簧圈填塞术 51 例。通过持续不断的卒中防治科普宣教,群众对卒中预防和急救常识的认知明显提高,溶栓比例由 2017 年的 8.6% 提升到今年的 19%;卒中高危人群的筛查工作也常态化开展,每月筛查人群数量在 600 人左右。

如何发挥院长在卒中中心建设中的作用,我们有如下几点体会。

1. 领导的重视和支持

院长的重视程度决定着工作的推进力度。卒中中心的建设是一个复杂的系统工程,只有院长才能够有效整合医院各科室、各部门之间资源和力量,促进工作的全面谋划和整体推进。院长的认识提高、思想到位,才能真正重视和支持这项工作。

2. 任用有责任和担当的科主任

科主任是学科建设的带头人、科室管理的掌门人。"火车跑得快、全凭车头带",院领导只有任人唯贤,选用那些有梦想、有追求、有责任、有担当、有进取心和有奋斗精神的人做科主任，才能够不断推进学科建设发展，推进质量管理不断深入。

3. 调动发挥团队的协作精神

卒中中心是一个多学科协同作战的团队，医院各个部门、各个岗位之间只有相互沟通、相互协调，各尽其职而又密切合作，才能凝聚共识、形成合力，才能在科学发展的大潮中同舟共济、合作共赢。

4. 鼓励开展核心技术

核心技术就是核心竞争力。掌握了脑卒中诊疗的关键核心技术，就能够更好地解患者之病痛、助健康之完美。掌握关键核心技术，需要医务人员有不断挑战自我、超越自我的进取精神，也需要院领导的重视和支持、鞭策和鼓励。

5. 全方位做好科普宣教

"只有知道，才能想到，只有想到，才能做到。"要提高民众的健康素养，宣教必须挺在前面。多一个健康明白人，就会少一个卒中不幸者。院领导要鼓励医务人员不断创作出集科学性、实用性和普及性于一体，并且群众看得懂、学得会、用得上的优质的科普作品，以满足群众的健康需求。

6. 持续开展质量改进

"天下之事，不难于立法，而难于法之必行！"制度与职责既是约束我们的紧箍咒，又是保护我们的护身符，制度的生命力在于执行，质量管理必须坚持以问题导向和目标导向相统一，持续发力，持续改进，从而不断提升工作效率，不断提高医疗服务质量。

　　做任何事情要像牛牵鼻子、马抓鬃一样，知道关键问题所在。卒中中心建设的关键是什么呢？王陇德院士一针见血地指出，卒中中心建设做得好不好，关键要看院长重不重视，有没有把工作落实到位。只要做到"一把手"主抓、"一盘棋"推进，各科室、各部门工作人员任务上身、责任上肩、工作上心，卒中中心建设就一定会落到实处、见到实效，从而不断提升人民群众的健康获得感。

（徐必生）

第十节　中医院卒中防治中心建设的探索与思考

一、中医院卒中中心建设的现状

　　脑卒中（中医称"中风"），是危害人类健康的最大杀手，目前已经成为我国国民的首要死亡原因。作为中医类别医院，卒中中心建设是整个卒中中心体系建设中不可缺少的一部分，目前与综合性医院卒中中心建设相比，存在明显差距。以湖北省为例，湖北省现有二级以上中医医院 91 家（不含中西医院结合医院和专科医院）；其中，2021 年防治卒中中心有 11 家，综合防治卒中中心有 2 家，无高级卒中中心。在脑卒中关键技术开展方面，2020 年全省有数据统计的溶栓量为 6181 例，其中中医类别医院的医疗机构 493 例，占比 8%；全省有数据统计的取栓量为 1095 例，其中中医类别医院的医疗机构 15 例，占比 1%。与综合性医院相比，中医院不仅在卒中中心建设数量上差距明显，在关键技术开展方面差距更大，因此中医院卒中中心建设工作形势严峻，任重道远。

二、中医院卒中中心建设中的困难

由于历史原因，中医院一直以卒中康复见长，在危重症脑卒中患者救治上相对比较薄弱，主要困难有三个方面：①人才匮乏，思想守旧。特别是急诊、重症、介入医学人才不足，在县级中医院更为稀缺，甚至在少数中医院是空缺。部分医院也存在对急危重症患者救治工作重视程度不够。②学科发展不足，设备相对落后。很多中医院脑病科、脑外科未单独建科，更无介入科。2020 年我省二级及以上中医类别医院拥有 CT 设备 76 家，拥有 DSA 设备 17 家，多数中医类别医院卒中基本诊疗设备缺乏，从而影响掌握和开展脑卒中适宜技术及关键技术能力。③外部环境的影响。一直以来中医院在急诊急救能力上发展不充分，导致较多地区县级区域 120 急救系统均挂靠在综合性医院，中医院在急诊方面的影响力较弱。其次在医保方面，中医院医保例均费用普遍低于综合性医院，直接影响静脉溶栓、动脉取栓等技术在临床上开展。因而中医院开展卒中中心建设基础差，困难大。

三、中医院卒中中心建设的压力

1. 政府有明确要求

湖北省出台《省人民政府办公厅关于印发湖北省影响群众健康突出问题"323"攻坚行动方案的通知》（鄂政办发〔

2021）9 号）等系列相关文件，明确要求二级以上医疗机构必须开展卒中中心建设。2021 年 5 月 20 日，湖北省中医类别卒中中心建设培训会在钟祥市召开，"人民英雄"国家荣誉称号获得者、省卫健委副主任张定宇对中医类别医院卒中中心建设提出了明确要求。

2. 医改推进有需求

2019 年全省所有县市均成立了医共体，绝大多数县级中医院作为牵头单位之一，组织部分乡镇卫生院成立了紧密型医共体，即人财物的相对统一和独立。例如，钟祥市中医院牵头，联同 9 家乡镇卫生院成立了中医院医共体，覆盖了全市 40% 人口，为了实现"大病不出县"的医改目标。作为医共体牵头的中医院承担着健康"守门员"的职责，只有开展卒中中心建设，掌握关键技术，才能把脑血管病的健康大门守好、守住。

3. 医院发展的要求

在中医院康复科一直都是传统优势学科，而在康复患者中，脑卒中的比例最大。随着"多学科协作"和"一站式"服务诊疗模式的开展，中医院急危重症脑卒中的诊治能力不足已经成为束缚中医院发展的"瓶颈"。因而，卒中中心建设对于中医院来说不仅是"民生工程""民心工程"，更是中医院自身的"发展工程"。

四、中医院卒中中心建设的措施

钟祥市中医院作为湖北省首批中医类别卒中中心、首家中医类别综合防治卒中中心，在卒中中心建设过程中做了许多工作，主要措施有以下五点。

1. 思想通

医院多次召开专题会议，讨论分析卒中中心建设方案，提出"举全院之力，发展卒中中心建设"的口号，让全院干部职工都明白卒中中心建设的重要性和必要性。院领导亲自挂帅上阵，各科室各司其职，各部门全力协助，全院形成"一盘棋"，科室凝成一条心，职工扭成一股绳，齐心协力、迎难而上、奋力开展卒中中心建设。

2. 技术通

秉承发挥中医有特色、西医不逊色、中西医相结合的理念。做好学科早谋划、早实施，钟祥市中医院在 2011 年就开展了首例急性缺血性脑卒中尿激酶静脉溶栓技术；2014 年医护人员分批次赴上级医院进行脑血管介入技术学习；2015 年开展脑血管造影技术；2016 年在湖北省县级医院开展了首例动脉取栓介入手术，并获得成功，在当地起到了较好的宣传及带头作用。

3. 流程通

在卒中中心建设中最关键的环节是绿色通道。根据门诊接诊、急诊接诊及院内卒中三种情况，制订相关流程。实行先看病、先治疗，后办住院及缴费政策，绝不延误患者最佳的治疗时机。实施卒中患者救治"流程无缝隙、院内零等待"。做好医、护、技、后勤等全员培训，让全院人员都能够初步识别脑卒中，做到院内培训全覆盖，让全院所有干部职工都能做好对脑卒中的早期识别和及时转运。

4.机制通

绩效考核机制加质控机制。建立绩效考核机制，制订奖惩办法，溶栓奖励 500 元 / 例，取栓奖励 1000 元 / 例；按规定操作发生医疗纠纷的，医院给予免责处理。溶栓药品不计算药品比例，取栓介入病例不计算医保例均费用。同时加强质控，保证质量，对每一例脑血管病历均进行质控，每月出台脑卒中质控通报，对流程中出现的问题按照 PDCA 法则进行改进。

5.基层通

做好出院患者的随访延伸服务，每位出院患者按出院后1 周、1 个月、3 个月、半年的间隔时间由经治医生进行随访。服务下沉，定期安排医生到医共体单位，坐诊、查房、讲课，经常到乡村、社区义诊、宣教普及卒中相关知识，提高社会大众对脑卒中的认识度。建立卒中微信群，通过微信网络将县、乡、村三级医生联系在一起。

经过不断努力，医院 2019 年和 2020 年连续两年在湖北省卒中防治中心综合排名第一。医院脑病科、脑外科、康复科等一批卒中中心相关科室医疗服务能力大幅度提升，赢得了同行的认可，获得了良好的口碑，2021 年在钟祥市"323 攻坚行动"中，钟祥市脑卒中防治办公室也挂靠到钟祥市中医院。

五、中医院卒中中心建设的发展方向

1.适应现代医学发展

向内用力，苦练内功，提升技术，优化流程，不断提高基层中医院的急危重脑卒中患者救治能力。与时俱进，开展静脉溶栓及急诊取栓 CTP 由时间窗往组织窗的发展。

2. 顺应医改的要求

向下延伸，扎根基层，加强社区及乡镇卫生院的宣教，在乡镇卫生院设立基层卒中防治站，建设覆盖县、镇、村一体的卒中救治网络体系及脑卒中二级预防管理工作，真正意义上做到大病不出县，解决群众看病难的问题。

3. 发挥中医特色

发挥中医治未病和康复的优势，开展多学科协作，与西医急诊溶栓、急诊取栓、血管介入及手术相结合，逐渐探索防治一体的中西结合卒中中心模式。

（何　华）

第十一节　护理人员在卒中中心建设中的地位与作用

中国共产党十九大以来，以习近平同志为核心的党中央提出了实施健康中国的宏伟战略，强调把全民健康作为全面建成小康社会的重要内涵，做出健康中国战略的重大决策部署。湖北省委省政府为贯彻落实"健康中国战略"，特实施"323"攻坚行动具体举措，将聚焦防治心脑血管疾病、癌症和慢性呼吸系统疾病三类重大疾病，高血压和糖尿病两种基础疾病，以及出生缺陷、儿童青少年近视和精神卫生三类突出公共卫生问题，全力实施攻坚行动，努力打造健康中国的"湖北样板"。急性脑血管病（脑卒中）作为影响国人健康的第一大"杀手"，具有高发病率、高死亡率、高致残率、高复发率及并发症多的特点。2014 年，中国脑卒中死亡人数高达 153.61/10 万人，占全球脑卒中死亡人数的 29.4%，约 75% 的脑卒中患者会有不同程度的功能障碍，严重影响其生活质量。"一人中风，全家发疯"，是卒中家庭最真实写照。得了脑卒中，不但给患者本人，也给整个家庭带来了巨大的不幸。2011 年，国家卫生部脑卒中防治工程委员会为让卒中患者得到规范有效的救治，提出了"关口前移、重心下沉，提高素养、宣教先行，学科合作、规范防治，高危筛查、目标干预"的脑卒中防治策略，强烈要求各区域中心按照《中国卒中中心建设指南》建立一定规模的卒中中心。所以卒中中心的成立势在必行，护理人员作为脑卒中救治多学科团队的重要成员之一，在脑卒中"防、筛、管、治、康"全周期工作模式实施过程中，充当着不同的角色，如卒中高危人群筛查及干预者、卒中中心制度职责制订者、急诊急救参与与病房护理康复落实者、卒中知识宣教及培训者、卒中质量管理督查者、卒中患者出院随访追踪者，而这些角色涉及多个卒中相关科室的护理人员，包括院前急救护士、急诊内科护士、介入手术护士、神经重症医学科护士、神经内外科专科护士、康复专科护士及脑心健康管理师等，他们在卒中中心快速及时精准有效救治卒中患者的过程中发挥着举足轻重的作用。

一、卒中中心建设发展

卒中中心是一种组织化管理卒中患者的医疗模式，整合神经内科、神经外科、神经介入、急诊、重症、康复、护理、医技等医疗资源，实现对卒中特别是急性期卒中进行高效、规范救治的相对独立的诊疗单元。我国卒中中心分为初级卒中中心（primary stroke center，PSC）和高级卒中中心（advanced stroke center，ASC）两个等级。ASC 较于 PSC 具备更多的多学科专业人员、设备及技术资源的医疗中心，能够对重症卒中患者进行诊治，提供重症内科医疗、外科医疗、专门性检查、介入治疗的医疗机构或医疗系统。卒中中心的建设打破原有分科治疗的壁垒，实现多学科协作的无缝对接，真正体现以患者为中心的服务理念，不仅有利于提高卒中诊疗规范化水平，为卒中患者提供更精准、更快速的诊疗通道，而且还可以提高医院全体医护人员对急性卒中患者的早期识别和快速反应，提高脑卒中患者的救治率，降低致残率和死亡率，从而提高患者的生活质量，减轻家庭和社会负担。

二、护理人员在卒中中心建设中的作用

（一）卒中高危人群的筛查及干预者

脑卒中对国民的健康和生命造成严重危害，目前脑卒中在我国的流行状况仍处于高峰期，并导致巨大的疾病负担。为响应湖北省省委和省政府启动的"323"攻坚行动，针对目前中国的现状，减少脑卒中危害和疾病负担的最有效方法

是重视和加强首次发病前的一级预防，即针对脑卒中的危险因素积极地进行早期干预，努力减少脑卒中的人群发病率。卒中中心护理人员积极参与医院组织的脑血管疾病防治义诊活动，免费为广大群众测量血压、血糖及健康咨询指导等服务，在义诊现场生动讲解如何三步识别卒中及发生卒中时立即拨打120，为患者赢得抢救时机。对血压高的居民提出科学的饮食建议，提醒他们改变不良的生活方式，发现头晕、头痛等问题要及时到医院进行检查治疗。使用卒中风险评估工具现场识别筛查卒中高危人群并建立健康档案，建立基于脑卒中发病风险的个体化预防策略，提高被评估者的风险意识，积极控制危险因素的干预，如防治高血压、糖尿病、心脏病，合理膳食，适当运动，以及戒烟限酒等，让脑卒中不发生或推迟发生的目的。

为保证真正完成国家建设卒中中心的目的和意义，进一步降低心脑卒中疾病的发生率和复发率，卒中中心护理人员需延伸至心血管科、内分泌科、老年医学科和健康体检中心等科室，以达到更好地落实心脑卒中疾病的一级预防和二级预防，发挥其在心脑卒中疾病的防控中的更大作用。

（二）卒中中心制度职责制订者

协助制订脑卒中诊治制度及规范，确保规范的可及性，同时将卒中制度与规范制作成流程图、手册，并通过查找国内外指南及文献，每隔1～2年根据最新循证证据进行及时修订与更新。制度及规范主要有如下内容。

1. 卒中中心收治标准、评估流程，员工能力资格要求、卒中小组管理、溶栓小组管理及院内卒中急救等制度。

2. 卒中临床路径。

3. 急性卒中患者诊治流程、动静脉溶栓方法、血压血糖血脂管理、吞咽困难评估及深静脉血栓预防等规范。

4. 急性缺血性卒中患者护理规范。

（三）急诊急救参与与病房护理康复落实者

1. 院前急救护士接诊到疑似脑卒中患者后，在救护车上开放静脉通道，行床边血糖检测，完成静脉采集血标并送检，陪护患者行急诊头颅 CT，确定患者卒中性质，出血性脑卒中患者送神经重症医学科治疗；缺血性脑卒中患者交接溶栓护士，落实静脉溶栓或入导管室行动脉溶栓桥接取栓，准确填写绿色通道时间节点表。

2. 急诊内科护士在卒中患者自行到院入绿色通道后，立即开放静脉通道，行床边血糖检测，完成静脉采集血标并送检，陪护患者行急诊头颅 CT，确定患者卒中性质，出血性脑卒中患者送神经重症医学科治疗；缺血性脑卒中患者交接溶栓护士，落实静脉溶栓或入导管室行动脉溶栓桥接取栓，准确填写绿色通道时间节点表。

3. 卒中溶栓护士 24 h 值守，落实缺血性卒中患者的溶栓治疗，做好病情观察及患者的交接工作。填好绿色通道时间节点表，保证"卒中救治急诊箱"内的物品药品数量充足、质量合格。

4.介入手术护士与卒中溶栓护士或病房护士做好介入治疗患者交接，核对填写交接记录单，备好术中所需用物，协助患者摆体位，给氧，心电监护；配合医生穿脱手术衣、铺无菌巾；配合术中用药，观察病情、抢救处置；做好高植耗材及植入性耗材的条码溯源管理，术毕护送患者入神经重症医学科治疗，做好患者的交接签字；术后清洗器械，终末处理。

5.神经重症医学科护士和普通病房护士做好卒中患者病情交接，落实呼吸、循环的管理，定期进行血压和神经功能检查；做好患者早期康复介入，严密观察患者有无并发症的发生，及时予以处理，规范执行患者的基础护理、生活护理、心理护理。

6.脑心健康管理师对患者进行治疗护理的全程管理，患者住院期间，指导协助患者、家属深入了解和参与诊疗，配合开展检查治疗工作；与随访复诊医生共同出诊，开展门诊健康教育与咨询，提供个性化病管控及健康生活方式指导；进行科普宣教，提高患者对脑卒中防治的认识和重视，增强患者和家属的健康素养；参与患者住院期间的全程管理，指导和协助患者开展检查、诊疗工作；对患者进行心理、营养、康复、护理等方面的综合评估和指导；准确采集信息，建立患者健全健康管理并定期维护患者健康管理和随访电子档案，为临床随访和科研工作开展提供相应的服务；继续对患者进行出院后的预防保健、用药咨询、康复指导等综合服务，跟踪进行随访干预工作，为出院患者到医院复诊提供全流程的咨询；组织脑卒中高危人群开展健康宣教、随访等综合管理活动。

（四）卒中知识的宣教者

1. 对患者及家属尽早开展健康教育，强调全程教育，包括门诊时、入院时、住院期间、出院时指导和出院后延续督导。住院期间，指导协助患者、家属深入理解和参与诊疗，配合开展检查、治疗工作；患者危险因素、饮食、营养、心理等方面的综合评估；患者及家属脑卒中防治相关知识宣教；建立并定期维护患者健康管理和随访电子档案；通过报纸、杂志、电视、微信等开展健康教育，开展卒中健康教育大课堂，健康知识讲座活动。卒中相关科室设立健康教育板报、宣传栏、知识角、摆放知识手册等。出院时有健康处方。

2. 向患者和家属提供健康教育时应注意保持内容的全面性，包括疾病知识、治疗方案及药物的不良反应等。

3. 健康教育方式应多样性及个体化，并利用沟通技巧通过案例教学有效讲解。

4. 进行以自我管理为主的健康教育。

5. 对健康教育进行效果评价。

6. 信息和健康教育在持续护理的各个阶段应该提供给卒中患者和他们的家人及家政护理人员，包括预防，急性护理，康复，重返社区。

7. 信息和健康教育应该是互动的，及时的，最新的，能够提供多种语言和形式。

8. 积极参与脑防委组织的卒中相关宣传教育活动，开展卒中防治宣传月和世界卒中日及卒中宣传周等系列活动。

9. 走进社区面向群众开展健康大讲堂，义诊筛查等活动，免费发放脑卒中宣教材料等开展健康教育，提升群众对卒中防治的认识和健康素养。

（五）卒中知识培训者

1. 根据卒中中心建设培训标准要求，每年制订卒中相关的护理培训计划，按计划实施落实。

2. 对卒中中心新员工完成卒中岗前培训计划。

3. 每年对全院护士、新护士、实习护士完成 2 学时的课堂培训和卒中个案分析授课。

4. 每 1～2 年对医院内非医护人员进行 1 次脑卒中知识讲座。

（六）卒中质量管理的督察者

卒中中心随着诊疗模式的建立，其改进医疗服务质量、改善卒中患者结局、合理分配医疗资源等作用日益彰显。近年来国外已有研究致力于构建高级卒中中心的质量评价指标，为实施高质量的高级卒中中心护理提供保障。目前卒中中心护理的过程指标关注点多集中在溶栓、CT 检查、吞咽障碍、康复、心理护理、健康教育等环节。而结果类评价指标关注点是并发症发生率、病死率及功能恢复情况。具体实施举措如下。

1. 卒中中心团队每年与院前急救 120 系统团队召开协调会议 3 ～ 4 次，卒中中心护士帮助整理脑卒中患者预通知流程，每月收集 120 急救中心转运患者信息，统计没有预通知患者名单并反馈至 120 急救中心项目协调员，以进行不断改进。

2. 督察卒中绿色通道时间节点规范落实。查看"卒中绿色通道时间节点控制表"填写是否齐全真实；全院相关科室时间工具是否统一管理；卒中患者由院前接诊、到院至完成初步诊断是否 10 min 内完成、完成初步诊断至完成治疗前的检查是否 35 min 内完成、完成治疗前检查至溶栓治疗开始是否 15 min 内完成、完成治疗前检查至介入治疗开始是否 45 min 内完成。

3. 督察卒中患者临床专科护理落实：科室针对卒中患者护理质量管理制订相关监测指标，如卒中偏瘫患者良好姿位摆放执行率和卒中患者健康管理全面落实率等。

（七）出院随访的追踪者

1. 与卒中中心医生合作，为脑卒中溶栓患者建立电子档案。

2. 患者出院后，继续对其进行预防保健、用药咨询、康复指导等综合服务，跟踪进行随访干预工作。

3. 为出院患者回医院进行复诊提供全流程的咨询，在患者出院后 3 个月通过电话或面对面等方式随访患者，召开区域性心脑健康医患联盟、上门随访和电话随访等方式，填写随访调查表，要求至少每年召开 2 次区域性心脑健康医患联盟。

4. 评估患者出院后的改良 Rankin 量表评分、二级预防用药情况及脑卒中高危因素控制等情况，给予健康教育，并指导患者至卒中门诊接受进一步医疗检查，提高脑卒中出院患者如期门诊复诊率，与患者及其家属形成良好的双向沟通反馈机制，使患者及家属能够充分了解脑卒中防治的重要性，保障了二级预防策略的有效落实。

三、小结

综上所述，卒中中心护理人员在卒中中心建设中发挥着至关重要的作用。我院卒中中心将助力省委省政府启动的"323"攻坚行动，严格落实这项惠民政策，民生工程，不断精进脑卒中防治水平，积极完善脑卒中"防、筛、管、治、康"一体化健康管理模式，降低脑卒中的发病率和致残率，为人民群众的健康保驾护航，为健康中国宏伟目标的实现递交一份满意的答卷！

（周爱芳）

参考文献

[1] 张素秋，宋江莉，胡晋平，等. 护士在全民健康管理中的作用探讨 [J]. 中国护理管理，2021，21（5）：656-658.

[2] 王秀峰. 健康中国战略背景下强化全民健康管理的若干思考. 中华健康管理学杂志 [J]，2020，14（2）：105-109.

[3] 翁艳秋，张玲娟，饶东，等. 脑卒中急救专科护士定位与岗位职

责的质性研究 [J]. 中华现代护理杂志，2019，（25）21: 2645-2648.

[4] 高春鹏，胡叶文，巢宝华，等 . 脑心健康管理师培训实践 [J]. 中华医院管理杂志，2021，37（2）：144-146.

[5] 周雨诗，朱晓萍，尹小兵，等 . 综合卒中心护理质量评价指标的研究进展 [J]. 中华现代护理杂志，2019，27: 3560-3564.

[6] 楼敏，王伊龙，李子孝，等 . 中国卒中中心建设指南 [J]. 中国卒中杂志，2015，10（6）：499-507.

[7] 肖书萍，陈东萍，熊斌 . 介入治疗与护理 [M]. 3 版 . 北京：中国协和医科大学出版社，2021.

[8] 国家卫生健康委脑卒中防治工程委员会 . 中国脑卒中防治指导规范（2021 年版）[EB/OL]（2021-08-27）[2021-09-02]. http://www.nhc.gov.cn/cms-search/xxgk/get Manuscript Xxgk.htm?id=50c4071a86df4bfd9666e9ac2aaac605

第十二节　新型冠状病毒肺炎防疫期间湖北省脑卒中绿色通道管理

2019 年 12 月，湖北省武汉市发生新型冠状病毒肺炎（corona virus disease 2019，COVID-19）疫情，随着疫情的蔓延，全国各省、市及境外均发现了 COVID-19 确诊病例。COVID-19 主要表现为发热、乏力、干咳等，传染性强、毒性大，人群普遍易感，国家卫生健康委员会将其纳入乙类传染病、按甲类传染病进行管理。

脑卒中具有发病率高、致残率高、病死率高和复发率高等特点，已成为危害我国中老年人身体健康主要疾病。脑卒中救治的关键在于超早期及早期治疗，急诊绿色通道是救治急性脑卒中患者最有效的方法，能确保急性脑卒中患者得到最快、无缝隙、无障碍的诊治，及时进行溶栓、介入治疗，能明显降低病死率和致残率。

在 COVID-19 疫情防控关键时期，很多医院开始恢复普通门急诊和收治非 COVID-19 患者，急诊绿色通道涉及多科室、多环节，实行 24 h 应诊制，医护人员面临疾病救治和预防 COVID-19 感染的双重压力。在疫情期间，如何保证急诊绿色通道畅通，提供快速、有序、安全、有效的诊疗服务，同时做好患者和脑卒中急救一线人员的防护工作，是当前工作的重点和难点。为此，我们制订了 COVID-19 防疫期间脑卒中绿色通道管理，以供参考。

一、基本原则

对于确诊或高度疑似脑卒中患者，应立即开放急诊绿色通道，优先出诊、优先转运、优先检查、优先治疗。同时，工作人员应加强防护意识。

早筛查，尽早发现疑似 / 确诊 COVID-19 患者。普通患者测体温，完善胸部 CT、血常规等检查。对于 14 d 内有发热、咳嗽等呼吸道症状，或 COVID-19 密切接触史患者，急诊完善胸部 CT、血常规、血清 2019nCov 抗体和咽拭子核酸检测等。

对于确诊 COVID-19 的急性脑卒中患者，原则上就地隔离，应实施单间隔离和三级防护，由神经内科会诊，迅速制订诊疗方案，并按程序上报医务部。对于疑似 COVID-19 的急性脑卒中患者，应实施单间隔离和二级以上防护，院内专家会诊，并按程序上报医务部。

如果疑似/确诊 COVID-19 确实需要急诊介入手术，应在指定专用手术室进行，术后转入具有负压层流条件的监护室进行单间隔离。

溶栓/取栓知情同意书应由无 COVID-19 密切接触史的家属签署。有 COVID-19 密切接触史的家属可在隔离状态下通过电话沟通并录音作为凭证。谈话医师和家属均佩戴外科口罩，保持 1 m 以上距离。无家属者，按常规流程上报医务部备案。

二、卒中绿色通道

1. 分区分级

在 COVID-19 感染高风险地区，神经科急诊和卒中绿色通道医护人员采用三级防护；中、低风险地区，神经科急诊和卒中绿色通道医护人员采用二级防护；卒中绿色通道的诊室需固定，应定期消毒；诊室、药房、CT 室、急诊检验室、DSA 手术室等与发热门诊严格分开。

2. 病史询问

患者及陪同家属行体温测量。询问病史，初步判断是否卒中。询问 14 d 内行程、COVID-19 密切接触史和有无发热、咳嗽等不适。如果有以上经历、症状或体温 ≥ 37.3 ℃，视为 COVID-19 可疑患者，急诊单间隔离处理。评估。对疑似脑卒中的患者，要求 45 min 内完成头颅 CT、血常规、急诊生化、凝血功能检查,并采用美国国立卫生研究院卒中量表(national institutes of health stroke scale，NIHSS) 评分评估神经功能; 同时完成 COVID-19 筛查，行急诊胸部 CT、血清 2019nCov 抗体检测; 可疑 COVID-19 患者加做咽拭子核酸检测。

3. 转运

疑似脑卒中患者，严格按照固定的卒中绿色通道转运路线转运; COVID-19 可疑患者按发热患者诊治路线，相关工作人员做好标准防护，陪同检查; 患者及陪同家属均应全程戴好一次性口罩、帽子。

4. 脑卒中患者处理

对确诊脑出血的患者，值班医师应立即联系神经外科会诊; 对缺血性脑梗死的患者，评估溶栓或取栓适应证。

三、静脉溶栓

对时间窗内的急性缺血性脑卒中患者，若排除禁忌证，首先推荐静脉溶栓治疗。签署溶栓治疗同意书，行静脉溶栓。溶栓期间监测生命体征、NIHSS 评分及神经系统症状、体征。

对于明确诊断急性缺血性脑卒中患者，如果能完全排除 COVID-19，按照卒中中心的常规流程进行救治。

疑似 / 确诊的 COVID-19 患者，在首诊医院急诊隔离病房进行溶栓治疗。医护人员做好标准三级防护。使用一次性床单，治疗接触后进行终末消毒。溶栓成功后，患者在医院缓冲隔离病房进行观察。后续如果排除 COVID-19，则安排转入神经内科治疗; 如果确诊为 COVID-19，病情稳定后转入定点医院隔离病房进行后续治疗。

四、介入治疗

对于疑似/确诊的 COVID-19 患者，MRI、CTA、CTP 等检查环节及运送环节均应在二级以上防护条件下进行。

高度怀疑颅内大动脉闭塞的患者，严格把握手术适应证，充分权衡手术获益及风险，签署同意书后进行介入治疗。

对于转运，由神经介入医师陪同，经专用通道及专用电梯至定点导管室，从患者通道进入指定隔离机房；如果 COVID-19 可疑患者需进行介入治疗，应在指定负压导管间或专用导管间进行，术后收入指定的负压/隔离病房。非 COVID-19 的患者，术者及技、护人员二级防护，即穿工作服、戴工作帽、戴医用防护口罩、戴护目镜/防护面屏、穿一次性隔离衣，患者佩戴医用外科口罩或不带呼气阀的 N95 口罩。

COVID-19 可疑或确诊患者，术间工作人员采取三级防护，包括术者、助手、手术护士、技师，即戴医用防护口罩、戴护目镜/防护面屏、穿一次性医用防护服、戴一次性乳胶手套、穿长筒鞋套，不进入术间的控制间护士可二级及以上防护；导管室应有缓冲间，供术者穿脱隔离衣。

COVID-19 可疑或确诊患者手术时，在机房门外悬挂警示牌，避免无关人员进入手术区域。使用一次性手术包和一次性手术器械、辅料、耗材。如果需吸氧，采用面罩吸氧方式。一次性防护物品一台一换，包括 DSA 球管罩、操作面板罩、铅挡帘罩及手术巾、手术单等。输液架、心电监护仪、高压注射器、呼吸机等也需使用一次性塑料薄膜罩套。术毕医疗垃圾分类及周围环境消毒。COVID-19 可疑或确诊患者手术时，关闭专用术间空调，若有独立的新风系统及空气净化器应呈持续开启状态。负压手术间术中保持术间负压状态。手术间开放 1 个进入通道。精简手术人员，手术动作应轻柔。室内人员在手术中不得离开手术间，室外人员无特殊情况不得进入感染手术间。尽量减少地面污染，地面、物面有污液、污血需及时用 5 000 mg/L 有效含氯消毒溶液擦拭。所有垃圾均弃于双层医疗垃圾袋内。

术后，COVID-19 可疑或确诊患者转入指定的负压隔离监护室，进行单间监护。参与人员按更换手套，脱防护衣、脚套，脱手套后七步法手法，再脱口罩、防护目镜等，洗手、沐浴更衣后离开手术室。对手术间及设备执行终末消毒，按照国家规范正确处置手术器械和医疗废物。转运床、未使用介入耗材均行消毒处理。

五、神经外科相关建议

对于巨大脑内血肿等危及生命的患者，在加强防护的前提下仍应积极抢救。对于颅内动脉瘤破裂等，在尽快完成 COVID-19 筛查后限期手术。在做头部 CT 的同时，争取同时完成肺部 CT 和头颈部 CTA，为决定进一步治疗提供依据。DSA 检查只在必要时做。首选微创治疗方法，如钻孔引流术、介入治疗等。加强医护人员的防护意识和装备，采取二级甚至三级防护；在负压手术间（导管间）或者独立的手术间（导管间）手术。首选局麻手术。需要全麻时，首选喉罩。

COVID-19 潜伏期 1 ～ 14d，传播途径主要为呼吸道飞沫和接触传播，但在相对封闭环境中可能存在气溶胶传播风险。防疫期间通过建立合理的脑卒中绿色通道管理流程等，可有效避免脑卒中患者抢救过程中发生院内的交叉感染；但需结合实际、认真落实。

（彭小祥　李　俊）

参考文献

[1] 中国疾病预防控制中心新型冠状病毒肺炎应急响应机制流行病学组. 新型冠状病毒肺炎流行病学特征分析 [J]. 中华流行病学杂志，2020，41（2）：145-151.

[2] Huang C，Wang Y，Li X，et al. Clinical features of patients infected with 2019 novel coronavirus in Wuhan，China[J]. Lancet，2020，395（10223）：497-506.

[3] 国家卫生健康委办公厅，国家中医药管理局办公室. 新型冠状病毒感染的肺炎诊疗方案（试行第 7 版）[EB/OL]. [2020-03-04] http:// www.nhc.gov.cn/yzygj/s7653p/202003/c9294a7dfe4cef80 dc7f5912eb1989.shtml?spm=C73544894212.P595119413 1341.0.0

[4] 中华医学会神经病学分会血管病学组. 中国脑血管病一级预防指南 2019[J]. 中华神经科杂志，2019，52（9）：684-709.

[5] Chen HJ，Guo HJ，Wang C，et al. Clinical characteristics and intrauterine vertical transmission potential of COVID- 19 infection in nine pregnant women: a retrospective review of medical records[J]. Lancet，2020，395（10226）：809-815.

第 2 章
区域医疗机构开展脑卒中防治科普宣教工作指导规范

脑卒中，俗称"中风"，临床上也称脑血管意外，分为缺血性脑卒中和出血性脑卒中两大类，是由于脑的供血动脉突然堵塞或破裂所导致。其中缺血性脑卒中（脑梗死）占85%；出血性脑卒中就是人们常说的脑出血或脑溢血，蛛网膜下腔出血也属于这一类。

脑卒中具有高发病率、高致残率、高死亡率、高复发率、高经济负担五大特点，它也是一种可防可控的疾病，早期筛查、积极干预效果显著，但实际上我国脑卒中防治知识的知晓率较低。习近平总书记强调："没有人民的健康，就没有人民的小康"。为落实国家脑防委脑卒中防治"关口前移、重心下沉；提高素养、宣教先行"的宏观策略，提高国民对脑卒中防治知识的了解，从而降低脑卒中的发病率、致残率和致死率，湖北省脑血管病防治学会组织省内脑血管病专家，制订了脑卒中防治科普宣教规范，旨在为医疗机构有效开展脑卒中科普宣教工作提供指导。

第一节 中国脑卒中疾病概况

2019 年全球疾病负担研究显示，我国总体卒中终生发病风险为 39.9%，位居全球首位。

一、发病率

近 30 年，我国卒中发病率总体呈现不断上升的趋势。随着日益显著的社会老龄化和居民不健康的生活方式，我国卒中疾病负担有爆发式增长的态势，并呈现出低收入群体快速增长、地域和城乡差异以及年轻化趋势。根据中国国家卒中筛查调查数据显示，我国 40—74 岁人群首次卒中总体发病率由 2002 年的 189/10 万上升至 2013 年的 379/10 万，平均每年增长 8.3%。据推测，2030 年我国脑血管病事件发生率将较 2010 年升高约 50%。

二、患病率

我国卒中患病率整体呈上升趋势。2019 年全球疾病负担研究数据显示，2017 年我国缺血性卒中患病率为 1981/10 万，出血性卒中患病率为 424/10 万。我国 40 岁及以上人群的卒中人口标化患病率由 2012 年的 1.89% 上升至 2018 年的 2.32%，由此推算我国 40 岁及以上卒中现患病人数达 1 318 万。

三、死亡率

2018 年，中国居民脑血管病死亡率为 149.49/10 万（死亡人数约 157 万），占总死亡人数的 22.33%。其中农村居民卒中死亡率为 160/10 万，城市居民卒中死亡率为 129/10 万，分别为城市居民的第 3 位死因和农村居民的第 2 位死因。2010—2018 年，农村居民死亡率呈波动性上升趋势并持续高于城市居民同期水平。2019 年全球疾病负担研究数据显示，2017 年我国卒中死亡率（149/10 万）较 1990 年上升 41%。

四、经济负担

我国 2005—2017 年卒中出院人数及人均医药费用均持续增长，尤其是缺血性卒中的出院人数及人均医药费用均呈爆发性增长态势。2017 年我国缺血性卒中出院人数为 3 122 289 人，出血性卒中为 523 488 人，相比 2007 年 10 年间分别增长了 12 倍和 5 倍。2017 年我国缺血性卒中和出血性卒中患者人均住院费用分别为 9607 元和 18 525 元，相比 2007 年分别增长 60% 和 118%。

推荐意见：脑卒中发病率、患病率高，死亡率高，疾病负担重，开展卒中防治工作意义重大。

第二节 脑卒中防治科普任务

要降低卒中的发病率和死亡率，首先，应使公众知晓卒中的危险因素，针对危险因素做好预防。脑卒中危险因素知晓率与患者的年龄、文化程度以及从事的职业均有密切关系。大体而言，年轻、文化程度高、行政工作人员知晓率相对较高，农业人群对脑卒中危险因素知晓水平最低。有研究显示危险因素知晓率从高到低依次为高血压病（65%）、糖尿病（36%）、高脂血症（33%）、吸烟（31%）、心脏病（28%）、饮酒（26%），对房颤及高同型半胱氨酸（homocysteine，Hcy）的知晓率最低，仅有7%。其次，应教育公众知晓卒中常见症状，一旦发生卒中，能够做到尽早识别，及时就诊。关于脑卒中的常见早期症状，居民对肢体无力麻木及口角歪斜的识别率相对较其他预警症状高，知晓率约55.6%，对突发无诱因剧烈头痛的知晓率为49.5%，对脑卒中早期症状全部知晓率仅为7.6%。居民对脑卒中急性期救治措施如溶栓、取栓治疗知晓率低，仅有23%知晓静脉溶栓治疗时间窗为发病后6 h，而76%的受访者认为溶栓无时间限制。再次，教育公众了解正确的就诊途径，即呼叫急救系统并转运到适合的医院。调查显示，当出现脑卒中症状后，一半以上的患者选择在家观察、自行来院甚至在门诊排队等待而延误溶栓和取栓的最佳时机，拨打120急救电话的比例仅为49.32%。

推荐意见：我国民众脑卒中防治知识知晓率低，有必要对公众进行有关卒中危险因素、常见症状、就诊途径等知识的科普宣教。

第三节　脑卒中科普宣教如何实施

积极有效的科普宣教可以提高广大人民群众对脑卒中防治知识的知晓度。本规范将从以下三个方面阐述如何进行科普宣教。

一、哪些人可以成为脑卒中科普人员

我国民众看病就医自古就有找熟人的习惯，尤其是在医疗界的亲戚朋友。有鉴于此，医务人员首先是脑卒中科普宣教的最天然和最主要的力量，通过通俗易懂的语言将自己掌握的脑卒中防治相关专业知识在短时间内让宣传对象理解并认识到脑卒中的危害，如何预防、如何识别脑卒中以及发生脑卒中后应该怎么办。神经内科医护人员是实施宣教的最核心人员，心内科、内分泌科、营养科，还有社区和基层医院的医护人员（包括乡村医生）也是主要科普人员。脑卒中健康管理师（可以是护士或医生）是国家脑防委近几年培养的对脑卒中患者进行健康教育、筛查和随访等全流程管理的专业人员，湖北省脑防办每年高质量培养约 200 名健康管理师，他们是科普工作的中坚力量。其次，医院的宣传科，要把脑卒中科普宣传工作作为重要工作之一，应用自己的专业知识帮助临床科室策划多种形式的宣传活动。再次，政府相关部门、卫健委、疾控中心人员要从政府、政策层面大力支持脑卒中宣教工作。另外，热心公益事业的志愿者经过培训后也可成为脑卒中防治科普人员。

二、通过哪些方式进行科普宣教

（一）传统宣教方式

1. 面对面讲解

医护对门诊及住院的患者及家属进行宣教；接诊护士对门诊候诊患者、住院患者及其家属进行相对统一的宣教；管床医师在接诊患者和查房时，通过询问病史，了解患者生活习惯、精神心理状态，给予专业并且个性化的指导和卒中防治知识宣教；另外科室定期开展脑卒中科普宣教会，积极动员患者及家属参加。科普人员还可进社区、到乡村进行宣教，湖北宜昌长阳县人民医院通过乡村大喇叭形式对村民进行宣教，起到非常不错的效果。

2. 通过报纸、宣传栏、宣传册等纸质媒介方式进行宣教

地方报纸的健康宣教，版面可刊登通俗易懂的短文；医院和单位的宣传栏可以图文并茂的方式进行简明而生动的宣教；为门诊和住院患者发放宣传册等。调查问卷也是不错的宣教方式，湖北省脑防办宣教组设计的脑卒中防治知识调查问卷不仅帮助了解门诊及住院患者对脑卒中防治知识的知晓率，同时这种方式也加强了患者对相关知识的掌握。

3. 通过电视台和广播电台制作科普节目

可以每期几分钟的时间，对脑血管疾病的防治进行科普宣教。襄阳市中心医院与襄阳电视台合作的"每日一方"和天门市第一人民医院制作的方言版"中风120"宣教节目广受好评。广大民众在看电视时、听广播时，甚至在乘坐公交车、

地铁等交通工具时都可能接触到宣教知识。医院的门诊和病房也可通过电视每天定时播放宣教视频。

4. 电话

随访通常采用这种形式。可对高危人群采用电话咨询进行脑卒中防治知识的宣教。

（二）通过新的传媒方式进行宣教

互联网的飞速发展改变了人们接受信息的方式，手机App 如微信有 12 亿月活跃用户，抖音 38% 的用户日均使用时长超过 30 min，月人均使用时长超过 28 h，B 站每月都有几亿活跃用户。新传媒方式的出现也为卒中防治宣传工作带来了新的机遇和挑战。

1. 微信公众号

以通俗易懂、精练生动的语言科普脑卒中防治知识。段落要简短，篇幅不宜过长，每篇文章 1200 字左右，以免给读者造成阅读压力。内容包括辟谣网络及坊间流传的医学错误，如"吃三七粉能预防中风吗"等；针对常见疾病，给出解决办法：如"收缩压高，舒张压低，还敢降压吗"等。成功的例子如丁香医生，许多短文的阅读量都在 10 万以上。若能配以生动的绘图，如猫大夫医学漫画科普，则更受读者青睐。成功的公众号文章后面都有很多精彩的读者和作者的留言互动。

2. 抖音短视频

抖音是一个专注年轻人的音乐短视频社区，用户可以通过视频拍摄快慢、视频编辑、配以音乐、特效等技术让视频更具创造性。短视频使文字有了表情、声音和动作，视觉、听觉的提升增强了情感和共鸣的传递。湖北省孝感市公安局通过抖音号"孝警阿特"（反诈宣传）进行全面法律知识讲解，粉丝上千万；北京协和医院妇科刘海元大夫在抖音平台对妇科知识、手术（从术前准备到妇科病理、病因）进行科普，粉丝上百万，这些都是应用抖音宣教的典范。

3.B 站

B 站 80% 的用户都是 30 岁以下，现在月活跃用户是 1.72 亿，正成为年轻人学习的首要阵地。视频日均播放量超过了 7.1 亿，用户日均使用时长达到 120 min，单个医学科普视频的观看量可高达 85 万。

4. 知乎

知乎虽然日活跃用户只有 4500 万，但用户日均使用时长比较长，超过 70 min。这个平台上是一个寻找专业解答的重要渠道，用户可以获得高效、可信赖的解答。生活、健康、教育、科技等各个领域的内容可以持续沉淀，一条优质问答，即便是两年前的，现在也一直被顶到前面。

5. 其他

火山小视频、快手、小红书、百度、微博等。

传统媒介平台是单向传输的信息平台；而新媒体是双向互动、去中心化的传播，所以信息更充分。各级医院应成立专门的网络宣传小组，策划并制作具有宣教意义并且吸引观众的图文、视频，通过个人、科室、医院、卫生健康部门建立的微信公众号、微博、视频号、抖音等，定期推送文章、动画、视频、甚至直播进行宣教。护士、医生尤其是健康管理师指导患者扫描二维码，关注科室、医院微信公众号，并可进行在线咨询和随访。宣传小组负责人回答网友的提问和广大人民群众的疑惑，定期更新卒中患教知识，及时调整宣传工作的侧重点。

三、科普宣教的对象

（一）医院职工

对其进行宣教可以让其自身及家人受益，还能让在非脑卒中相关科室就诊的患者获益。这样当发生院内卒中时非神经科医生也知道如何判别以及如何进行下一步诊疗。

（二）社区、基层医务工作者，公共服务人员

掌握脑卒中知识，可以帮助他们接诊脑卒中高危患者或者已经发生脑卒中的患者时，会做出更及时正确的判断，积极转诊患者，以免延误病情。

（三）医院门急诊、住院部患者及其家属

门急诊是患者流量较多的地方；而首次住院的患者对卒中防治知识的知晓率也很低，病房也是医护最方便的科普宣教地点。一个 50 张床位的病区，一年出院患者在 2000 人以上，加上家属及照料者，如果我们的宣教到位，可以使大约 5000 人受益。

（四）卒中高危人群及广大群众

尤其是中年以上，有卒中高危因素的患者。在农村可以村、组为单位进行宣教；在城市以社区、小区、单位团体为单位进行宣教。从源头上控制脑卒中危险因素，减少发病。尽管脑卒中的好发人群为中老年人，但应在青少年中提倡健康的生活方式，面向大学、甚至中小学学生进行健康宣教，提倡与践行"自己是健康的第一责任人"。

推荐意见：医务人员、疾控部门、宣传部门、政府机构和志愿者是科普工作的重要组成部分；可采用多种形式的宣教方式，尤其是新型媒体进行科普宣教；宣教对象包括各级医护人员、患者及其家属以及广大群众。

第四节　脑卒中科普宣教内容

相关人员应通过上述宣教方式，对以下内容进行宣教。

一、危险因素控制

脑卒中危险因素包括不可干预的危险因素和可干预危险因素，针对脑卒中危险因素进行控制，可预防 90% 的脑卒中。

（一）不可干预的危险因素

不可干预的危险因素包括年龄、性别、种族、遗传因素和出生体重。这些因素无法干预，但可以帮助评估个体罹患脑卒中的风险。

（二）可干预的危险因素

1. 高血压

（1）各级医院应建立成年人首诊测量血压制度；30 岁以上者每年应至少测量血压 1 次；积极推荐家庭自测血压或 24 h 动态血压监测，以识别高血压或隐性高血压。

（2）正常血压高值者［收缩压 120 ～ 139 mmHg 和（或）舒张压 80 ～ 89 mmHg］应促进健康生活方式并每年筛查高血压。

（3）早期或轻度高血压患者首先采用改善生活方式，3 个月效果仍不佳者，应加用抗高血压药物治疗。中度以上高血压患者除应改进饮食习惯和不良生活方式外，应进行持续、合理的药物治疗。

（4）降压目标：普通高血压患者应将血压降至 < 140/90 mmHg；伴糖尿病或蛋白尿肾病的高血压患者应进一步降低至 130/80 mmHg 以下。65—79 岁老年人可根据具体情况降至 < 150/90 mmHg，如能耐受，还应进一步降低至 < 140/90 mmHg，≥ 80 岁的老人血压一般降至 < 150/90 mmHg。

（5）若能有效降压，各类抗高血压药物均可使用，以降低脑卒中风险。具体药物选择应基于患者特点和药物耐受性进行个体化治疗。

（6）H 型高血压为伴有高同型半胱氨酸血症的原发性高血压。有研究显示，中国成年高血压患者中 H 型占 75%，控制 H 型高血压可通过改善生活方式（补充富含叶酸、维生素

B_{12} 的食物如猕猴桃、菠菜、黄豆）和药物治疗（马来酸依那普利叶酸片）。

2. 吸烟

（1）吸烟增加脑卒中发病风险是明确的，吸烟者应戒烟。应动员全社会参与，在社区人群中采用综合性控烟措施对吸烟者进行干预，包括心理辅导、尼古丁替代疗法、口服戒烟药物等。

"轻松戒烟法"的创建者——英国的亚伦·卡尔的著作《这书能让你戒烟》已经让上千万的人成功戒烟，值得推荐。

（2）不吸烟者也应避免被动吸烟。

（3）继续加强宣传教育，提高公众对主动与被动吸烟危害的认识。促进各地政府部门尽快制定公共场所禁烟法规；在办公室、会议室、飞机场、火车站等公共场所严禁吸烟，以减少吸烟导致的卒中风险。

3. 糖尿病

（1）脑血管病高危人群应定期检测血糖，必要时检测糖化血红蛋白或做糖耐量试验，以及早识别糖尿病或糖尿病前期状态。

（2）糖尿病患者应改进生活方式，首先控制饮食，加强身体活动，必要时口服降糖药或采用胰岛素治疗。推荐一般糖尿病患者血糖控制目标值为糖化血红蛋白（Hemoglobin A1c，HbA1c）＜ 7.0%。

（3）糖尿病患者的血压≥ 140/90 mmHg 时应开始使用药物降压治疗；糖尿病合并高血压患者的降压目标值应低于

130/80 mmHg。

4. 心房颤动

（1）成年人应定期体检，早期发现心房颤动（房颤）。确诊为房颤的患者，应积极接受专科治疗。对年龄＞65 岁的患者，建议在初级医疗保健机构通过脉搏评估联合常规心电图检查进行房颤筛查。高危患者长程心电监测可提高房颤检出率，但应结合经济状况和个体可接受的监测时长。

（2）应根据房颤患者绝对危险因素分层、出血风险评估、患者意愿以及当地医院是否可以进行必要的抗凝治疗监测（INR），决定进行适合的个体化抗栓治疗。抗凝治疗可选用口服华法林，需检测 INR 值（目标值范围在 2.0～3.0）；如有条件也可选择新型口服抗凝剂，如达比加群、阿哌沙班、利伐沙班或依度沙班。

（3）抗凝治疗或阿司匹林抗血小板，治疗方案需根据个体化原则（出血风险、经济负担、耐受性等）确定。

（4）对不适合长期抗凝治疗的房颤患者，在有条件的医疗机构可考虑行左心耳封堵术。建议房颤患者接受心内科专业医生评估并制订治疗方案。

5. 其他心脏病

建议成年人定期体检，及时发现心脏疾病。疑有心脏病的患者，应积极寻求专科治疗；可根据患者的总体情况及可能存在的其他危险因素制订个体化的脑卒中或其他系统性栓塞预防方案。

6. 血脂异常

（1）在早发性动脉粥样硬化患者的一级亲属中（包括＜20岁的儿童和青少年），进行家族性高胆固醇血症的筛查，确诊后应考虑给予他汀类治疗；40岁以上男性和绝经后的女性应每年进行血脂检查；脑卒中高危人群建议定期（3～6个月）检测血脂。

（2）推荐他汀类药物作为首选药物，将降低 LDL-C 水平作为防控动脉硬化性心血管疾病（atherosclerotic cardiovascular disease，ASCVD）危险的首要干预靶点。根据 ASCVD 风险设定 LDL-C 目标值：极高危者 LDL-C ＜ 1.8 mmol/L（70 mg/dl）；高危者 LDL-C ＜ 2.6 mmol/L（100 mg/dl）。LDL-C 基线值较高不能达标者，LDL-C 水平至少降低 50%。

7. 颈动脉斑块和狭窄

颈动脉斑块患者，无缺血性脑卒中症状，建议控制高血压、糖尿病、血脂异常和吸烟、饮酒等相关危险因素；对于颈动脉不稳定性斑块或者斑块伴狭窄 50% 以上者，无缺血性脑卒中症状，无论血脂是否异常，建议使用他汀类药物治疗，使 LDL-C 控制在 1.8 mmol/L 以下，在有条件的医院定期进行超声检查和随访，评估狭窄的进展和脑卒中风险；对于颈动脉狭窄 50% 以下患者，无缺血性脑卒中症状，血脂在正常范围内，可根据斑块的稳定性和用药的风险获益比个体化考虑是否选用他汀类药物治疗。对于颈动脉斑块患者，如果近期发生缺血性脑卒中，建议使用他汀类药物治疗。

近期发生短暂性脑缺血发作（transient ischemic attack，

TIA）或 6 个月内发生缺血性脑卒中合并同侧颈动脉颅外段严重狭窄（70%～99%）的患者，如果预计围术期死亡率和卒中复发率＜6%，推荐进行颈动脉内膜切除术（carotid endarterectomy，CEA）或颈动脉支架成形术（CAS）。CEA 或 CAS 的选择应依据患者个体化情况；对于近期发生 TIA 或 6 个月内发生缺血性脑卒中合并同侧颈动脉颅外段中度狭窄（50%～69%）的患者，如果预计围术期死亡率和卒中复发率＜6%，推荐进行 CEA 或 CAS 治疗，CEA 或 CAS 的选择应依据患者个体化情况。颈动脉颅外段狭窄程度＜50% 时，不推荐行 CEA 或 CAS 治疗。

症状性颅内动脉粥样硬化性狭窄≥70% 的缺血性脑卒中或 TIA 患者，在标准内科药物治疗无效的情况下，可选择血管内介入治疗作为内科药物治疗的辅助技术手段，但应严格慎重地选择患者。

8. 腔隙性脑梗死

不少老年患者因其他疾病或症状进行影像检查时，发现有"梗死灶"而造成恐慌，并且存在过度医疗现象。然而这些患者并没有出现肢体瘫痪、麻木或口齿不清等脑卒中的症状和体征。这种情况称为"无症状"或"静止性"脑梗死（silent brain infarction，SBI）。SBI 患者是罹患脑卒中或认知障碍/痴呆的高风险人群，对其采取预防性治疗措施可能降低脑血管事件的发生风险，但过度诊断和过度治疗又将带来不必要的不良反应和经济、精神负担。建议：①确定为 SBI 患者，建议积极筛查脑卒中危险因素；②单一腔隙性梗死，不伴有血管危险因素者，不建议服用阿司匹林等抗血小板药物；③伴有血管危险因素的 SBI 者，参照中国缺血性脑卒中和 TIA 一级预防和二级预防指南给予个体化预防处理，并随访；④不建议针对无症状的腔隙性梗死灶进行过度治疗；⑤建议积极创造条件开展高质量针对 SBI 的防治随访研究。

9. 饮食和营养

（1）建议膳食种类多样化，以谷类为主，推荐地中海饮食：营养学家们发现，居住在意大利、希腊等地中海地区的居民心脑血管病低发生率与他们简单、清淡以及富含营养的饮食结构有关，这种饮食被称为地中海饮食。地中海饮食强调多吃蔬菜、水果、鱼、海鲜、豆类、坚果类食物，其次才是谷类，烹饪时用植物油尤其提倡用橄榄油来代替动物油。该膳食结构的最大优点是饱和脂肪酸的摄入量很低，而不饱和脂肪酸和膳食纤维的摄入量较高。指南建议每天摄入谷薯类食物 250 ～ 400 g，其中全谷物和杂豆类 50 ～ 150 g，薯类 50 ～ 100 g，膳食中碳水化合物提供的能量应占总能量 50% 以上。

（2）增加水果、蔬菜、低脂乳制品的摄入：推荐每天蔬菜摄入 300 ～ 500 g，其中深色蔬菜应占 1/2。每天摄入 200 ～ 350 g 的新鲜水果，不能用果汁代替鲜果。每日可摄入液态奶 300 g。经常食用豆制品，可适量食用坚果。

（3）适量吃鱼、禽、蛋、瘦肉：推荐每周吃鱼类 280 ～ 525 g，畜禽肉 280 ～ 525 g，蛋类 280 ～ 350 g，平均每天摄入鱼、禽、蛋和瘦肉总量 120 ～ 200 g。

（4）减少饱和脂肪和反式脂肪酸的摄入，脂肪提供能量占膳食总能量比值在 25% ～ 35%，以橄榄油为主要的食用油。减少钠摄入和增加钾摄入，控制糖分摄入。成人每天食盐不超过 6 g，每天烹调油 25 ～ 30 g，每天摄入糖不超过 50 g，最好控制在 25 g 以下，不喝或少喝含糖饮料。

10. 缺乏身体活动

（1）应选择适合自己的身体活动来降低脑血管病风险。建议老年人、脑卒中高危人群应进行最大运动负荷检测后，制订个体化运动处方进行锻炼。

（2）健康成人每周应至少有 3 ～ 4 次、每次至少持续 40 min 中等或以上强度的有氧运动（如快走、慢跑、骑自行车或其他有氧运动等）。

（3）日常工作以静坐为主的人群，建议每坐 1 h 进行短时（2 ～ 3 min）身体活动。

11. 超重与肥胖

（1）超重和肥胖者可通过健康的生活方式、良好的饮食习惯、增加身体活动等措施减体重。

（2）超重和肥胖者应努力减轻体重，减重可使血压下降，也可降低脑卒中风险。

12. 代谢综合征

代谢综合征是脑卒中发病的危险因素。代谢综合征患者应积极对脑卒中危险因素进行管理与治疗，包括生活方式的改变与药物治疗，以达到降低血压、调节血脂、控制血糖等目的。

13. 饮酒

（1）建议饮酒者应尽可能减少酒精摄入量或戒酒。男性每日饮酒的酒精含量不应超过 25 g，女性不超过 12.5 g。

（2）目前尚无充分证据表明少量饮酒可以预防脑血管病，故不提倡不饮酒者用少量饮酒的方法预防心脑血管疾病。

14. 高同型半胱氨酸血症

（1）高同型半胱氨酸血症是脑卒中明确的危险因素。建议普通人群（非妊娠、非哺乳期）通过食用蔬菜、水果、豆类、肉类、鱼类和加工过的强化谷类，合理增加叶酸、维生素 B_6 和维生素 B_{12} 的摄入，可能有助于降低脑卒中的发病风险。

（2）高同型半胱氨酸血症且既往有心血管病或糖尿病史的患者，采用叶酸联合维生素 B_6、维生素 B_{12} 治疗，可能有助于降低脑卒中风险。

（3）高血压伴有高同型半胱氨酸血症（H 型高血压）的患者，在治疗高血压的同时酌情加用叶酸可能会减少首次脑卒中风险。

15. 口服避孕药

（1）不推荐年龄 > 35 岁，有吸烟、高血压、糖尿病、偏头痛或既往血栓栓塞病史等卒中危险因素的女性使用口服避孕药。

（2）对于那些使用口服避孕药，并由此而导致脑卒中危险增加者，应更加积极治疗已有的脑卒中危险因素。

16. 绝经后激素治疗

不推荐绝经后激素替代或选择性雌激素受体调节剂（如雷洛昔芬、他莫昔芬或替勃龙）治疗用于脑卒中一级预防。

17. 睡眠呼吸暂停

睡眠呼吸暂停俗称鼾症，是脑卒中的独立危险因素。一项荟萃分析结果显示脑卒中或 TIA 患者合并睡眠呼吸暂停的比例为 43% ～ 93%，其中最常见的是阻塞性睡眠呼吸暂停。脑卒中患者合并睡眠呼吸暂停的死亡率及残疾率均显著增加。因此，推荐对合并有睡眠呼吸事件的脑卒中或 TIA 患者进行多导睡眠监测。鼓励有条件的医疗单位对缺血性脑卒中或 TIA 患者进行睡眠呼吸监测。使用持续气道正压通气（CPAP）可以改善合并睡眠呼吸暂停脑卒中患者的预后，可考虑对这些患者进行 CPAP 治疗。

18. 凝血功能及血液流变学检查

（1）遗传性和获得性高凝状态患者应尽可能寻找病因，并针对病因进行治疗。

（2）通过基因筛查检测是否存在遗传性高凝状态对预防首发脑卒中的有效性尚未明确。

（3）对无症状的遗传性或获得性高凝状态患者，采用特定治疗进行脑卒中一级预防的有效性尚未明确。

（4）不推荐对持续性抗磷脂抗体阳性的患者使用小剂量阿司匹林进行脑卒中一级预防。

（5）血液流变学检查不稳定性太强，饮食、运动、基础疾病等均可影响其检查结果，目前的循证医学不认为其对心脑血管疾病有预测作用。

19. 药物滥用

对于滥用卒中风险相关药物（包括大麻、可卡因、安非他命等）的患者，安排适当的脱毒治疗计划是合理的。

20. 偏头痛

（1）对于有先兆的女性偏头痛患者，应重视脑卒中的预防，建议吸烟者戒烟。

（2）发作较频繁且有先兆的女性偏头痛患者，应考虑停用口服避孕药，尤其是含雌激素成分的药物。

（3）通过减少偏头痛发作频率有可能降低脑卒中的发生风险，但应避免过度使用收缩血管的药物。

（4）不推荐对 PFO 的偏头痛患者采用封堵术用于脑卒中一级预防。

二、脑卒中的诊断和治疗

（一）提高公众卒中急救意识

卒中的救治效果具有极强的时间依赖性，可以说"时间就是大脑"。急性期脑卒中患者若能得到及时有效的治疗，可大大降低病死率和致残率。对于缺血性卒中，溶栓治疗可以使 13% 的患者迅速痊愈，20% 的患者显著改善；取栓可以使 50% 的患者病情改善。溶栓和取栓都有严格的时间窗，每延误 1min，就会有 190 万个脑细胞死亡。我国目前缺血性卒中溶栓率仅为 7%，也就是说 93% 的患者错过了治疗的黄金时间。因此，提高公众卒中急救意识对改善患者预后至关重要。

一旦发生卒中，患者或家属除了拨打 120，还可通过卒中溶栓地图 App 精准导航，快速查找并送往本地区距离最近的有条件溶栓的地图医院。2017 年湖北省脑卒中防治中心召开了湖北省卒中急救地图发布会，首批纳入 49 家医院，近 4 年又陆续纳入了 90 家医院，之后我省多个地市卫生部门也发布了区域卒中地图。纳入的医院为我省三级或二级医院，具有急诊静脉溶栓的条件。2021 年，湖北省将纳入数十家具有急诊溶栓条件的基层卫生院和社区卫生服务中心作为基层卒中防治站，参与当地脑卒中的救治工作。

（二）规范卒中院前急救

加强相关急救人员的专业培训是提高卒中院前急救能力的必要前提。120 急救人员需熟知卒中的危险因素、临床表现以及急救流程规范。经过专业培训的急救人员应能够避免由于诸如卒中急救知识认识不足、没有将疑似卒中患者优先处理和转运至有救治能力的医院等造成的时间延误。

院前正确识别、合适的现场处置和转运分流能够缩短早期再灌注时间和提高再灌注治疗率。对急救人员（包括调度人员）进行专业的培训和考核，使其掌握卒中院前急救的诊疗常规、操作规范和时间指标，并对卒中患者优先调度，以达到对院前卒中评估量表的正确掌握和应用，能够根据患者的症状体征快速有效识别和评估卒中患者。湖北省卫生健康委和湖北省脑卒中防治办公室在 2021 年 5 月 24 日颁布了院前救治的质量控制评价标准。

（三）脑卒中症状的早期识别

脑卒中症状的早期快速识别是促使患者及时到医院就诊的重要前提。常用卒中早期快速识别方法如下：

1. 中风 1-2-0 三步识别法

"1"是指"看到 1 张脸（口角歪）"，"2"是指"查两只胳膊（一侧不能抬）"，"0"是指"聆（零）听语言（说话不清楚、大舌头）"。若发现异常，应立刻拨打急救电话 120（图 2-1）。

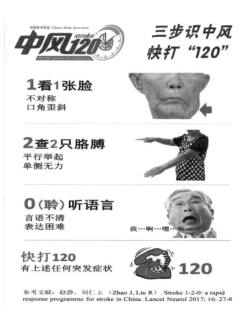

图 2-1 中风 120

2.FAST 快速评估

"F"（face）脸部，让患者微笑一下，如果微笑时面部不对称，提示患者面瘫。"A"（arm）手臂，让患者双手平举，如果 10s 内一侧肢体下落，提示肢体瘫痪。"S"（speech）语言，让患者说一句较长的话，如果不理解、说话有困难或者找不到词，提示语言障碍。"T"（time）时间，上述症状可能意味着出现卒中，切勿等待症状自行消失，请立即拨打 120 获得医疗救助（图 2-2）。

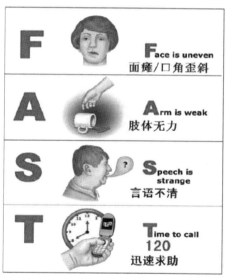

图 2-2　FAST 快速识别卒中

3.BEFAST 快速识别

在 FAST 基础上增加了平衡障碍和视力障碍，以免遗漏后循环梗死的患者。"B-Balance"是指平衡：平衡或协调能力丧失，突然出现行走困难；"E"-Eyes是指眼睛：突发的视力变化，视物困难；"F""A""S""T"同上（图2-3）。

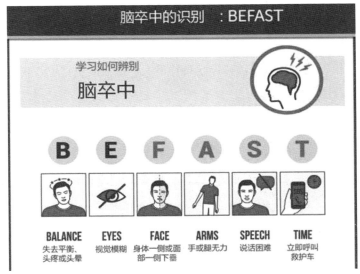

图2-3　BEFAST快速识别卒中

4.后循环梗死的识别

后循环梗死可能危及生命，但临床针对后循环的评估方式不多，尤其当患者表现为孤立性眩晕（无神经系统定位症状和体征）时诊断困难。湖北省脑血管病防治学会质量控制专家组在《卒中与神经疾病》杂志2021年第2期发表了《急性后循环缺血性卒中早期识别和评估专家共识》，急诊科或神经科医生通过对头痛、呕吐、复视、吞咽困难、平衡障碍和听觉症状的详细问诊，以及进行 Horner 征、眼震、头脉冲试验、眼偏斜等检查帮助早期诊断。

（四）缺血性脑卒中的救治

国家脑防委 2016 年开始在全国范围内推动卒中中心建设，从三级医院的高级卒中中心到二级医院的卒中防治中心，旨在通过卒中中心建设提高医院对脑卒中患者急诊救治意识，推动溶栓和取栓等适宜技术的开展，并推动相关单位进行脑卒中筛查、预防和治疗等规范化全流程管理。

1. 卒中绿色通道

一旦问诊（120 急救医生或急诊科分诊人员）疑似脑卒中，需立即进入卒中绿色通道。进入绿色通道的患者无须挂号，检查、取药优先；先救治，后缴费；需立即进行心电图、血常规、血糖和头部 CT 检查。若 CT 未见出血，又符合静脉溶栓的标准，与患者和（或）家属沟通后行溶栓治疗。若患者病情较重，NIHSS 评分 > 6 分，则需考虑大血管病变，需进行相关评估以确定是否适合血管内治疗。国家脑防委要求卒中中心从患者进入医院到静脉溶栓（开始静脉用药）的时间（DNT）在 60 min 以内，从进入医院到取栓（穿刺成功）的时间（DPT）要求在 90 min 以内。

2. 静脉溶栓治疗

是最为重要的改善脑血液循环、恢复脑血流的措施，在发病 4.5 h 的时间窗内，有适应证的缺血性脑卒中患者可行重组组织型纤溶酶原激活剂（rt-PA，阿替普酶）溶栓，6 h 内可行尿激酶静脉溶栓治疗。欧洲卒中组织（ESO）2021 年急性缺血性卒中静脉溶栓指南建议将 rt-PA 静脉溶栓时间窗扩展为发病后 4.5 ～ 9 h，但需 CT 或 MRI 证实核心 / 灌注区域失配。rt-PA 溶栓后结局：13% 恢复正常，20% 明显改善，65% 无变化，2% 加重，1% 严重残疾或死亡。通过通俗易懂的宣教，如北京天坛医院杜万良教授总结的溶栓前谈话"病是脑梗死、建议你溶栓、再通获益大、出血概率小"，让患者在最短时间内了解溶栓的获益与风险，从而尽快用上溶栓药。无溶栓条件的医院需尽快将患者转入具备溶栓条件的卒中中心（图 2-4）。

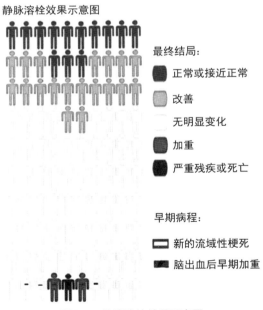

图 2-4　静脉溶栓效果示意图

3. 急诊血管内手术治疗

包括桥接、机械取栓、血管成形和支架术，主要用于大血管病变患者，通过血栓抽吸、支架取栓等方式实现血管再通。可与溶栓治疗联用，发病 6 h 内的患者，可行桥接（先溶栓后血管内治疗）/ 血管内取栓治疗；发病 6 ～ 24 h 内的患者，经过多模影像评估，符合适应证的患者可行血管内治疗。对于重症患者或 NIHSS 评分＞ 6 分的急性缺血性卒中患者，如果接诊医院无取栓条件，需尽快将患者转入具备取栓条件的高级卒中中心。

4. 急性缺血性卒中的其他急性期治疗

溶栓、取栓患者术后应密切观察病情变化，按时间节点进行 NIHSS 评分，评估有无再梗死或出血现象。无论是否溶栓或取栓，都应密切观察患者症状和体征的变化，预防和处理可能发生的进展性卒中。除了血压、血糖的管理，抗血小板和调脂治疗，重症患者需入住 NICU，监测生命体征，降颅内压，防止并发症。另外，依达拉奉是一种抗氧化剂和自由基清除剂，具有改善急性缺血性卒中患者功能结局的作用。依达拉奉右莰醇注射用浓溶液兼具依达拉奉的抗氧化、自由基清除作用以及右莰醇的抗炎、对抗谷氨酸兴奋性毒性作用，并且具有线粒体保护功能。大型临床研究证明，依达拉奉右莰醇的临床疗效优于依达拉奉，相较依达拉奉组，依达拉奉右莰醇组显著提高了患者 90 d 功能独立（mRS 评分≤ 1 分）的比例（OR=1.42），同时将治疗时间窗延长至 48 h，极大提高了用药的适应人群范围。丁苯酞注射液和胶囊可促进侧支循环建立，具有改善缺血区微循环的作用。

5. 非心源性缺血性卒中患者的抗血小板治疗

（1）阿司匹林（50 ～ 325 mg/d）或氯吡格雷（75 mg/d）单药治疗均可作为缺血性脑卒中首选抗血小板药物治疗。吲哚布芬胃肠道反应少且出血发生率低，可作为阿司匹林不耐受或胃肠道反应较大患者的替代治疗（100 mg，2 次 / 天）；西洛他唑（100 mg，2 次 / 天），消化道出血发生率低，可用于非心力衰竭、非冠心病患者。

（2）未接受静脉溶栓治疗的轻型缺血性脑卒中患者，在发病 24 h 内启动双联抗血小板治疗（DAPT）（阿司匹林 100 mg/d 联合氯吡格雷 75 mg/d），并持续 21 d，后可改为单药。

（3）发病 30 d 内伴有症状性颅内动脉严重狭窄（狭窄率 70% ～ 99%）的缺血性脑卒中或 TIA 患者，应尽早给予阿司匹林联合氯吡格雷治疗 90 d，再改为单抗治疗。

（4）对于中、高危复发脑卒中患者，在发病 24 h 内启动 DAPT（阿司匹林 100 mg/d 联合氯吡格雷 75 mg/d），并持续 21 d，后可改为单药氯吡格雷 75 mg/d，总疗程为 90 d；然后阿司匹林（100 mg/d）或氯吡格雷（75 mg/d）单抗长期用药。

6. 心源性脑卒中患者的抗栓治疗

（1）对伴有房颤（包括阵发性）的缺血性脑卒中或 TIA 患者，推荐使用口服华法林抗凝治疗，预防血栓栓塞再发。华法林的目标剂量是维持 INR 在 2.0 ～ 3.0。

（2）新型口服抗凝药物可作为华法林的替代药物，包括达比加群酯、利伐沙班、阿哌沙班和依度沙班，选择何种药物应考虑个体化因素。

（3）无法接受抗凝治疗的心源性脑卒中或 TIA 患者可选择阿司匹林（100 mg/d）或氯吡格雷（75 mg/d）单抗治疗。目前，国内许多高级卒中中心应用药物基因组学检测技术，践行精准给药模式，通过血栓弹力图（TEG）监测分析，指导抗栓药物方案的优化配伍。

7. 缺血性卒中的中医治疗

以整体观念和辨证论治为原则，根据病类可分为中经络（神志清楚）和中脏腑（神志不清，出现嗜睡、昏睡、浅昏迷或深昏迷）。根据证候要素，中风病急性期多以风、火、痰、瘀证候要素为主，恢复期和后遗症期多逐渐转为痰、瘀、气虚、阴虚证候要素为主，血瘀证候要素贯穿该病全程。证候演变具有动态时空特征，根据病程进展的不同时点，辨别出相应的证候要素及其组合特征，指导临床用药，判断预后。该病证候要素的判断可依据《缺血性中风证候要素诊断量表》进行，每一证候要素的得分是将诊断这一证候要素的各项得分相加而成，证候要素诊断得分 ≥ 10 分为该证候要素诊断成立。

专家建议，脑卒中急性期 24 h 内应遵循西医相关脑卒中救治流程；应发挥中医药在防未病中的作用，分期联合使用中成药，充分挖掘中医药治疗脑卒中的独特作用；中医药对脑卒中的疗效仍需更进一步开展循证医学研究。

（五）出血性脑卒中的急性期治疗

头部 CT 确诊为脑出血或蛛网膜下腔出血后尽快转至有

治疗条件的神经外科或神经内科治疗；应立即分诊至卒中单元或神经重症监护病房。脑出血缺乏特异性措施，急性期控制血压和稳定生命体征，尽快明确病因，根据病情采取保守治疗或手术治疗（微创血肿穿刺引流术、开颅手术）等；蛛网膜下腔出血尽早完善脑血管造影明确病因，针对动脉瘤等病因进行治疗（血管内治疗或夹闭术治疗）以防再出血，同时积极控制相关并发症。

（六）新型冠状病毒肺炎防疫期间湖北省脑卒中绿色通道管理

湖北省脑血管病防治学会在《中国临床神经外科》杂志2020年第4期发表了《新型冠状病毒肺炎防疫期间湖北省脑卒中绿色通道管理》。

1. 基本原则

对于确诊或高度疑似脑卒中患者，应立即开放急诊绿色通道，优先出诊、优先转运、优先检查、优先治疗。同时，工作人员应加强防护意识。

早筛查，尽早发现疑似/确诊 COVID-19 患者。普通患者测体温，完善胸部 CT、血常规等检查。对于 14 d 内有发热、咳嗽等呼吸道症状，或 COVID-19 密切接触史患者，急诊完善胸部 CT、血常规、血清 2019nCov 抗体和咽拭子核酸检测等。

对于确诊 COVID-19 的急性脑卒中患者，原则上就地隔离，应实施单间隔离和三级防护，由神经内科会诊，迅速制订诊疗方案，并按程序上报医务部。对于疑似 COVID-19 的急性脑卒中患者，应实施单间隔离和二级以上防护，院内专家会诊，并按程序上报医务部。如果疑似/确诊COVID-19确实需要急诊介入手术，应在指定专用手术室进行，术后转入具有负压层流条件的监护室进行单间隔离。溶栓/取栓知情同意书应由无COVID-19密切接触史的家属签署。有COVID-19密切接触史的家属可在隔离状态下通过电话沟通并录音作为凭证。谈话医师和家属均佩戴外科口罩，保持1m以上距离。无家属者，按常规流程上报医务部备案。

2. 卒中绿色通道

在COVID-19感染高风险地区，神经科急诊和卒中绿色通道医护人员采用三级防护；中、低风险地区，神经科急诊和卒中绿色通道医护人员采用二级防护；卒中绿色通道的诊室需固定，应定期消毒；诊室、药房、CT室、急诊检验室、DSA手术室等与发热门诊严格分开。患者及陪同家属行体温测量。询问病史，初步判断是否卒中。询问14d内行程、COVID-19密切接触史和有无发热、咳嗽等不适。如果有以上经历、症状或体温 ≥ 37.3℃，视为COVID-19可疑患者，急诊单间隔离处理。对疑似脑卒中的患者，要求45min内完成头颅CT、血常规、急诊生化、凝血功能检查，并采用（NIHSS）评分评估神经功能；同时完成COVID-19筛查，行急诊胸部CT、血清2019nCoV抗体检测；可疑COVID-19患者加做咽拭子核酸检测。COVID-19可疑患者按发热患者诊治路线，相关工作人员做好标准防护，陪同检查；患者及陪同家属均应全程戴好一次性口罩、帽子。

3. 静脉溶栓

对于明确诊断急性缺血性脑卒中患者，如果能完全排除COVID-19，按照卒中中心的常规流程进行救治。疑似/确诊的COVID-19患者，在首诊医院急诊隔离病房进行溶栓治疗。医护人员做好标准三级防护。使用一次性床单，治疗接触后进行终末消毒。溶栓成功后，患者在医院缓冲隔离病房进行观察。后续如果排除COVID-19，则安排转入神经内科治疗；如果确诊为COVID-19，病情稳定后转入定点医院隔离病房进行后续治疗。

4. 介入治疗

对于疑似/确诊的COVID-19患者，MRI、CTA、CTP等检查环节及运送环节均应在二级以上防护条件下进行。对于转运，由神经介入医师陪同，经专用通道及专用电梯至定点导管室，从患者通道进入指定隔离机房；如果COVID-19可疑患者需进行介入治疗，应在指定负压导管间或专用导管间进行，术后收入指定的负压/隔离病房。

非COVID-19的患者，术者及技、护人员二级防护，即穿工作服、戴工作帽、戴医用防护口罩、戴护目镜/防护面屏、穿一次性隔离衣，患者佩戴医用外科口罩或不带呼气阀的N95口罩。COVID-19可疑或确诊患者，术间工作人员采取三级防护（术者、助手、手术护士、技师），即戴医用防护口罩、戴护目镜/防护面屏、穿一次性医用防护服、戴一次性乳胶手套、穿长筒鞋套，不进入术间的控制间护士可二级及以上防护；导管室应有缓冲间，供术者穿脱隔离衣。

COVID-19 可疑或确诊患者手术时，在机房门外悬挂警示牌，避免无关人员进入手术区域。使用一次性手术包和一次性手术器械、辅料、耗材。如果需吸氧，采用面罩吸氧方式。一次性防护物品一台一换（包括 DSA 球管罩、操作面板罩、铅挡帘罩及手术巾、手术单等）。输液架、心电监护仪、高压注射器、呼吸机等也需使用一次性塑料薄膜罩套。术毕医疗垃圾分类及周围环境消毒。COVID-19 可疑或确诊患者手术时，关闭专用术间空调，若有独立的新风系统及空气净化器应呈持续开启状态。负压手术间术中保持术间负压状态。手术间开放 1 个进入通道。精简手术人员，手术动作应轻柔。室内人员在手术中不得离开手术间，室外人员无特殊情况不得进入感染手术间。尽量减少地面污染，地面、物面有污液、污血需及时用 5000 mg/L 有效含氯消毒溶液擦拭。所有垃圾均弃于双层医疗垃圾袋内。

术后，COVID-19 可疑或确诊患者转入指定的负压隔离监护室，进行单间监护。参与人员按更换手套，脱防护衣、脚套，脱手套后七步法手法，再脱口罩、防护目镜等，洗手、沐浴更衣后离开手术室。对手术间及设备执行终末消毒，按照国家规范正确处置手术器械和医疗废物。转运床、未使用介入耗材均行消毒处理。

5. 神经外科相关建议

对于巨大脑内血肿等危及生命的患者，在加强防护的前提下仍应积极抢救。对于颅内动脉瘤破裂等，在尽快完成 COVID-19 筛查后限期手术。在做头部 CT 的同时，争取同时完成肺部 CT 和头颈部 CTA，为决定进一步治疗提供依据。DSA 检查只在必要时做。首选微创治疗方法，如钻孔引流术、介入治疗等。

加强医护人员的防护意识和装备，采取二级甚至三级防护；在负压手术间（导管间）或者独立的手术间（导管间）手术。首选局麻手术。需要全麻时，首选喉罩。

（七）脑卒中的康复治疗

循证医学已证实，规范的康复治疗可降低急性脑血管病致残率，提高患者的生存质量。脑卒中康复管理应采取多学科、多专业人员的团队工作方式，除常规的脑卒中抢救治疗外，还应该能够为卒中患者提供肢体功能训练、语言训练、生活活动训练、认知训练、心理康复和健康教育等全面的管理和系统康复。

1.运动功能的康复训练

包括传统的肌力增强训练、关节活动度训练、神经生理学方法如 Bobath 方法、本体感觉性神经肌肉促进法等，以及新兴的康复训练技术如强制性运动疗法（constraint-induced movement therapy，CIMT）、减重步行训练、运动再学习方案等。各种方案都有其理论基础和临床应用实践，并且都有其侧重点和优缺点。在治疗卒中后运动功能障碍方面，没有证据表明任何一种康复治疗方法优于其他方法，治疗师可以根据各自掌握的理论体系和患者的功能障碍特点，以具体任务为方向，综合实施康复治疗方案。

2. 感觉障碍的康复训练

可采用特定感觉训练和感觉关联性训练以提高其触觉和肌肉运动知觉等感觉能力，也可采用经皮电刺激联合常规治疗提高患者的感觉能力。

3. 语言功能的康复训练

尽早由言语治疗师对存在交流障碍的卒中患者从听、说、读、写、复述等几个方面进行评价，给予针对语音和语义障碍的治疗，并且早期进行康复训练，适当增加训练强度，集中强制性语言训练有助于以运动性失语为主的语言功能恢复。

4. 认知障碍和情绪障碍的康复

首先建议应用简易精神状态检查量表（MMSE）、蒙特利尔认知评估量表（MoCA）、长谷川痴呆量表（HDS）和韦氏成人智力量表（WAIS）等进行认知功能评定；应用汉密尔顿焦虑量表（HAMA）、汉密尔顿抑郁量表（HAMD）进行卒中后焦虑抑郁筛查。可使用胆碱酯酶抑制剂改善卒中后认知功能。卒中后情绪障碍可使用选择性 5- 羟色胺再摄取抑制剂西酞普兰等经典抗抑郁药物，或舒肝解郁胶囊、解郁丸等中成药治疗以及心理治疗。

5. 吞咽障碍的康复

应由治疗师对卒中患者尽早完成标准的吞咽功能床旁评价，应用 "Shaker" 疗法、热触觉刺激、神经肌肉电刺激等方法进行吞咽功能训练，对不能经口维持足够营养和水分者，应考虑肠内营养。短期（4 周内）可采用鼻胃管，不能耐受鼻胃管或有反流或误吸高风险的患者可选择鼻肠管喂养，需长期胃肠营养者（＞4周）建议给予经皮内镜下胃造瘘喂养。需要长期管饲者应定期评估营养状态和吞咽功能。

6. 尿便障碍的康复

急性卒中患者应常规进行膀胱功能评价，卒中后尿流动力学检查是膀胱功能评价的方法之一。使用弗雷尿管超过48h将增加尿道感染的风险，建议尽早拔除；如需要继续使用，建议用有抗菌作用的导尿管如银合金涂层导尿管，而且应尽早拔除；还需要为尿便障碍的患者制订和执行膀胱、肠道训练计划。

三、脑卒中的二级预防

我国脑卒中后1年复发率高达17.1%，因此卒中后二级预防尤为重要。缺血性卒中二级预防策略除前文中危险因素的干预，也包括抗栓治疗、降脂治疗、血压管理和血糖管理等。在医生指导下长期规律服药，抗血小板聚集和调脂药是药物治疗的基石，有心房纤颤的患者应遵医嘱使用抗凝药物，并监测凝血功能。

不同病因的卒中，抗栓治疗策略不同，需遵健康处方长期服用。对于非心源性卒中，选择抗血小板聚集药物（阿司匹林、氯吡格雷、吲哚布芬、阿司匹林和双嘧达莫复方制剂）单药或者联合用药进行抗栓治疗；对非瓣膜病心源性卒中和TIA，华法林和新型口服抗凝药（达比加群酯、利伐沙班、阿派沙班以及依度沙班）可作为二级预防的首选药物；对于机械瓣置换术后卒中，使用华法林抗凝治疗；不明原因栓塞性卒中，需针对潜在的发病机制选择个体化抗栓治疗策略。抗栓治疗需遵循医嘱及定期复查血常规、粪便隐血、凝血功能等。

血脂管理是缺血性卒中二级预防的重要核心策略，对于年龄≤75岁以及极高风险动脉粥样硬化性心血管疾病的急性缺血性卒中患者，应使用高强度他汀类药物治疗，将LDL-C水平降低≥50%。长期使用他汀类药物治疗总体上是安全的，但需要在医生指导下使用。在治疗前及治疗中，应定期监测肌痛等临床症状及肝酶（谷氨酸和天冬氨酸氨基转移酶）、肌酶（肌酸激酶），如出现监测指标持续异常并排除其他影响因素，应及时减药或停药观察（参考：肝酶＞3倍正常上限，肌酶＞5倍正常上限时停药观察）。

推荐意见：脑卒中科普宣教的内容包括了解脑卒中危险因素、如何控制危险因素；急性脑卒中的快速识别及呼救，溶栓和取栓的时间窗、获益和风险；脑卒中的康复和二级预防。

第五节 脑卒中患者的随访及健康档案管理

对脑卒中患者进行随访并建立健康档案可降低卒中复发率。对所有出院患者相关资料进行登记，建立档案，由专人（脑心健康管理师）负责。通过电话、微信、面谈及健康管理医患互动网络平台等方式进行随访，了解患者出院后的治疗效果、病情变化和恢复情况，指导患者用药、康复以及病情变化后的处置，更好地进行脑卒中二级预防。

对病情复杂、危重，治疗用药不良反应较大的患者，出院后应随时随访；需长期治疗的慢性患者出院 2～4 周内应随访一次，此后 3 个月、6 个月、1 年随访一次。定期监测血压，复查血糖、血脂、心电图、颈部血管超声、脑 CT、MRI 等评估卒中风险，并根据检查结果调整干预方案，可实施医疗处方和健康处方的"双处方"干预方案。

目前我国缺血性卒中患者二级预防依从性受患者年龄、受教育程度、认知功能和日常生活能力的影响，一些患者对随访工作不理解，认为电话等方式的随访是一种"打扰"。住院期间医生对随访重要性的讲解以及相对标准化的出院指导、规范的处方、定期卒中门诊复诊可提高二级预防的依从性，从而降低脑血管事件的发生。

推荐意见：健康管理师应为脑卒中高危人群建立健康档案，并进行随访等持续干预管理。

通过对脑卒中知识的科普工作，必将使更多的医务工作者和患者了解卒中预防和治疗的知识。通过控制危险因素、调整生活方式，早期有效的治疗和康复措施以及卒中后的二级预防，可降低高危人群的卒中风险，改善卒中患者的预后。

（常丽英　何小明　梅　斌）

参考文献

[1] Edaravone Acute Infarction Study Group. Effect of a novel free radical scavenger, edaravone（MCI-186），on acute brain infarction. Randomized，placebo-controlled，double-blind study at multicenters [J]. Cerebrovasc Dis，2003，15（3）：222-229.

[2] 顾学兰，丁新生，狄晴 . 依达拉奉注射液治疗急性脑梗死的临床疗效评价 [J]. 中国新药与临床杂志，2005，24（2）：113-116.

[3] 张明，徐丽君，邓丽影 . 依达拉奉注射液治疗急性脑梗死疗效及安全性随机双盲多中心研究 [J]. 中国新药与临床杂志，2007，26（2）：105-108.

[4] Wu HY，Tang Y，Gao LY，et al. The synergetic effect of edaravone and borneol in the rat model of ischemic stroke [J]. Eur J Pharmacol，2014，740: 522-531.

[5] Granger RE，Campbell EL，Johnston GAR，et al.（+）- And（-）-borneol: efficacious positive modulators of GABA action at human recombinant alpha1beta2gamma2L GABA（A）receptors [J]. Biochem Pharmacol，2005，69（7）:1101-1111.

[6] Du GH，Gao M，Shi LL，et al. Effects of Edaravone-Dexborneol on the global cerebral ischemia stroke in rats [J]. 2021，ESOC:1264.

[7] Xu J，Wang AX，Meng X，et al. Edaravone Dexborneol Versus Edaravone Alone for the Treatment of Acute Ischemic Stroke: A Phase III，Randomized，Double-Blind，Comparative Trial [J]. Stroke，2021，52（3）：772-780.

[8] 孙海欣，王文志，江滨，等 . 中国四城市社区居民卒中知识水平相关因素分析 [J]. 中国卒中杂志，2012，7: 618-625.

[9] Zeng Y，He GP，Yi GH，et al. Knowledge of stroke warning signs

and risk factors among patients with previous stroke or TIA in China [J]. J Clin Nurs，2012，21: 2886-2895.

[10] Yang J，Zheng M，Cheng S，et al. Knowledge of stroke symptoms and treatment among community residents in western urban China [J]. J Stroke Cerebrovasc Dis，2014，23（5）: 1216-1224.

[11] Cieza A，Causey K，Kamenov K，et al. Global estimates of the need for rehabilitation based on the Global Burden of Disease study 2019: a systematic analysis for the Global Burden of Disease study 2019 [J]. Lancet，2021，396（10267）: 2006-2017.

[12] 王陇德，刘建民，杨弋，等. 我国脑卒中防治仍面临巨大挑战——《中国脑卒中防治报告2018》概要 [J]. 中国循环杂志，2019，2: 105-119.

[13] 王拥军，李子孝，谷鸿秋，等. 中国卒中报告2019 [J]. 中国卒中杂志，2020，12，1145-1163.

[14] Gao YL，Jiang B，Sun HX，et al. The burden of stroke in China: results from a nationwide population-based epidemiological survey [J]. PLos One，2018，13（12）: e0208398.

[15] 李芹，彭小祥. 社区居民对脑卒中危险因素及预警症状知晓率的调查分析 [J]. 中西医结合心脑血管病杂志，2018，16（19）: 2882-2886.

[16] 江旭，董四五，王亚刚，等. 社区居民脑卒中相关知识认知水平的现状调查 [J]. 中国社区医师，2017，33（26）: 150-151.

[17] 徐梅英，田胜杰. 脑卒中患者对黄金救治时间和早期症状的知晓度 [J]. 河南医学研究，2021，4（30）: 1772-1774.

[18] 郝军，王晓成. 首次住院脑梗死患者对脑卒中一级预防知识的知晓水平调查分析 [J]. 解放军预防医学杂志，2017，（10）: 1215-1217.

[19] Yoon SS，Heller RF，Levi C，et al. Knowledge of Stroke Risk Factors，Warning Symptoms，and Treatment Among an Australian Urban Population [J]. Stroke，2001，32: 1926-1930.

[20] Sen U，Mishra PK，Tyagi N，et al. Homocysteine to Hydrogen Sulfide or Hypertension [J]. Cell Biochem Biophys，2010，57（2-3）: 49-58.

[21] 王文志，龚涛，刘鸣，等．中国脑血管病一级预防指南 2019 [J]. 中华神经科杂志，2019，（9）：684-709.

[22] 曹学兵，张兆辉，彭小祥，等．急性后循环缺血性卒中早期识别和评估专家共识 [J]. 卒中与神经疾病杂志，2021，4（28）：245-251.

[23] 彭小祥，徐志鹏，李俊．新型冠状病毒肺炎防疫期间湖北省脑卒中绿色通道管理 [J]. 中国临床神经外科杂志，2020，25（4）：254-256.

[24] 周华东，王延江，等．中国头颈部动脉粥样硬化诊治共识 [J]. 中华神经科杂志，2017，50（8）：572-578.

[25] 徐运，刘鸣，崔丽英，等．中国无症状脑梗死诊治共识 [J]. 中华神经科杂志，2018，9: 692-698.

[26] 王拥军，王春雪，缪中荣，等．中国缺血性脑卒中和短暂性脑缺血发作二级预防指南 2014 [J]. 中华神经科杂志，2015，48（4）:258-273.

[27] 张通，刘鸣，赵军，等．中国脑卒中早期康复治疗指南 [J]. 中华神经科杂志，2017，50（6）：405-412.

[28] 黄久仪，王文志，等．脑血管健康管理和脑卒中早期预防专家共识 [J]. 中华健康管理学杂志，2017，11（5）：397-407.

[29] 林敬，杨梅，刘鸣．从患者和大众角度开展脑卒中防治的实效性科普宣教工作 [J]. 中华全科医师杂志，2019，18（2）：193-195.

第3章
脑卒中高危人群筛查工作指导规范

脑卒中是我国人民群众生命健康的"头号杀手",具有发病率高、复发率高、致残率高、死亡率高及经济负担重的特点。(GBD)数据显示,2017年我国卒中总体发病率为226/10万,其中缺血性卒中为156/10万,出血性脑中为62/10万。据第六次人口普查数据推算,我国每年新发卒中患者300余万,平均每10 s就有1人发生脑卒中。我国40岁及以上卒中现患病人数1318万。卒中防治理念逐步实现"防、治、管、康、健"五位一体全流程健康管理新模式的转变。在疾病防治、管理和康复基础上,增加患者自身健康管理理念,实现患者健康教育、危险因素控制、治疗康复、随访管理及自我健康管理理念提升,建立卒中全流程、全周期、个体化防治模式。进行有效的筛查和综合干预是降低脑卒中致残率和死亡率、提高生存率和生存质量的重要手段,国家脑卒中筛查与防治工程委员会2019年发布了《脑卒中人群筛查与防治技术规范》。

为着力解决影响群众健康的心脑血管病、癌症、慢性呼吸系统病三类重大疾病,高血压、糖尿病两种基础疾病,出生缺陷、儿童青少年近视、精神卫生三类突出公共卫生问题（简称"323"健康问题），不断提升全省人民健康获得感，打造健康中国行动的"湖北样板"，2021 年 1 月湖北省人民政府办公厅印发《湖北省影响群众健康突出问题"323"攻坚行动方案（2021—2025 年）》明确要求，"针对'323'健康问题，加大筛查与干预力度"，"以地市为单位，基本摸清辖区内重点健康问题状况、影响因素和疾病负担，开展危险因素健康干预与疾病管理队列研究"，"加强筛查数据信息利用，科学开展患病风险评估和干预指导"。2018 年湖北省卫生和计划生育委员会制订了《湖北省脑卒中综合防治工作方案》，截至 2021 年 5 月，在湖北省脑卒中防治工作委员会的领导下，湖北省已拥有示范高级卒中中心单位 3 家，高级卒中中心单位 22 家（含建设单位），卒中防治中心 104 家（含建设单位），已覆盖全省 13 个地市州，完成了湖北省的卒中防治网络建设。在上述理论指导的基础上，结合湖北省开展脑卒中早期筛查的实践经验与研究成果，专家组撰写了本规范。

第一节　脑卒中风险筛查与评估

一、脑卒中危险因素与脑血管健康状态

（一）脑卒中危险因素分类

脑卒中危险因素是指导致脑卒中的发病率和死亡率增加，具有重要归因危险或通过基本的健康干预手段能够改变，

并且在人群中比较容易观察测量的那些健康危险因素，包括 8 项危险因素与 2 项既往史：高血压、血脂异常、糖尿病、房颤或瓣膜性心脏病、吸烟史、明显超重或肥胖、运动缺乏、脑卒中家族史、既往脑卒中、既往 TIA。

脑卒中主要危险因素的流行特点如下。

1. 高血压是脑卒中发病的主要危险因素，我国高血压患病率呈持续上升趋势，2012 年我国 15 岁以上人群高血压患病率为 24%，城乡居民患病率差异缩小。成年正常高值血压检出率亦呈上升趋势。

2. 男性吸烟率高，我国 15 岁以上男性现吸烟率为 52.9%，女性吸烟率为 2.4%，且二手烟暴露水平较高。

3. 血脂异常患病率明显增加，总胆固醇 ≥ 6.22 mmol/L 的患病率在 18 岁以上的男性和女性中分别为 3.4% 和 3.2%。

4. 糖尿病患病率明显低于西方发达国家，但近 10 余年来呈明显增加趋势，成年人糖尿病发病率为 11.6%，其中新诊断的糖尿病占 8.1%；糖尿病患病率城市高于农村。

5. 超重、肥胖率呈进一步上升趋势，成人超重率、肥胖率分别达到 30.6% 和 12.0%。

6. 体力活动明显不足，成年人经常参加体育锻炼率仅为 11.9%。

7. 不合理膳食，我国居民总能量摄入量下降，碳水化合物供能比减少，但脂肪供能呈明显上升趋势；膳食胆固醇摄入量明显增加，食盐摄入大大超标，蔬菜水果摄入量较少。

二、脑卒中危险因素综合评估

筛查人群脑卒中风险的评估是为了了解一般人群脑血管健康状况，评估其未来可能具有发生脑血管事件的潜在风险；通过对脑血管健康状况的了解，识别高危险因素和高风险个体，开展针对性与个体化的健康管理，降低综合风险指数，达到预防脑卒中或延迟发生脑卒中的目的。我国脑卒中筛查人群推荐采用我国《脑卒中人群筛查评估表》（附 2）。脑卒中是多种脑血管病危险因素共同作用的结果。实际上，仅存在单一危险因素的情况少见，更多的是并存多种危险因素，聚集发生，而且脑卒中的危险性也取决于同时具有的危险因素数目及其程度。如何根据个体危险因素水平综合评估未来发生脑卒中的危险，对指导体检人群脑卒中预防和健康管理有重大意义。

脑卒中人群筛查核心内容是：针对高发地区 40 岁以上常住居民开展脑卒中危险因素的筛查和风险评估，对筛选出的低危人群进行健康宣教和定期体检，对中危人群根据个体特点进行干预指导，对高危人群进行进一步检查，并开展综合干预。定期对中危、高危人群进行随访。如发现颈部血管病变患者或疑似脑卒中患者，则转诊到医院进行进一步诊断与治疗。通过有组织地开展脑卒中人群筛查及综合干预工作，提高脑卒中知晓率、治疗率和控制率，逐步降低发病率增长速度，减轻家庭和社会的负担，并推动脑卒中防治工作由疾病治疗向健康管理的转变。

（一）脑卒中风险定性评估

脑卒中危险因素定性评估一般指个体是否存在脑卒中危险因素及其性质和特点，据此判断个体是否为脑卒中风险人群。建议参照《脑卒中筛查与防治技术规范》进行人群脑卒中风险筛查及定性评估，并且关注特殊人群（青年患者，妊娠期女性）的潜在危险因素识别。

（二）脑卒中风险定量分层评估

定量分层评估是根据既往病史、危险因素水平将个体分成"低危""中危""高危"三个层次。这种分级判断对制订个体健康管理处方及健康促进方案和估计预后十分重要。

（三）综合评估报告

综合评估报告的种类和组合多种多样，比较理想的组合是一份个体化筛查报告，包括个体脑卒中健康风险评估的结果和筛查后健康教育与健康指导建议信息，结合既往及本次筛查相关结果，进行汇总分析，凝练出脑卒中的主要危险因素与风险结果，建立个人脑卒中筛查档案，并提出个体化与差异化的健康处方及健康促进方案和随访意见。

第二节　脑卒中高危人群筛查方案与干预流程

一、筛查与综合干预流程图

具体见图 3-1。

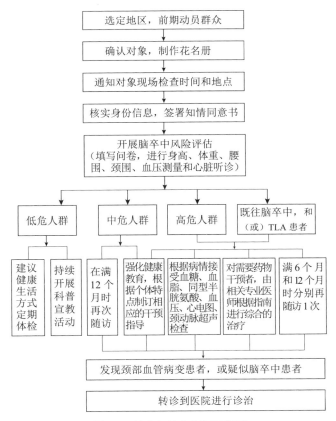

图 3-1　筛查与综合干预流程图

二、脑卒中人群筛查实施方案

（一）筛查

1. 筛查地区的选择

由我省当地卫生健康行政部门在充分考虑地域、经济和少数民族分布等因素后，选择公共卫生工作基础好，医疗服务网络比较健全，当地卫生行政部门高度重视，相关医疗机构领导及医务人员参与积极性高，地区人群健康档案较完善，人口年龄、性别结构合理，脑卒中疾病负担较重的地区开展工作。

2. 医疗机构的选择

进行脑卒中筛查的医疗机构，实行分级诊疗制度。乡镇卫生院、社区卫生服务中心，有能力进行脑卒中筛查常规必查项目，进行血糖、血脂、心电图等的检查，要开展学习脑血管超声检查，提高脑卒中高危人群的筛查水平。二级医疗机构或以心脑血管病为特色的专科医院需具备神经内科、心内科、内分泌科、急诊科、康复科、超声科、影像科等诊疗科目。具备开展脑卒中筛查与综合干预工作相应的硬件设备，可进行脑卒中筛查专项推荐项目的检查，并有一定数量的血管超声、放射影像、临床检验、康复、护理、健康教育等专业技术人才，接受培训后能够提供规范的脑卒中筛查及综合干预服务。湖北省基层防治站需要鼓励向二级医疗机构看齐。三级医院除上述要求之外，可完成脑卒中筛查专项备选项目的检查，如高分辨磁共振，双源 CT 或者 PET-CT。如果筛查结果提示需要完善进一步检查，必须转至上一级医院。确定医疗机构后，各县（区、市）级管理机构对实施的医疗机构进行备案管理。

3. 筛查对象纳入标准与排除标准

适用对象纳入标准为：① 40 岁以上成年人；②当地常住居民（居住超过半年以上）；③自愿参加并签署知情同意书。排除标准为：具有重大疾病不能配合检查者。

4. 筛查方案

由经培训的工作人员向参加筛查的对象介绍筛查的目的、意义以及接受服务的获益和可能的危险，宣读知情同意书，回答对象提出的问题，在自愿的原则下签署知情同意书（筛查）（附 1）。

由接受统一培训的工作人员进行问卷调查，采集筛查对象的个人基本信息、生活方式、家族史、疾病史和服药史等信息。由医护人员进行体格检查，包括身高、体重、腰围、颈围、心脏听诊、血压测量等。将调查信息与体格检查信息填入《脑卒中人群筛查评估表》（附 2）。

5. 筛查结果评估与诊断

根据调查和体格检查结果对危险因素进行判断，包括以下内容：①高血压（符合以下任意一条即可）：a）二级以上医院诊断的既往病史；b）本次筛查测量结果显示血压升高 [收缩压 ≥ 140 mmHg 和（或）舒张压 ≥ 90 mmHg]；②房颤或瓣膜性心脏病：具有二级及以上医院诊断的既往病史；③吸烟：一生中连续或累积吸烟 6 个月及以上；④血脂异常：具有二级及以上医院诊断的既往病史;⑤糖尿病:具有二级及以上医院诊断的既往病史;⑥很少进行体育锻炼:以每周运动≥3次、每次中等强度及以上运动≥30 min或从事中、重度体力劳动者视为经常有体育锻炼。反之,则为缺乏运动。其中,中等体力劳动是指手和臂持续动作(如锯木头等);臂和腿的工作(如卡车、拖拉机或建筑设备等运输操作);臂和躯干的工作(如锻造、风动工具操作、粉刷、间断搬运中等重物、除草、锄田、摘水果和蔬菜等)。重度体力劳动是指臂和躯干负荷工作(如搬重物、铲、锤锻、锯刨或凿硬木、割草、挖掘等);⑦明显超重或肥胖:体质指数(BMI)≥28为肥胖,体质指数=体重(kg)/身高^2(m^2);⑧脑卒中家族史或既往病史:具有二级及以上医院明确诊断的脑卒中家族史、既往脑卒中病史或短暂性脑缺血发作(TIA)病史者。

综合各项危险因素调查结果,对脑卒中患病风险进行评估。高危人群的判定依据为:具有高血压、血脂异常、糖尿病、房颤或瓣膜性心脏病、吸烟史、明显超重或肥胖、缺乏运动、脑卒中家族史等8项脑卒中危险因素中3项及以上者,或有短暂性脑缺血发作,或既往有脑卒中病史者。中危人群的判定依据为:具有3项以下危险因素,但患有高血压、糖尿病、心房颤动或瓣膜性心脏病中至少一种疾病者。低危人群的判定依据为:具有3项以下危险因素,且未患高血压、糖尿病、心房颤动或瓣膜性心脏病等任何一种慢性病者。将筛查对象的评估结果填入《脑卒中人群筛查评估表》(附2)。筛查对象每2年接受一次筛查与评估。

（二）质量控制

工作开展期间，需对本地区工作承担单位进行现场考核和质量控制。针对组织动员、流行病学调查、现场体格检查、实验室检查等多个环节进行质量控制，确保工作严格按照方案实施。要求每次现场考核均应留存考核报告，考核中发现的问题应及时解决，必要时还要对承担单位提供培训支持和技术帮助。

三、管理机构及医疗卫生机构职责

（一）当地卫生健康委员会

湖北省卫生健康委员会负责出台脑卒中人群筛查及综合干预技术方案，定期对推广技术的地区进行工作质量和疾病防控效果评估。市级卫生健康行政部门负责确定本市开展工作的县、区，组织开展全市工作效果评估。

市级以下各级卫生健康行政部门负责组织开展辖区内技术推广工作，制订工作方案，成立技术指导组，承担人员培训、技术指导、质量控制和督导评估等工作。指定具体承担技术推广任务的医疗卫生机构开展工作。协调有关部门开展宣传教育、社会动员，保障各项工作开展。

（二）当地疾病预防控制机构

负责开展相关工作，了解当地脑卒中疾病负担情况。组织开展脑卒中防控的健康教育以及健康生活方式宣传。组织开展宣传动员，发动群众积极参与脑卒中人群筛查及综合干预。

（三）当地医疗机构

基层医疗卫生机构开展脑卒中人群筛查的问卷调查、体格检查和脑卒中患病风险评估及建档工作。

具备脑卒中诊疗能力的二、三级医院，承担辖区内脑卒中的中、高危人群随访和干预工作，主要职责包括以下内容：①配备开展工作所需的硬件设备；②明确承担任务的科室和人员，根据工作要求制订内部管理规则；③负责安排人员接受培训，开展内部质量控制；④开展脑卒中的中危、高危人群随访和干预工作；⑤收集、整理、储存工作数据信息，及时总结工作经验、发现问题、提出建议；⑥协助开展督导、复查和质量控制；⑦负责检查表等原始文件的建档和归档管理工作。

四、工作评价指标及干预项目绩效考核标准

工作评价及干预项目绩效考核标准具体见表 3-1。

表 3-1　工作评价指标

指标	目标值	计算方法
培训率	100%	指实际接受培训的人数占应培训人数的比例
质量控制完成率	100%	指实际完成质量控制的档案数占应接受质量控制的档案数的比例

具体内容参照"2021 年度脑卒中高危人群筛查和干预项目绩效考核标准"

第三节　脑卒中高危人群筛查内容与步骤

一、脑卒中风险筛查

（一）筛查的目的与原则

在脑卒中风险人群中进行危险因素筛查旨在调查脑卒中风险人群已知的遗传与生活方式及行为危险因素；寻找潜在危险因素，如"脆性斑块"；发现未知的生物学危险因素；明确疾病早期病变或异常；跟踪（复查）监测代谢异常的指标变化；辨识评估亚临床状态与发展趋势，以提高脑卒中风险人群对脑卒中危险因素的知晓率与自我管理能力。

脑卒中筛查机构实施脑卒中危险因素筛查应遵循以下原则：①科学性与准确性原则；②技术先进性与适宜性原则；③便捷性与可及性原则；④规范性与质量可控原则；⑤最佳成本效益原则。

（二）筛查方法和技术

对脑卒中风险人群进行脑卒中危险因素筛查的常用方法，包括危险因素风险评估、常规生化指标检测、脑血管检查、专项生物标记物检查、脑卒中医学影像学检查等。检查推荐采用阶梯式、个体化与规范化筛查路径或流程。

1. 常规必查项目

（1）脑卒中人群筛查评估表：脑卒中人群筛查评估表主要用于收集体检者人口学信息、生活方式（吸烟、饮酒、运动习惯、膳食习惯）、卒中家族史（卒中、冠心病、高血压、糖尿病）、既往病史及控制情况（脑血管病史、心脏病史、高血压、血脂异常、糖尿病）等，这是开展脑卒中风险人群中风险筛查和检出高风险人群的重要基础手段。

推荐意见：将评估表作为脑卒中风险人群筛查的基本手段及必需步骤，所获得的信息是进行脑卒中总体危险评估的重要依据，强调筛查机构在开展脑卒中危险筛查体检前，必须先进行筛查评估。

（2）常规体检及部分实验室检查：主要包括心率、心律、血压及空腹血糖、血脂等实验室检查，十二导联静息心电图等。

推荐意见：将常规体检及部分实验室检查作为脑卒中风险人群筛查的必查项目和危险因素综合评估的信息采集手段，必须常规进行。

（3）颈动脉超声检查：主要检测颈动脉内中膜厚度（intima-media thickness，IMT）、斑块及判断狭窄程度等。研究表明，超声发现颈动脉 IMT 增厚和（或）硬化斑块形成可独立预测中老年人未来发生脑卒中风险，同时还可以评价亚临床颈动脉硬化和全身动脉硬化风险的重要方法及"窗口"，其结果增加了传统危险因素对脑卒中事件的预测价值。

推荐意见：将颈动脉超声作为卒中筛查机构开展脑卒中风险高危人群的必查项目。依据《中国健康体检人群颈动脉超声检查操作规范》与《中国脑卒中血管超声检查指导规范》，检查仪器与技术条件、检查方法与流程、结果记录与判别标准等进行统一和规范。

（4）经颅多普勒（transcranial doppler，TCD）与经颅彩色多普勒超声（transcranial color code sonography，TCCS）利用人类颅骨自然薄弱的部位作为检测声窗，对颅内动脉血流动力学进行评价的一种无创性检查方法。TCD以频谱多普勒为基础分析动脉的功能状态。TCCS是通过彩色血流成像显示颅内动脉的血流充盈及血流动力学参数，但TCCS受颅骨的透声性影响，检测成功率相对低于TCD，将TCD与TCCS联合应用可以明显提高颅内动脉病变的检出率。

推荐意见：将TCD与TCCS检查作为卒中筛查机构开展脑卒中风险高危人群的常规必查项目。依据《中国脑卒中血管超声检查指导规范》，检查方法与流程、结果记录与判别标准等进行统一和规范。

2. 专项推荐项目

（1）CT血管造影（CT angiography，CTA）：CTA是评价脑血管狭窄程度的常用检查方法，除了可以对血管管腔狭窄的部位及严重程度做出准确判断外，还可以评估动脉粥样硬化斑块的分布、大小、形态及性质。

推荐意见：经过脑卒中危险因素分层为高危者，若行颈动脉超声、TCD或TCCS提示动脉狭窄可能，推荐进行CTA对颈动脉及颅内动脉病变进行评价；对中低危人群，不推荐常规进行该项检查。因CT血管造影需要使用碘对比剂，故肾功能不全及碘过敏人群不适合该检查。

（2）磁共振成像血管造影（magnetic resonance angiography，MRA）：MRA 是利用血液中的运动质子为内在流动的标志物，使血管与周围组织形成对比，经计算机处理后显示血管形态和血流特征的一种新型非侵入性血管造影技术。具有无创伤、无放射性损伤、方便安全、成像范围宽、组织分辨率高等优点，临床已广泛用于脑血管狭窄的诊断与评估。

推荐意见：经过脑卒中危险因素分层为高危者，若行颈动脉超声、TCD 或 TCCS 提示脑动脉狭窄可能，推荐进行 MRA 对颈动脉及颅内动脉进行评价；对低危人群，不推荐常规进行该项检查。因磁共振成像特点，对体内有心脏起搏器、电子耳蜗等金属植入者不适合该检查。

（3）数字减影血管造影（digital subtraction angiography，DSA）：DSA 具有清晰显像、分辨率高的优点，被认为是评估颈动脉狭窄程度与闭塞的"金标准"。它能清晰显示血管狭窄或闭塞的部位及程度、累及长度以及是否有分支、侧支血管及末梢血管循环，并可显示狭窄部位有无动脉瘤形成、是否合并其他动脉受累情况，同时它能动态观察血管形态及血流动力学的变化，还可直接进行介入治疗，有利于治疗术式的选择及预后评估。随着三维重建成像（3D DSA）的临床应用，其测量血管的面积狭窄率比直径狭窄率更能精确反映血管的狭窄程度；可多角度观察血管及病变的空间位置关系及管腔内情况；还能准确测量病变血管的直径、狭窄累及长度、狭窄部位横截面积等。

推荐意见：若 CTA、MRA 提示动脉狭窄程度＞50%，需要进一步行狭窄部位处理的人群，推荐行 DSA 检查，以明确动脉狭窄程度、部位、病变特征，必要时行动脉支架植入术或为进一步行动脉狭窄内膜剥脱术等提供影像学资料。因 DSA 需要使用碘对比剂，故肾功能不全及碘过敏人群不适合该检查。

（4）脑灌注成像：脑血管狭窄及脑血管畸形均可导致脑组织全面或局部的灌注异常（过低或过高），从而导致脑血管病的发生（梗死或出血），常规的血管检查并不能反映脑组织的灌注及脑血管侧支循环情况；目前脑 CT 灌注、脑磁共振灌注成像（三维动脉自旋标记 3D-ASL、动态磁敏感对比成像 DSC）均可获得脑灌注的相关参数，指导进一步的脑灌注评价。

推荐意见：经影像学筛查提示动脉狭窄程度＞ 50%，存在脑灌注减低情况；或头颅影像学检查提示脑血管畸形可能的人群；建议视情况选择性完善脑灌注成像检查。

（5）生物标志物筛查：只推荐证据较多的以下指标：① HbA1c 检查不仅可用于诊断糖尿病和评估血糖控制情况，也与卒中危险相关。推荐意见为未确诊糖尿病的脑卒中的中高风险人群，在进行危险评估时，可视情况进行 HbA1c 检测。② Hcy 水平升高是卒中发生的危险因素。我国高血压患者，75% 合并高 Hcy 血症。推荐意见为有高血压的脑卒中的中高风险人群，建议检测血浆 Hcy 水平；有糖尿病但不伴有高血压的无症状人群，可视情况检测血浆 Hcy 水平。③凝血功能。脑卒中的发生主要病因是血栓形成或血栓栓塞，多种原因可激活血小板或凝血系统，继而凝血纤溶系统"失衡"导致血管闭塞或亚临床的附壁血栓形成，从而导致卒中的发生。推荐意见为妊娠期女性的高凝状态，慢性肾病、血液系统疾病，既往血栓栓塞事件人群可能存在异常凝血功能，针对这类人群，建议检测凝血功能。

3. 专项备选项目

（1）高分辨磁共振成像（high-resolution magnetic resonance imaging，HR-MRI）：HR-MRI 是颈动脉斑块成像的"金标准"，具有高分辨率和高灵敏度，多序列成像可对斑块的形态及成分做出准确判定，进而对斑块的稳定性进行评估。依据改良斑块分型标准将斑块分Ⅷ型，其中Ⅳ～Ⅵ型为不稳定斑块，Ⅰ～Ⅲ、Ⅶ与Ⅷ型为稳定斑块。将 HR-MRI 结果与组织病理学进行比较的研究表明，HR-MRI 可准确识别颈动脉斑块成分：富含脂质的坏死核心（LRNC）、斑块内出血（IPH）、纤维帽完整性、钙化及炎性反应等。

（2）双源 CT：双源 CT 可对颈动脉斑块进行成像，并对不同斑块成分进行准确判断，在评估易患群体的卒中风险方面具有很大的潜力。双源 CT 与标准多层螺旋 CT 相比，其优势为能够将钙化斑块与碘化对比剂区分开来，从而可以准确评估钙化斑块的体积，并且利于骨骼减影。双源 CT 由于其运动伪影减少，可在动脉粥样硬化斑块 CT 血管造影图中显示更好的图像质量。

（3）PET/CT：PET/CT 是将 PET 和 CT 结合起来的一套完整的显像系统，此项技术不仅能反映代谢水平的生物代谢信息，而且可以得到解剖信息，进而指导诊断治疗。它的

原理是采用显像剂 ^{18}F-FDG 作为示踪剂，根据病灶摄取的示踪剂情况来判断其功能代谢状况，更好地发现病灶，现已逐步应用于动脉粥样硬化斑块的性质判定。由于易损斑块内产生炎症反应，其代谢也呈明显的活跃状态，因此，被标记的 ^{18}F-FDG 便进入代谢活跃的细胞内，PET 显影可明确显示代谢活跃的部分。

推荐意见：对于颈动脉超声检查、CTA、MRA 或 DSA 发现存在颈动脉不稳定斑块的卒中高危人群，可视筛查机构的具体技术开展能力完成此类检查；对于相关检查提示稳定斑块的高危人群，不推荐行此类检查。

二、特殊人群脑卒中危险因素的筛查

（一）合并家族遗传背景人群

1. 脑卒中相关的单基因遗传病

在中国，年龄在 18—45 岁的青年卒中的年发病率为 97.7/10 万，目前认为 5% ～ 10% 的脑血管病可归因于单基因遗传病，这类患者常表现为中青年起病的缺血性或出血性卒中，常伴有多系统损害特点，需要我们在筛查当中加强重视。特定的罕见单基因遗传病可能导致家族综合征，脑卒中是其主要或唯一的临床表现（如伴皮质下梗死和白质脑病的常染色体显性遗传性脑动脉病）。另外，某些单基因遗传病可引起多系统疾病，而脑卒中仅仅是其中的一个临床表现（如 Ⅳ 型 Ehlers-Danlos 综合征）。

推荐意见：考虑这类患者临床表现存在较强的特异性及遗传特征，对于这类人群筛查重点在于家族遗传背景的调查，及时分析判断可能的基因遗传类型；再对该类人群及家族相关人员进行基因检测，明确受累基因及突变类型，指导后续治疗。

2. 多个基因影响的卒中易感类型

绝大部分脑卒中由多个易感基因和环境因素共同引发的复杂疾病。遗传风险因素作为多因素易患性的一部分导致卒中风险的增加，每个遗传变异只是适度（通常是微量地）增加卒中患病风险。

推荐意见：虽然随着高通量基因分型技术的出现，卒中易感基因的研究取得了较大的进展。考虑到这类检查并不能广泛应用于临床，对于这类患者建议定期的筛查随诊，控制其他高危因素。

（二）心房纤颤人群

房颤是最常见的心律失常之一。在人群中的发病率为 1%～2%，在非瓣膜性房颤患者中，缺血性脑卒中的年发生率约 5%，是无房颤患者的 2～7 倍。瓣膜性房颤脑卒中发生率是无房颤患者的 17 倍。并且随着年龄的增长，这种风险进一步增高。房颤所致脑卒中占所有脑卒中的 20%。房颤相关脑卒中与非房颤相关脑卒中相比，症状更严重，常为致死性脑卒中，更容易复发，病死率 2 倍于非房颤相关的脑卒中。

推荐意见：考虑合并房颤的人群存在较高的卒中发生率，

且房颤人群可能合并相关心血管内科疾患，故对该类患者需要神经科联合心血管内科共同指导患者长期抗凝等治疗措施。具体可参考《中国心房颤动患者卒中预防规范》进一步处理。

（三）慢性肝病、肾病等疾病人群

慢性肝病人群的肝功能较差，凝血功能异常；尤其是肝硬化患者，脑卒中年发病率为每年 2.17%，远高于正常人群的 1.11%。慢性肾病人群血管内皮细胞功能受损及炎症反应亢进，故与脑卒中的发生显著相关；同时，亦与脑卒中复发及致残等不良预后显著相关。

推荐意见：这类慢性疾病患者存在脑血管病变的高危机制，建议在定期复查肝肾功能、凝血功能等检查的基础上，结合患者专科情况，共同制订完善的脑血管专项检查。

（四）合并恶性肿瘤人群

恶性肿瘤人群中存在凝血及纤溶机制的异常，同时恶性肿瘤患者存在异常的炎症反应，造成血管壁的损害，诱发卒中的发生。研究表明，7% 的恶性肿瘤患者临床过程中出现了脑血管病，尸检提示 15% 的恶性肿瘤患者存在脑血管病的证据。其中，恶性肿瘤的脑梗死发病率为一般人群的 1.5 倍；复发率亦明显增加，6 个月的卒中复发率高达 16%，严重影响这类人群的生活质量及生存期。

推荐意见：针对这类人群在定期复查凝血功能、肿瘤相关抗体及影像学等检查的基础上，结合患者恶性肿瘤病变情况，神经科联合肿瘤科共同制订完善的脑血管专项检查。

（五）合并自身免疫性疾病的人群

自身免疫性疾病存在广泛的慢性病症，可累及特定的靶器官或多个系统。另外，在治疗自身免疫性疾病的过程中，使用的糖皮质激素、免疫抑制药物均可能产生不良反应，例如糖皮质激素导致血压、血糖、脂代谢紊乱，甲氨蝶呤可使得血浆同型半胱氨酸的水平升高等。

推荐意见：针对这类人群在定期复查免疫相关抗体，同时针对所患自身免疫性疾病与卒中发生的概率，积极与风湿免疫科医生共同制订完善的脑血管专项检查。

三、筛查结果和报告

（一）脑卒中人群筛查评估表

根据风险人群生活方式，如吸烟、饮酒、运动习惯、膳食习惯，卒中家族史，如卒中、冠心病、高血压、糖尿病，既往病史及控制情况，如脑血管病史、心脏病史、高血压、血脂异常、糖尿病等危险因素进行总结分析，做出个性化结果报告及建议。

（二）客观仪器检查报告

对常规检查结果、专项检查结果和专项备选检查结果数据进行综合分析，总结出卒中风险的线索及异常结果报告及建议。

（三）综合报告

通过脑卒中人群筛查评估表和客观仪器检查的危险因素及早期疾病线索及异常结果做出汇总分析，指出个体目前存在的卒中风险及风险度，为长期的卒中风险评估和检后跟踪管理提供依据。

推荐意见：所有卒中风险筛查人群必须先进行常规必查项目检查，对危险因素综合评估有高度以上危险的人群，推荐加做相应的专项推荐项目。对专项推荐项目发现有明显异常的高风险人群，视情况进行专项备选项目检查。

四、筛查流程

对于卒中的筛查人群，应在常规必查项目及脑卒中人群筛查评估表完成基础上，通过脑卒中风险评估确定卒中风险等级。依据卒中风险等级，结合个体情况，然后进行专项推荐项目和专项备选项目，进而建立个体化，阶梯式筛查流程。

参考文献

[1] 国家卫生和计划生育委员会脑卒中筛查与防治工程委员会 . 卒中筛查与防治技术规范 [J]. 中华神经科杂志，2014，47（3）：199-203.

[2] 湖北省人民政府办公厅 . 湖北省影响群众健康突出问题"323"

攻坚行动方案（2021－2025 年）[EB/OL]. [2021-03-17]（2021-01-27）https: //wjw. hube. gov. cn/zfxxgk/zc/gfwj/

[3] 湖北省卫生和计划生育委员会. 湖北省脑卒中综合防治工作方案 [Z] 2018.

[4] 中华医学会健康管理学分会，中华医学会心血管病学分会，中华医学会超声医学分会，等. 中国体检人群心血管病危险因素筛查与管理专家共识 [J]. 中华健康管理学杂志，2015，9（6）：398-412.

[5] 中华医学会健康管理学分会，中华医学会超声医学分会，中华医学会心血管病学分会，等. 中国健康体检人群颈动脉超声检查规范 [J]. 中华健康管理学杂志，2015，9（4）：254-260.

[6] 国家卫生计生委脑卒中防治工程委员会. 中国脑卒中血管超声检查指导规范 [J]. 中华医学超声杂志（电子版），2015，12（8）：599-610.

[7] Josephson SA，Bryant SO，Mak HK，et al. Evaluation of carotid stenosis using CT angiography in the initial evaluation of stroke and TIA [J]. Neurology，2004，63（3）：457-460.

[8] Wright VL，Olan W，Dick B，et al. Assessment of CE-MRA for the rapid detection of supra-aortic vascular disease [J]. Neurology，2005，65（1）：27-32.

[9] Foley WD，Smith DF，Milde MW，et al. Intravenous DSA examination of patients with suspected cerebral ischemia [J]. Radiology，1984，151（3）：651-656.

[10] Hochberg AR，Young GS. Cerebral perfusion imaging [J]. Semin Neurol，2012，32（4）：454-465.

[11] Robson R，Lacey AS，Luzio SD，et al. HbA1c measurement and relationship to incident stroke [J]. Diabet Med，2016，33（4）：

459-462.

[12] Wu W, Guan Y, Xu K, et al. Plasma homocysteine levels predict the risk of acute cerebral infarction in patients with carotid artery lesions [J]. Mol Neurobiol, 2016, 53 (4): 2510-2517.

[13] Chung JW, Cha J, Lee MJ, et al. Intensive statin treatment in acute ischaemic stroke patients with intracranial atherosclerosis: a high-resolution magnetic resonance imaging study (STAMINA-MRI Study) [J]. J Neurol Neurosurg Psychiatry, 2020, 91 (2): 204-211.

[14] Kaemmerer N, Brand M, Hammon M, et al. Dual-energy computed tomography angiography of the head and neck with single-source computed tomography: a new technical (Split Filter) approach for bone removal [J]. Invest Radiol, 2016, 51 (10): 618-623.

[15] Bi Q, Wang T, Zhang W. Frequency and etiological diagnosis of ischemic stroke in Chinese young adults [J]. Neurol Res, 2012, 34 (4): 354-358.

[16] Kelly PJ, Camps-Renom P, Giannotti N, et al. Carotid plaque inflammation imaged by 18F-fluorodeoxyglucose positron emission tomography and risk of early recurrent stroke [J]. Stroke, 2019, 50 (7): 1766-1773.

[17] Boehme AK, Esenwa C, Elkind MS. Stroke risk factors, genetics, and prevention [J]. Circ Res, 2017, 120 (3): 472-495.

[18] Kamel H, Healey JS. Cardioembolic Stroke [J]. Circ Res, 2017, 120 (3): 514-526.

[19] Xiong J, Xu W, Huang H, et al. Cirrhosis and risk of stroke: A systematic review and meta-analysis [J]. Atherosclerosis, 2018,

275: 296-303.

[20] Chelluboina B，Vemuganti R. Chronic kidney disease in the pathogenesis of acute ischemic stroke [J]. J Cereb Blood Flow Metab，2019，39（10）: 1893-1905.

[21] Zaorsky NG，Zhang Y，Tchelebi LT，et al. Stroke among cancer patients [J]. Nat Commun，2019，10（1）: 5172.

[22] Parikh NS，Merkler AE，Iadecola C. Inflammation，Autoimmunity，Infection，and Stroke: Epidemiology and Lessons From Therapeutic Intervention [J]. Stroke，2020，51（3）: 711-718.

附1：知情同意书（筛查）

在您决定是否参加该筛查之前，请仔细阅读以下内容。您可以和您的亲属、朋友一起讨论，或请医生给予解释，然后做出决定。

一、筛查开展的背景和目的

脑卒中是严重威胁我国人群健康的慢性病之一，也是我国居民的主要死亡原因之一。脑卒中患者治疗费用昂贵而且效果不佳，给患者和家属带来极大的痛苦和沉重的经济负担。医学研究和临床实践证实，施行有效的筛查和综合干预是降低脑卒中致残率和死亡率、提高生存率和生存质量的重要手段。

二、筛查过程

脑卒中疾病负担较高的地区，40 岁以上的本地常住居民可在自愿的情况下接受筛查。将有专门的医护人员收集您的人口学信息、生活方式、家族史、既往病史、服药史，并对您进行身高、体重、腰围、颈围、血压、心脏听诊等体格检查，根据检查结果就您的身体情况进行评估，并根据评估结果对您提供相应指导。

三、参加筛查可能的受益

如果您参加检查，可全面了解您的脑卒中患病风险。对于本次筛查出的中危与高危人群，将会得到具有针对性的指导和干预。本次筛查出的低危人群，也可接受健康科普宣传教育，提高对自身健康的重视程度。

四、参加筛查可能带来的不适与不便

抽取静脉血时可能给您带来不适，其风险包括短暂的不适和（或）青紫。尽管可能性很小，也可能出现感染、出血、凝血或晕厥的情况。如果您想进一步了解情况，请与检查小组的医生联系。

五、保密原则

我们承诺您的所有个人信息将完全保密，由承担该筛查工作的医院妥善保存。任何公开报告将不会披露您的个人信息。我们将在法律允许的范围内，尽一切努力保护您的隐私。

单位名称

年　月　日（章）

同意声明

我已详细阅读以上信息，并且充分理解。我自愿参与并配合此次筛查并提供个人相关信息。

参加者签字：　　　　日期：　　　年　　　月　　　日

附 2：脑卒中人群筛查评估表

筛查机构名称：_____　　　　筛查日期：____年____月____日
筛查员：_____　　　　联系电话：_____
质控员：_____　　　　联系电话：_____

一、基本信息

（一）人口学信息

姓名：_____	性别 □ 1- 男 2- 女	民族：_____族
身份证号：□□□□□□□□□□□□□□□□□□		

（二）通讯及联系方式

户籍地址：____省____市____区/县____街道/乡镇____居（村）委	邮编（选填）：_____
现居住地址：____省____市____区/县____街道/乡镇____居（村）委	邮编（选填）：_____
联系手机：_____　联系电话：_____	电子邮箱（选填）：_____
主要联系人姓名：_____　与本人关系 □ 1- 父母 2- 配偶 3- 子女 4- 兄弟姐妹 5- 其他：_____	联系人手机：_____

二、生活方式

（一）吸烟

□ 否

□ 是，若正在吸烟，吸烟年限 _____ 年，每天 _____ 支

若已戒烟，戒烟年限 _____ 年，曾经吸烟 _____ 年

（吸烟：一生中连续或累积吸烟 6 个月及以上者定义为吸烟者。

戒烟：是指吸烟者在调查时已不再吸烟者，并坚持 6 个月以上。）

（二）饮酒

□ 不饮酒

□ 少量饮酒

□ 经常大量饮酒（白酒≥ 3 次 / 周，每次≥ 2 两）

（三）运动习惯

□ 经常运动（相当于快步走的中等强度运动，且每周≥ 3 次，每次≥ 30min，包含中度、重度体力劳动者）

□ 缺乏运动（不符合上述经常运动标准者）

（中等体力劳动：指手和臂持续动作，如锯木头等；臂和腿的工作，如卡车、拖拉机或建筑设备等运输操作；臂和躯干的工作，如锻造、风动工具操作、间断搬运中等重物、锄田、除草、摘水果和蔬菜等。

重度体力劳动：指臂和躯干负荷工作，如搬运重物、铲、锤锻、锯刨或凿硬木、割草、挖掘等。）

（四）膳食习惯

口味：□ 偏咸 □ 偏淡 □ 适中

荤素：□ 偏荤 □ 偏素 □ 均衡

吃蔬菜（每日食用 6 两蔬菜）：□≥ 5 天 / 周 □ 3 ～ 4 天 / 周 □≤ 2 天 / 周

吃水果（每日食用 4 两水果）：□≥ 5 天 / 周 □ 3 ～ 4 天 / 周 □≤ 2 天 / 周

三、家族史

（一）脑卒中（中风）

□无

□有，与本人关系：□父亲　□母亲　□兄弟姐妹（患病＿＿＿＿人）

□不详

（二）冠心病

□无

□有，与本人关系：□父亲　□母亲　□兄弟姐妹（患病＿＿＿＿人）

□不详

（三）高血压

□无

□有，与本人关系：□父亲　□母亲　□兄弟姐妹（患病＿＿＿＿人）

□不详

（三）糖尿病

□无

□有，与本人关系：□父亲　□母亲　□兄弟姐妹（患病＿＿＿＿人）

□不详

四、既往疾病史及控制情况

（一）脑血管病史

脑血管病史：□无
□有，脑血管病类型：□脑梗死 □脑出血 □蛛网膜下腔出血 □短暂性脑缺血发作（TIA）
　　发病次数：＿＿＿次
　　首次发病时间：＿＿＿＿年
　　就诊机构级别：□省级医院 □地市级医院 □县级医院 □社区或乡镇卫生机构
　　主要诊断：□脑梗死 □脑出血 □蛛网膜下腔出血 □短暂性脑缺血发作（TIA）
　　住院期间是否接受康复治疗：□否 □是
　　出院后是否接受康复治疗：□否 □是
　　末次发病时间：＿＿＿＿年
　　就诊机构级别：□省级医院 □地市级医院 □县级医院 □社区或乡镇卫生机构
　　主要诊断：□脑梗死 □脑出血 □蛛网膜下腔出血 □短暂性脑缺血发作（TIA）
　　住院期间是否接受康复治疗：□否 □是
　　出院后是否接受康复治疗：□否 □是

MRS 评分（仅脑血管病患者填写）：
评估时间：＿＿年＿＿月＿＿日 评估人：＿＿＿＿＿

选项（单选）	评分值
□完全无症状	0
□尽管有症状，但无明显功能障碍，能完成所有日常工作和生活	1
□轻度残疾，不能完成病前所有活动，但不需帮助能照顾自己的日常生活	2
□中度残疾，需部分帮助，但能独立行走	3
□重度残疾，不能独立行走，无他人帮助不能满足自身日常生活需求	4
□严重残疾，持续卧床，二便失禁，需持续护理和关注，日常生活完全依赖他人	5

（二）心脏病史：□ 无	

□ 有，心脏病类型（□ 心绞痛、□ 心肌梗死、□ 无症状冠状动脉窄）
　　　　　　　　□ 房颤（□ 阵发型 □ 持续性）□ 心脏病
　　　　　　　　□ 瓣膜性心脏病
　　　　　　　　□ 其他（_____）
　　　　　　　　□ 具体不详

如有冠心病，发病次数：_____ 次
冠心病首次确诊时间：____ ____ 年
就诊机构级别：□ 地市级医院 □ 省级医院 □ 县级医院 □ 社区或乡镇卫生机构
冠心病末次发病时间：____ ____ 年
就诊机构级别：□ 地市级医院 □ 省级医院 □ 县级医院 □ 社区或乡镇卫生机构
如果有房颤：首次确诊时间：____ ____ 年
是否服用抗栓药物：□ 否
　　　　　　　　　□ 是，用药品种：□ 华法林 □ 新型抗凝剂 □ 阿司匹林
　　　　　　　　　　　　　　　　　□ 氯吡格雷 □ 其他
　　　　　　　　　用药年限：_____ 年，用药情况：□ 规律 □ 不规律

（三）高血压

本次调查期间血压测量频率：□ 从未测量 □ 经常测量（每周至少 1 次）□ 偶尔测量
是否家庭自测血压：□ 否
　　　　　　　　　□ 偶尔测量
　　　　　　　　　□ 经常测量　测量频率：_____ 次/周

既往有无被诊断为高血压：□ 有，确诊时间：____ ____ 年
　　　　　　　　　　　　□ 否　是否服用降压药：□ 否 □ 是
　　　　　　　　　　　　用药种类：□ 利尿药 □ 钙拮抗剂 □ β 受体阻滞剂
　　　　　　　　　　　　　　　　　□ α 受体阻滞剂 □ ARB □ 其他
　　　　　　　　　　　　　　　　　□ ACEI
　　　　　　　　　　　　用药年限：_____ 年，用药情况：□ 规律 □ 不规律
　　　　　　　　　　　　血压控制情况：□ 达标 □ 不达标 □ 不清楚

189

（四）血脂异常

血脂测量频率：□ 从未检测　□ 定期检测　□ 偶尔检测（每年检测不足 1 次）

既往有无被诊断为血脂异常：□ 无

　　　　　　　　　　□ 有，确诊时间：|___|___|___|___|年

　　　　　　　　　　血脂异常类型：□ 高胆固醇　□ 高甘油三酯　□ 高 LDL-C

　　　　　　　　　　　　　　　　　□ 低 HDL-C　□ 不详

　　　　　　　　　　是否服用调脂药：□ 否

　　　　　　　　　　　　　　　　　□ 是：□ 他汀类　□ 贝特类　□ 其他

（五）糖尿病

血糖测量频率：□ 从未检测　□ 定期检测　□ 偶尔检测（每年检测不足 1 次）

既往有无被诊断为糖尿病：□ 无

　　　　　　　　　　　□ 有，确诊时间：|___|___|___|___|年

　　　　　　　　　　　是否应用降糖药：□ 否

　　　　　　　　　　　　　　　　　　□ 是：□ 口服降糖药　□ 胰岛素　□ 其他

　　　　　　　　　　　血糖控制情况：□ 基本达标　□ 未达标　□ 不清楚

五、体格检查

（一）一般体征　　　筛查员：

检查时间：|___|___|___|___|年 |___|___|月 |___|___|日

身高：_____ cm　　体重：_____ kg　　BMI：_____ kg/m²

腰围：_____ cm　　颈围：_____ cm

（二）现测血压（同侧，需测量 2 次）　　　筛查员：

测量时间：|___|___|___|___|年|___|___|月|___|___|日

第一次，收缩压（SBP）：_____ mmHg　　舒张压（DBP）：_____ mmHg　　脉搏：_____ 次/分

第二次，收缩压（SBP）：_____ mmHg　　舒张压（DBP）：_____ mmHg　　脉搏：_____ 次/分

（三）心脏听诊　　筛查员：

检查时间：｜＿｜＿｜＿｜＿｜年｜＿｜＿｜月｜＿｜＿｜日
心脏杂音：□无　□有
心　律：□整齐　□不齐

六、脑卒中风险评级

1	高血压：	□有　□无
2	血脂异常：	□有　□无
3	糖尿病：	□有　□无
4	房颤或瓣膜性心脏病：	□有　□无
5	吸烟史：	□有　□无
6	明显超重或肥胖：	□有　□无
7	运动缺乏：	□有　□无
8	脑卒中家族史：	□有　□无
Ⅰ	既往脑卒中：	□有　□无
Ⅱ	既往短暂性脑缺血发作（TIA）：	□有　□无

风险分级	□脑卒中	□TIA	□n ≥ 3 高危	□中危	□低危
危险标识					
管理分级	强化管理			规范化管理	健康管理

附3：知情同意书（随访）

在您决定是否参加该随访之前，请仔细阅读以下内容。您可以和您的亲属、朋友一起讨论，或请医生给予解释，然后做出决定。

一、随访开展的背景和目的

脑卒中是严重威胁我国人群健康的慢性病之一，也是我国居民的主要死亡原因之一。施行有效的筛查和综合干预是降低脑卒中致残率和死亡率、提高生存率和生存质量的重要手段。随访是保障干预效果的重要措施，在随访过程中能够根据您的身体状况对干预方案进行调整和完善，具有重要的意义。

二、随访过程

您已参加过脑卒中人群筛查，并被评估为脑卒中中危或高危人群。为此我们需对您进行定期的随访，中危人群在筛查后满 12 个月时接受一次随访，高危人群在筛查后满 6 个月与满 12 个月时分别接受一次随访。中危人群随访时，我们需要收集您的基本信息、随访期间生存状态、生活方式、疾病控制情况等信息。高危人群 6 个月的随访时采集的信息与中危人群相同，12 个月随访时除采集上述信息外，还应接受体格检查、血压测量、血糖、血脂检测，脑卒中患者应进行改良 Rankin 量表评分（mRS）。我们将就您的相关情况跟踪了解并提供相应指导。

三、参加随访可能的受益

如果您参加随访，可接受进一步的医学检查，并对您的脑卒中综合干预效果进行监测。

四、参加随访可能带来的不适与不便

抽取静脉血时可能给您带来不适，其风险包括短暂的不适和（或）青紫。尽管可能性很小，也可能出现感染、出血、凝血或晕厥的情况。如果您想进一步了解情况，请与检查小组的医生联系。

五、保密原则

我们承诺您的所有个人信息将完全保密，由承担该随访工作的医院妥善保存。任何公开报告将不会披露您的个人信息。我们将在法律允许的范围内，尽一切努力保护您的隐私。

我们承诺：您为我们提供的信息将完全保密，不会给您带来任何风险；本随访工作纯属自愿参与，根据您的意愿，可以随时退出本次随访，拒绝或退出不影响您的治疗。

单位名称

年　月　日（章）

同意声明

我已详细阅读以上信息，并且充分理解。我自愿参与并配合此次随访并提供个人相关信息。

参加者签字：　　　　　日期：　　　　年　月　日

附 4：脑卒中危、高危人群随访表

一、随访期间主要病史及控制情况

（一）脑血管病史

随访期间有无新发脑血管病事件：□无

□有，发病次数：____次

随访期间第一次发病时间：____

主要诊断：□脑梗死 □脑出血 □

□短暂性脑缺血发作（TIA）

住院期间是否接受复治疗：□否 □是

出院后是否接受康复治疗：□否 □是

（注：两次发病时间应相隔 28 天以上，如有二次及以上发病者，请单独记录）

mRS 评分（卒中患者 12 个月随访必填）

评估时间：____年____月____日

选项（单选）	评分值
□完全无症状	0
□尽管有症状，但无明显功能障碍，能完成所有日常工作和生活	1
□轻度残疾，不能完成病前所有活动，但能独立处理自己的日常生活	2
□中度残疾，需部分帮助，但能独立行走	3
□重度残疾，不能独立行走，无他人帮助不能满足自身日常生活需求	4
□严重残疾，持续卧床、二便失禁，需持续护理和关注，日常生活完全依赖他人	5

（二）心脏病史

随访期间是否新发心脏病：□ 无
□ 有，首次确诊时间：□□□□ 年
心脏病类型：□ 冠心病（□ 心绞痛、□ 心肌梗死、□ 无症状冠脉狭窄）
□ 房颤（□ 阵发型 □ 持续性 □ 未知）
□ 瓣膜性心脏病
□ 其他（_____）
□ 具体不详

如果有房颤（包括既往及本次随访期间新发现的房颤患者）：
是否服用抗栓药物：□ 否 □ 是
用药品种：□ 华法林 □ 新型抗凝剂 □ 阿司匹林
□ 氯吡格雷 □ 其他
用药情况：□ 规律 □ 不规律

（三）高血压

随访期间新发现有高血压：□ 否 □ 是，确诊时间：□□□□ 年
如果有高血压（包括既往及本次随访期间新发现的高血压患者），
是否服用降压药：□ 否 □ 是
用药种类：□ 利尿药 □ 钙拮抗剂 □ β 受体阻滞剂 □ α 受体阻滞剂
□ α、β 受体阻滞剂 □ ACEI □ ARB □ 其他
用药情况：□ 规律 □ 不规律
血压控制情况：□ 达标 □ 不达标 □ 不清楚

（四）血脂异常

随访期间是否新发现有血脂异常：□否

□是，确诊时间：□□□□年

血脂异常类型：□高胆固醇　□高甘油三酯　□高LDL-C

□低HDL-C　□不详

如果有血脂异常（包括既往及本次随访期间新发现的血脂异常患者），是否服用调脂药：

□否

□是：□他汀类　□贝特类　□其他

（五）糖尿病

随访期间是否新发现有糖尿病：□否　□是，确诊时间：□□□□年

如果为糖尿病患者（包括既往及本次随访期间新发现的糖尿病患者），是否应用降糖药：

□否　□是：□服降糖药　□胰岛素　□其他

血糖控制情况：□基本达标　□未达标　□不清楚

二、体格检查（高危人群 12 个月随访必做）

（一）一般体征

检查时间：□□□□年□□月□□日

身高：＿＿＿cm　体重：＿＿＿kg　BMI：＿＿＿（kg/m²）

腰围：＿＿＿cm　颈围：＿＿＿cm

（二）现测血压（同侧，测量 2 次）

测量时间：⊔⊔⊔⊔年⊔⊔月⊔⊔日

第一次，收缩压 SBP：＿＿＿＿mmHg 舒张压 DBP：＿＿＿＿mmHg 脉搏：＿＿＿＿次 / 分

第二次，收缩压 SBP：＿＿＿＿mmHg 舒张压 DBP：＿＿＿＿mmHg 脉搏：＿＿＿＿次 / 分

（三）心脏听诊 筛查员：

检查时间：⊔⊔⊔⊔年⊔⊔月⊔⊔日

心脏杂音：⊔无 ⊔有

心 律：⊔整齐 ⊔不齐

三、实验室检查（高危人群 12 个月随访必填）

（一）血糖

检查时间：⊔⊔⊔⊔年⊔⊔月⊔⊔日，空腹血糖＿＿＿＿mmol/L

（二）血脂

检查时间：⊔⊔⊔⊔年⊔⊔月⊔⊔日

甘油三酯：＿＿＿＿mmol/L，胆固醇：＿＿＿＿mmol/L

低密度脂蛋白胆固醇：＿＿＿＿mmol/L，高密度脂蛋白胆固醇：＿＿＿＿mmol/L

附 5：脑卒中高危人群筛查和综合干预表

筛查机构名称：＿＿＿＿＿　　筛查日期：＿＿年＿＿月＿＿日

筛查员：＿＿＿＿＿　　联系电话：＿＿＿＿＿

质控员：＿＿＿＿＿　　联系电话：＿＿＿＿＿

一、基本信息

（一）人口学信息

姓名：＿＿＿＿＿	性别 |_| 1- 男　2- 女		民族：＿＿＿族
身份证号：|_|_|_|_|_|_|_|_|_|_|_|_|_|_|_|_|_|_|				

（二）通讯及联系方式

户籍地址：＿＿省＿＿市＿＿区/县＿＿街道/乡镇＿＿居（村）委	邮编（选填）：＿＿＿
现居住地址：＿＿省＿＿市＿＿区/县＿＿街道/乡镇＿＿居（村）委	邮编（选填）：＿＿＿
联系手机：＿＿＿＿＿　　联系电话：＿＿＿＿＿	电子邮箱（选填）：＿＿＿
主要联系人姓名：＿＿＿　与本人关系 |_| 1- 父母 2- 配偶 3- 子女 4- 兄弟姐妹 5- 其他：＿＿＿	联系手机：＿＿＿＿＿

二、心电图（心脏听诊有心律不齐者必做项目）

（一）心电图

检查时间：□□□□年□□月□□日　　检查人：_____

检查时间：□正常

□异常，异常类型：□房颤　□其他类型

三、实验室检查

（一）血糖

检查时间：□□□□年□□月□□日，空腹血糖：_____mmol/L

检查时间：□□□□年□□月□□日，餐后 2 小时血糖（推荐）：_____mmol/L

检查时间：□□□□年□□月□□日，糖化血红蛋白：_____%

（二）血脂

检查时间：□□□□年□□月□□日

甘油三酯：_____mmol/L，胆固醇：_____mmol/L

低密度脂蛋白胆固醇：_____mmol/L，高密度脂蛋白胆固醇：_____mmol/L

（三）心脏听诊　　筛查员：_____

检查时间：□□□□年□□月□□日　　同型半胱氨酸：_____mmol/L

四、颈部血管超声（高危人群必做）

检查时间：|__|__|__|__|年|__|__|月|__|__|日　　检查人：_____　　检查机构名称：_____

检查结果：□全部正常　　□任一部位有异常

责任病灶部位（注：本节中"|"填写相应数字）

异常类型	异常项目	左侧					右侧				
		颈总	窦部	颈内	锁骨下动脉 SA	椎动脉 VA	颈总	窦部	颈内	锁骨下动脉 SA	椎动脉 VA
内膜 IMT	增厚（IMT≥1.0mm）（0=否，1=是）	／	／		／	／	／	／		／	／
斑块	数量　□无　□单发　□多发										
	形态（1=不规则，0=规则）										
	溃疡（1=有，0=无）										
	回声（1=强回声，2=中等回声，3=低回声，4=混合回声）										
	狭窄率（0=无狭窄，狭窄1=1%～49%，2=50%～69%，或闭塞 3=70%～99%，4=闭塞）										

附 6：颈部血管超声技术操作指南

一、仪器设备及检查前准备

彩色多普勒超声仪。常规采用宽频或变频线阵探头。部分患者颈动脉分叉位置高、血管位置较深、体型肥胖或颈部短粗，必要时可用低频凸阵探头或小凸阵探头或扇形（相控阵）探头。

检查前准备：颈部动脉超声检查前应询问心脑血管病及相关脑卒中危险因素及药物或外科治疗史和相关影像检查结果。

二、检查技术及诊断标准

1. 正常颈动脉超声检查步骤，即正常颈总动脉、颈内动脉、颈外动脉的超声检查。

2. 采用灰阶显像方式先以横切面再以纵切面检测，右侧自无名动脉、左侧从颈总动脉自主动脉弓起始处开始连续观察颈总动脉、颈内外动脉分叉处、颈内动脉颅外段全程、颈外动脉主干及分支。

3. 观察颈总动脉、颈动脉球部、颈内动脉近段血管壁的三层结构，包括内膜、中膜、外膜。

4. 纵切面分别在颈内、外动脉分叉水平上下方 1 ～ 1.5cm 范围内测量颈总动脉远段（分叉下方）、颈内动脉球部（窦部）、颈内动脉近段（分叉上方）直径和颈总动脉远段动脉内 - 中膜厚度（IMT）（无斑块位置）；观察上述部位有无动脉粥样硬化斑块，鉴别颈内外动脉（表 3-2）。

5. 采用彩色多普勒血流显像（CDFI）观察动脉血流充盈状态。

6. 采用脉冲多普勒超声测量颈总动脉（远段）、颈内动脉球部、颈内动脉、颈外动脉的峰值、舒张末期血流速度。存在血管狭窄时计算颈内动脉狭窄段与颈总动脉（或狭窄远端）流速比值，分析血流频谱特征。

表 3-2　颈内、外动脉的鉴别

项目	颈内动脉	颈外动脉
内径	较粗	较细
解剖特征	无分支	多个分支
检测位置	后外侧	前内侧
频谱形态	低阻力型	高阻力型
颞浅动脉叩击试验	无变化	传导震颤性血流波形

7. 正常椎动脉的超声检查步骤：观察双侧椎动脉从开口处、椎间隙段、枕段全程的血管形态、走行、起源，测量记录椎间隙段管径及血流速度。

8. 正常锁骨下动脉的超声检查步骤：观察检测双侧锁骨下动脉开口处至椎动脉分支水平血管结构特征，测量开口处血流速度。

三、颈动脉狭窄诊断标准

1. IMT 及斑块的界定

颈总动脉、颈内动脉球部（窦部）IMT ≥ 1.0mm 为增厚，局限性 IMT ≥ 1.5mm 定义为斑块。

2. 斑块的评价

（1）根据斑块声学特征：①均质回声斑块，分低回声、等回声及强回声斑块；②不均质回声斑块，斑块内部包含强、中、低不同回声。

（2）根据斑块形态学特征：①规则型，如扁平斑块，基底较宽，表面纤维帽光滑，回声均匀，形态规则；②不规则型，如溃疡斑块，表面不光滑，纤维帽回声不连续，形成"火山口"样缺损。

四、颈内动脉狭窄诊断标准

目前国际采用 2003 年美国放射年会超声会议公布的标准（表 3-3）。

表 3-3 颈动脉狭窄超声评价标准

狭窄程度	动脉收缩期峰值流速（cm/s）	动脉舒张期末流速（cm/s）	颈内动脉峰值流速/颈总动脉峰值流速比值
正常或＜50%	＜125	＜40	＜2.0
50%～69%	125～230	40～100	2.0～4.0
70%～99%	≥230	≥100	≥4.0
闭塞	无血流信号	无血流信号	无血流信号

五、椎动脉狭窄程度分类

椎动脉狭窄目前国内外尚无统一的评价标准，表 3-4 为参考标准。

表 3-4　椎动脉起始段狭窄评价标准

狭窄程度	动脉收缩期峰值流速（cm/s）	动脉舒张期末流速（cm/s）	动脉收缩期峰值流速狭窄段/动脉收缩期峰值流速狭窄远段
＜50%	85～140	27～35	1.3～2.1
50%～69%	140～210	35～50	2.1～4.0
70%～99%	≥210	≥50	＞4.0
闭塞	无血流信号	无血流信号	无血流信号

六、椎动脉闭塞分类

1. 全程闭塞，即颅外段全程无血流信号。

2. 节段闭塞，即起始段血流信号消失，椎间隙段侧支动脉血流信号。

3. 颅内段闭塞，即颅外段血流信号存在，CDFI 显示无"中心亮带"特征，频谱多普勒显示低速单峰形（无舒张期血流）。

七、操作注意事项

1. 注意仪器的调节，包括聚焦、灰阶及彩色多普勒增益、脉冲重复频率、滤波等。多普勒检测血流速度时要注意声束与血流之间的角度≤60°。

2. 注意重度狭窄与闭塞的鉴别。

3. 对于重度狭窄或可疑闭塞的血管病变可采用能量多普勒超声检测微弱血流信号。

八、报告内容

应包括超声描述、超声诊断和可能的建议三部分，前两者为必须内容。以颈动脉粥样硬化为例具体阐述如下：

1. 检测结果描述

双侧颈总动脉、颈内动脉球部、颈内动脉近段、椎动脉（椎间隙段）管径的对称性；颈总动脉、颈内动脉球部的 IMT，有无动脉粥样硬化斑块及位置、大小、形态、声波特征；上述检测动脉的血流速度；颈外动脉血流速度。

2. 诊断结论

上述检测动脉超声诊断结果。狭窄程度的定量、血管闭塞、侧支循环形成等。

（王云甫　孙　强　袁　江）

第4章
脑卒中的一级预防措施

一、脑卒中预防的现状与指导意义

脑卒中，俗称中风，是一组急性脑循环障碍所致的局限或全面性脑功能缺损综合征，包括缺血性卒中和出血性卒中两大类。缺血性卒中即脑梗死；出血性卒中包括脑出血和蛛网膜下腔出血。脑卒中具有发病率高、致残率高、死亡率高和复发率高等特点。《中国脑卒中防治报告》（第2版）显示，2018年我国约有194万人死于脑卒中，40岁以上人群脑卒中现患人数达1318万，给家庭和社会带来沉重负担。

脑卒中危险因素非常复杂，分为可干预和不可干预两类。可干预的危险因素包括高血压、吸烟、糖尿病、血脂异常、心房颤动、其他心脏疾病、无症状性颈动脉狭窄、不合理饮食和营养过剩、饮酒过量、缺乏体力活动、高同型半胱氨酸血症、绝经后激素疗法、口服避孕药、肥胖等；不可干预的危险因素包括年龄、性别、低出生体重、种族、遗传因素（家族史）等。在可干预危险因素中，吸烟、饮酒过量、缺乏体力活动等不健康生活方式，以及高血压、糖尿病、血脂异常、心房颤动、高同型半胱氨酸血症等疾病与卒中的关系尤为密切。短暂性脑缺血发作（TIA）是缺血性卒中发生的前兆，也是脑卒中筛查与防治工作的重点之一。

世界各国脑卒中防控的经验表明，针对脑卒中危险因素，采取有效的一、二、三级预防措施，可以避免脑卒中的发生，控制已患病者的病情，降低脑卒中的发病率、致残率和死亡率。因此，实践脑卒中防治"关口前移、重心下沉"战略，建立并完善脑卒中筛查与防治体系，普及脑卒中筛查与防治适宜技术，切实有效地开展脑卒中筛查与防治工作，做到早期发现、及时干预。

二、脑卒中预防的基本策略

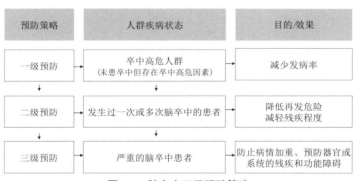

图 4-1　脑卒中三级预防策略

一级预防：指发病前的预防，即针对未患脑卒中的人群，通过早期改变不健康的生活方式，积极主动地控制各种危险因素，从而达到使脑卒中不发生或推迟发病年龄的目的。

二级预防：针对发生过一次或多次脑卒中的患者，通过寻找病因和控制可干预的危险因素，达到预防或降低脑卒中再发危险、减轻残疾程度的目的。

三级预防：对脑卒中患者加强治疗和康复护理，防治病情加重，预防或减轻残疾和功能障碍，促进功能恢复。

三、高血压的推荐意见

1. 各级医院应尽快建立成年人首诊测量血压制度，及时筛查新发高血压患者并给予干预及随诊，35 岁以上者每年应至少测量血压 1 次；有高血压和（或）卒中家族史的患者应增加血压测量次数；高血压患者应每月测量一次血压，以调整服药剂量。除关注诊室血压外，还应关注患者动态血压、家庭血压、清晨血压等，并积极推荐家庭自测血压。

2. 全面评估患者的总体危险，根据心血管总体危险量化估计预后危险度（表 4-1）

表 4-1　根据心血管总体危险量化估计预后危险度分层表

其他危险因素和病史	血压（mmHg）		
	1 级高血压 SBP 140～159 或 DBP 90～99	2 级高血压 SBP 160～179 或 DBP 100～109	3 级高血压 SBP ≥ 180 或 DBP ≥ 110
无	低危	中危	高危
1～2 个其他危险因素	中危	中危	很高危
≥ 3 个其他危险因素，或靶器官损害	高危	高危	很高危
临床并发症或合并糖尿病	很高危	很高危	很高危

① SBP 为收缩压，DBP 为舒张压；②危险因素：年龄≥ 55 岁，吸烟，血脂异常，早发心血管病家族史，肥胖和缺乏体力活动；③靶器官损害：左心室肥大、颈动脉内膜增厚或斑块，和肾功能受损；④临床疾患：脑血管病、心脏病、肾脏病、周围血管病、视网膜病变和糖尿病

（1）低危人群：首选生活方式治疗，监测血压及其他危险因素。3 个月后效果仍不佳者，应加用降压药物治疗；

（2）中危人群：首选生活方式治疗，监测血压及其他危险因素，1 个月后效果仍不佳者，应加用降压药物治疗；

（3）高危人群：立即开始对高血压及并存的危险因素进行药物治疗。

3. 高血压患者应减少纳盐摄入，增加钾盐摄入；对于合并吸烟者应强烈建议患者戒烟，同时指导患者应用药物（尼古丁替代品、安非他酮缓释片和伐尼克兰等）辅助戒烟，对戒烟成功者进行随访和监督，避免复吸，对合并阻塞性睡眠呼吸暂停（obstructivesleepapnea，OSA）的患者，应同时采取适当的治疗方式以保证呼吸道通畅；对合并血脂异常的患者，应同时采取适度的调脂治疗；对合并糖尿病的患者，应同时采取适度的降糖治疗；对合并高同型半胱氨酸血症的患者，应同时采取适度的降同型半胱氨酸治疗。

4. 一般高血压患者血压应控制在 140/90 mmHg 以下，年龄 ≥ 80 岁者尽量将血压控制在 150/90 mmHg 以下。

5. 对于正常高值血压者［（120 ～ 139）/（80 ～ 89 mmHg）］应进行生活方式干预，如伴有充血性心力衰竭、心肌梗死或慢性肾衰，应给予降压药物治疗。

6. 需要降压治疗者应根据患者特点及药物耐受性进行个体化治疗；若能有效降压，各类降压药物均可以降低卒中风险。

四、糖代谢异常的推荐意见

1. 成年糖尿病高危人群建议尽早进行糖尿病筛查（表4-2）；无糖尿病危险因素的人群建议在年龄 > 40 岁时开始筛查。对于首次血糖筛查结果正常者，建议每 3 年至少重复筛查 1 次。有脑血管病危险因素的人应定期检测血糖，包括测定糖化血红蛋白（HbA1c）和糖耐量试验。

2. 糖耐量异常（impaired glucose tolerance，IGT）患者应当进行生活方式干预，使体重减轻 7%，同时每周至少进行中等强度的体力运动，如步行 150 min 以上。

3. 糖尿病控制目标：控制目标需要个体化，推荐将空腹血糖控制在 4.4 ～ 7.0 mmol/L，餐后血糖 < 10.0 mmol/L。对大多数非妊娠成年 2 型糖尿病患者而言，合理的 HbA1c 控制目标为 < 7%；在无低血糖或其他不良反应的前提下，病程较短、预期寿命较长、无并发症、未合并心血管疾病的 2 型糖尿病患者，HbA1c 控制目标 < 6.5%；对有严重低血糖史、预期寿命较短、有显著的微血管或大血管并发症、严重合并症或难达到常规治疗目标的患者建议 HbA1c 目标 < 8.0%。

4. 糖尿病患者血糖控制应采取改进生活方式、营养治疗、运动治疗、药物治疗等在内的综合治疗。首先应改善糖尿病患者的生活方式，改善饮食，加强体育锻炼。运动疗法 2 ～ 3 个月血糖控制仍不满意者，起始药物治疗首选二甲双胍。单独使用二甲双胍无效者，应联合二线降糖药物，即胰岛素促泌剂、糖苷酶抑制剂、二肽基肽酶Ⅳ（DPP-Ⅳ）抑

制剂或噻唑烷二酮类（TZD）。如果药物最大耐受剂量治疗 3
个月仍不能达到或维持 HbAlc 目标值者，应加用胰高血糖素
样肽 -1（GLP-1）受体激动剂或胰岛素。

5. 对于糖尿病合并高血压的患者血压控制目标应该
< 140/90 mmHg，治疗方案应优先使用一种 ACEI 或 ARB
类降压药。

6. 糖尿病患者应在严格控制血糖、血压及生活方式干预
的基础上，联合他汀类药物降低卒中风险。糖尿病合并单纯
高甘油三酯血症（> 5.6 mmol/L）患者应使用贝特类药物。
不推荐他汀类药物与贝特类药物联合应用预防卒中。

表 4-2　成年人糖尿病危险因素

1. 年龄≥ 40 岁
2. 有糖调节受损史
3. 超重（BMI ≥ 24 kg/m²）或肥胖（BMI ≥ 28 kg/m²）和（或）中心型肥胖（男性腰围≥ 90 cm，女性腰围≥ 85 cm）
4. 静坐生活方式
5. 一级亲属中有 2 型糖尿病家族史
6. 有巨大儿（出生体重≥ 4 kg）生产史或妊娠糖尿病史的妇女
7. 高血压（SBP ≥ 140 mmHg 和（或）DBP ≥ 90 mmHg），或正在接受降压治疗
8. 血脂异常：HDL-C ≤ 0.91 mmol/L（≤ 35 mg/dl）、甘油三酯 > 2.22 mmol/L（> 200 mg/dl），或正在接受调脂治疗
9. 动脉粥样硬化性心脑血管疾病患者

（续　表）

10. 有一过性类固醇糖尿病病史者
11. 多囊卵巢综合征患者
12. 长期接受抗精神病药物和（或）抗抑郁药物治疗者

＞ 18 岁的个体，具有以上任何一个及以上糖尿病危险因素者即为糖尿病的高危人群

五、血脂异常的推荐意见

1. 20 岁以上的成年人至少每 5 年测量 1 次空腹血脂，包括 TC、LDL-C、HDL-C 和 TG 测定。40 岁以上男性和绝经期后女性应每年进行血脂检查。对于缺血性心血管病及缺血性卒中的高危人群，则应每 3 ～ 6 个月测定 1 次血脂。对于因缺血性心血管病住院治疗的患者应在入院时或 24 h 内检测血脂。

2. 对于具有 10 年动脉粥样硬化性心血管疾病（ASCVD）风险的患者，应在改变生活方式的基础上，全面评估患者的总体危险，针对不同危险水平制订治疗方案（表 4-3）。总体原则如下。

（1）低危人群：首选治疗性生活方式改变、监测血脂及其他危险因素。3 个月后效果仍不佳者,应加用降脂药物治疗。

（2）中危人群：首选治疗性生活方式改变、监测血脂及其他危险因素,1 个月后效果仍不佳者,应加用降脂药物治疗。

（3）高危人群：立即开始对血脂异常及并存的危险因素和临床情况进行药物治疗。

表 4-3　血脂异常危险分层方案

危险分层	TC 200 ～ 239 mg/dl 或 LDL-C 130 ～ 159 mg/dl	TC ≥ 240 mg/dl 或 LDL-C ≥ 160 mg/dl
无高血压且其他危险因素数＜ 3	低危	低危
高血压或其他危险因素数≥ 3	低危	中危
高血压且其他危险因素数≥ 1	高危	高危
冠心病及其等危症	中危	高危

其他危险因素包括年龄（男性≥ 45 岁，女性≥ 55 岁），吸烟，低 HDL-C，肥胖和早发心血管病家族史；TC 总胆固醇，LDL-C 低密度脂蛋白，HDL-C 高密度脂蛋白

3. 对于原发性 LDL-C ＞ 190 mg/dl 的人群，应采取中、高等强度他汀类药物治疗（表 4-4）。

4. 对于 40—75 岁、LDL-C 为 70 ～ 189 mg/dl 的糖尿病人群，应采取中等强度他汀类药物治疗（表 4-4）。

5. 血脂异常伴高血压高危、糖尿病、心血管病患者为卒中高危 / 极高危状态，此类患者不论基线 LDL-C 水平如何，均提倡采用改变生活方式和他汀类药物治疗，将 LDL-C 降至 70 mg/dl 以下或使 LDL-C 水平比基线时下降 30% ～ 40%。

6. TG ≥ 5.65 mol/L 应评估高脂血症发生的原因，以生活方式干预为主；也可根据情况考虑应用贝特类或烟酸类药物。

表4-4　调脂药物治疗剂量对照表

低强度降脂治疗降低LDL-C < 30%	中等强度降脂治疗降低LDL-C 30%～49%	高强度降脂治疗降低LDL-C 50%～60%	超高强度降脂治疗降低LDL-C > 60%
辛伐他汀10 mg	阿托伐他汀10～20 mg	阿托伐他汀40～80 mg	阿托伐他汀40～80 mg+依折麦布10 mg
普伐他汀10～20 mg	瑞舒伐他汀5～10 mg	瑞舒伐他汀20～40 mg	瑞舒伐他汀20～40 mg+依折麦布10 mg
洛伐他汀10～20 mg	辛伐他汀20～40 mg	辛伐他汀20～40 mg+依折麦布10mg	
氟伐他汀40 mg	普伐他汀40 mg	普伐他汀40 mg+依折麦布10 mg	
匹伐他汀1 mg	洛伐他汀40 mg	洛伐他汀40 mg+依折麦布10 mg	
依折麦布10 mg	氟伐他汀80 mg	氟伐他汀80 mg+依折麦布10 mg	
	匹伐他汀2～4 mg	匹伐他汀2～4 mg+依折麦布10mg	
	辛伐他汀10 mg+依折麦布10 mg	阿托伐他汀10～20 mg+依折麦布10mg	
	普伐他汀20 mg+依折麦布10 mg	瑞舒伐他汀5～10 mg+依折麦布10mg	
	洛伐他汀20 mg+依折麦布10 mg		
	氟伐他汀40 mg+依折麦布10 mg		
	匹伐他汀1 mg+依折麦布10 mg		

六、心脏病

（一）心房颤动的推荐意见

对于首次就诊的年龄＞ 65 岁的患者推荐主动进行心房颤动筛查，可先触诊脉率，如有异常可行心电图检查。对于确诊的房颤患者推荐进行电生理监测，确定药物和（或）电生理治疗。

1. 推荐对所有心房颤动患者进行卒中风险评估（CHA2DS2-VASc 评分）并进行临床分类。

2. 对于具有卒中高风险（CHA2DS2-VASc 评分≥ 2 分）且出血性风险较低的瓣膜性心房颤动患者，推荐长期使用口服抗凝剂华法林（INR 2.0 ～ 3.0）进行抗凝治疗。

3. 对于 CHA2DS2-VASc 评分≥ 2 分且出血风险较低的瓣膜性心房颤动患者，推荐口服抗凝剂治疗，可应用华法林（INR：2.0 ～ 3.0）或新型口服抗凝剂（达比加群、利伐沙班、阿哌沙班）。

4. 对于 CHA2DS2-VASc 评分为 1 分的非辨膜性心房颤动患者，可不使用抗血栓治疗，也可考虑口服一种抗凝剂或阿司匹林治疗。

5. 对于 CHA2DS2-VASc 评分为 0 分的非瓣膜性心房颤动患者，不推荐使用抗血栓治疗。

6. 若不能正规监测 INR 值，可考虑使用凝血酶抑制剂或 Xa 因子抑制剂。

7. 对于不能正规监测 INR 值，而又不能负担新型抗凝药物的患者，可以考虑抗血小板治疗。

8. 心房颤动（CHA2DS2-VASc 评分 ≥ 2 分）合并终末期肾病（肌酐清除率 < 15 ml/min）或透析的患者，推荐使用华法林进行抗凝治疗。

9. 行冠状动脉血运重建术后且 CHA2DS2-VASc 评分 ≥ 2 分的心房颤动患者，建议使用氯吡格雷联用口服抗凝药。

10. 推荐使用 HAS-BLED 评分评价接受抗凝治疗房颤患者的出血风险，当对于评分 ≥ 3 分患者应警惕出血风险，

11. 对不适合长期抗凝治疗的房颤患者，在有条件的医疗机构可考虑行左心耳封堵术。

（二）其他心脏病的推荐意见

1. 伴有左心室附壁血栓或室壁运动障碍的心肌梗死后 ST 段升高患者，可以考虑应用华法林预防卒中。

2. 对于卵圆孔未闭患者，不建议抗血栓与导管封堵治疗进行卒中一级预防。

3. 对无房颤或既往血栓栓塞性病史的心力衰竭患者，建议给予抗凝或抗血小板治疗。

4. 二尖瓣狭窄伴发左心房血栓患者建议给予抗凝治疗。

七、无症状性颈动脉粥样硬化的推荐意见

1. 建议对 > 40 岁的人群进行脑卒中危险因素（高血压、血脂异常、糖尿病、心房颤动、吸烟史、明显超重或肥胖、缺乏运动和脑卒中家族史）筛查；对于年龄 > 40 岁的高危

人群（危险因素 ≥ 3 个）或既往有脑卒中或 TIA 病史的人群建议常规检查颈动脉彩超。不推荐对低危人群进行常规筛查。

2. 对颈动脉彩超仅发现内膜增厚的人群，建议首先改变生活方式，如戒烟、适量运动和低盐、低脂、低糖、低热量饮食；并每年复查颈动脉彩超 1 次。

3. 对于颈动脉彩超发现的颈动脉粥样硬化斑块和颈动脉狭窄，应确定斑块性质及狭窄程度。

4. 确诊的不稳定斑块（包括软斑块或混合性斑块）患者建议在生活方式改变的基础上服用他汀类药物治疗。

5. 确诊的颈动脉狭窄（狭窄 > 50%）患者应当每日给予他汀类药物和阿司匹林。同时，患者应当被筛查其他可干预的脑卒中危险因素，并给予改变生活方式及恰当的药物治疗，建议其在有资质的医院每年复查颈动脉彩超。

6. 确诊的颈动脉重度狭窄（狭窄 > 70%）且预期寿命 > 5 年者，建议其可以在有条件的医院（围术期卒中和死亡发生率 < 3% 的医院）行颈动脉剥脱术（CEA）治疗，同时推荐联合应用阿司匹林治疗。但是，CEA 相对于单独应用同时代最佳药物治疗的效果尚不确定。

7. 对于行 CEA 风险较高的患者，可以考虑做血管内支架成形术（CAS），但 CAS 能否替代 CEA 治疗目前尚不明确；经过慎重选择的患者中（DSA 证实狭窄 ≥ 60%，多普勒超声证实狭窄 ≥ 70%，或超声显示狭窄 50% ~ 60%，而 CTA 和 MRA 证实狭窄 > 80%）可考虑行预防性 CAS。

八、生活方式

（一）饮酒与脑卒中的推荐意见

1. 大量饮酒者应减少饮酒或戒酒。

2. 对饮酒者，不要酗酒；男性每日酒精的摄入量不应超过 2 个标准杯，女性每日酒精的摄入量应不超过 1 个标准杯（1 个标准杯≈12 g 酒精）。

（二）缺乏锻炼与脑卒中的推荐意见

1. 应进行适当体力活动来降低卒中风险。

2. 建议健康成年人从事有氧运动，每周 3 ～ 4 次，每次持续约 40 min，可涉及中度至强度的体力活动。

（三）肥胖与脑卒中的推荐意见

1. 超重和肥胖者可通过健康的生活方式、良好的饮食习惯、增加体力活动等措施减轻体重。

2. 超重和肥胖者应减轻体重，以降低血压和卒中发病风险。

（四）膳食营养与脑卒中的推荐意见

1. 建议减少钠的摄入，增加钾的摄入有益于降低血压。

2. 建议多摄入蔬菜、水果（富钾食物），可能有助于降低卒中风险。

3. 建议多摄入富含坚果类食物的地中海饮食，可能有利于降低卒中风险。

九、偏头痛的推荐意见

对于偏头痛患者，迄今没有明确推荐的预防血管事件发生的药物，有无偏头痛病史对于卒中患者的急性期治疗和二级预防并无区别：用于治疗急性偏头痛发作的药物曲普坦及麦角胺在卒中低危人群中应用是安全的，但对于有心脑血管缺血性事件发作史及卒中危险因素的患者，可能会增加卒中发生的风险。

1. 有先兆的女性偏头痛患者，建议改变生活方式，包括戒烟、减少口服避孕药摄入。

2. 降低偏头疼发作频率可以减少卒中发生，但不建议过度使用缩血管药物来治疗偏头痛。

十、睡眠呼吸障碍的推荐意见

1. 对于成年人（尤其是腹型肥胖、高血压、心脏病或药物抵抗的高血压者）应详细询问病史，评估是否有睡眠呼吸障碍，必要时行呼吸睡眠监测。

2. 通过持续气道正压通气（CPAP）治疗睡眠呼吸暂停来降低卒中风险是合理的，尽管其有效性尚不明确。

十一、阿司匹林应用与脑卒中预防的推荐意见

1. 对于心脑血管疾病高危人群（10年心脑血管疾病发病率＞10%），推荐使用阿司匹林预防心脑血管疾病（包括但不限于卒中）的发生；对于卒中低危人群，不推荐使用阿司

匹林作为卒中一级预防用药。

2. 当女性发生卒中风险超过治疗本身风险时，服用阿司匹林（每日 75 mg 或隔日 100 mg）有助于预防首次卒中的发生。

3. 对于无其他明确的心血管疾病证据或伴无症状周围动脉性疾病（定义为踝肱指数 < 0.99）的糖尿病患者，不推荐使用阿司匹林作为卒中一级预防用药。

4. 对于慢性肾脏病（肾小球滤过率 < 45 ml/min/1.73 m^2）患者，可考虑服用阿司匹林来预防首次脑卒中的发生。但该建议不适用于严重慢性肾脏病患者（4 或 5 期，肾小球滤过率 < 30 ml/min/1.73 m^2）。

十二、高凝状态与卒中的推荐意见

1. 目前尚无足够证据表明需对具有遗传性或获得性血栓形成倾向的患者进行筛查及卒中的预防性治疗。

2. 对于抗磷脂抗体阳性的患者不建议给予低剂量阿司匹林预防卒中。

（曹学兵　王芙蓉）

参考文献

[1] 国家卫生计生委脑卒中防治工程委员会 . 中国脑卒中一级预防指导规范（2021 年版）[EB/OL]. [2021-09-17] http://www.nhc.gov.cn/yzygj/s3593/202108/50c4071a86df4bfd9666e9ac2aaac605.shtml

[2] 王文志，龚涛 . 中国脑血管病一级预防指南 2015[J]. 中华神经科杂志，2015，48（8）：629-643.

第 5 章
脑卒中的二级预防措施

第一节　缺血性脑卒中

一、病因及发病机制的早期评估和诊断

（一）建议完善检查和评估

1. 脑和血管影像学检查的推荐意见

（1）所有急诊入院考虑缺血性卒中的患者均应进行头颅影像学评估。对于大部分患者，头颅平扫 CT 为首选（Ⅰ类推荐，B 级证据）。

（2）CT 中显示的早期缺血征象或脑白质疏松不能作为静脉溶栓的绝对排除标准（Ⅲ类推荐，B 级证据）。

（3）不推荐溶栓前常规使用 MRI 明确颅内微出血而影响静脉溶栓的决策（Ⅲ类推荐，B 级证据）。

（4）对于可疑需要血管内治疗的患者，应尽快完善非侵入性的血管评价，但应注意避免因此类检查延误溶栓时机（Ⅰ类推荐，B 级证据）。

（5）对于怀疑大动脉闭塞且既往没有肾功能损害的患者可直接进行头颈 CTA 检查，避免因等待肌酐结果延误治疗时

机（Ⅰ类推荐，B级证据）。

（6）对于可能需要进行血管内治疗的患者，完善颅外血管评价包括颈内动脉颅外段及椎动脉有利于指导选择治疗方案（Ⅱa类推荐，C级证据）。

2. 心脏检查的推荐意见

（1）所有卒中患者均应适时完善常规胸部X线以及经胸心脏超声检查，以排查所有可能的心脏结构性疾病引起的卒中（Ⅰ类推荐，C级证据）。

（2）对于可疑栓塞的卒中患者，行经食管超声检查以明确是否存在左心耳血栓、卵圆孔未闭或房间隔动脉瘤等病变是合理的（Ⅱa类推荐，B级证据）。

（3）经食管心脏超声不能替代经胸超声检查（Ⅲ类推荐，C级证据）。

（4）心脏磁共振检查对发现隐源性卒中的病因是有效的，可在有条件的单位开展（Ⅱb类推荐，B级证据）。

（5）卒中患者在心脏筛查中发现的心脏具体病变，应当在专科指导下行积极处理（Ⅰ类推荐，B级证据）。

（6）无症状房颤和心律失常十分常见，应当在门诊常规开展房颤筛查，对就诊的＞65岁的患者行常规脉搏检查，并对存在异常者联合心电检查（Ⅰ类推荐，A级证据）。

（7）对于持续性房颤患者，推荐使用充血性心衰、高血压、高龄、糖尿病、卒中或短暂性脑缺血发作病史评分（CHADS2）或充血性心衰、高血压、高龄（≥75岁）、糖尿病、卒中或短暂性脑缺血发作病史联合血管病史、老年（65—74岁）、女性（CHA2DS2-VASc 评分）对患者卒中风险进行综合评估，以指导干预方式（Ⅰ类推荐，A 级证据）。

（8）在存在栓塞可能的隐源性卒中患者中，进行 ≥ 24 h 的长程心电监测以发现阵发性房颤或房性心动过速的证据是合理的（Ⅱa 类推荐，B 级证据）。

（9）对于非持续性房颤患者监测发现的 30 d 内阵发性房颤 / 房性心动过速负荷 > 5.5 h 或阵发性房颤持续时间超过 30 s 的，按照持续性房颤进行卒中预防处理可能是合理的（Ⅱb 类推荐，B 级证据）。

（10）除房颤、阵发性室上性心动过速外的心律失常，很多报道显示其与栓塞事件发生相关，但目前缺乏对其干预能减少栓塞事件发生的证据，建议酌情对症处理（Ⅲ类推荐，C 级证据）。

（11）推荐在卒中患者的心脏评估中纳入心脏功能检查，特别是左心房、左心耳、左心室的功能，具体项目包括容积指数、排空指数和血流速度（Ⅰ类推荐，B 级证据）。

（12）左心房、左心耳以及左心室血流速减低和左心房自发超声对比现象是栓子形成并引发栓塞事件的独立危险因素，需要积极寻找病因进行干预（Ⅱa 类推荐，B 级证据）。

3. 隐源性卒中检查及评估

具体流程见图 5-1。

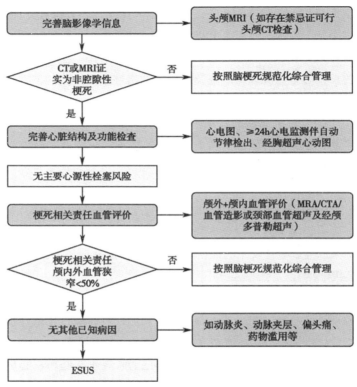

图 5-1　隐源性卒中检查及评估

（二）危险因素评估及危险分层

1. 血压评估的推荐意见

（1）AIS 后高血压应严格监测血压并适度缓慢降压，24 ～ 48 h 内将血压控制于（140 ～ 160）/（80 ～ 99）mmHg

是合理的（Ⅰ类推荐，A级证据）。

（2）AIS后血压监测应注意血压变异度和脉压情况，其与预后的相关性可能密切（Ⅱa类推荐，B级证据）。

2. 血脂评估的推荐意见

（1）血脂异常（过高或过低）均与不良预后密切相关，AIS后应积极评估血脂以指导降脂治疗及二级预防治疗（Ⅱa类推荐，B级证据）。

（2）血脂相对较低可能提示脑梗死病情更重，需注意患者病情变化（Ⅱb类推荐，C级证据）。

（3）目前我国AIS后血脂控制达标率仍较低，需加强血脂控制，同时注意定期监测避免出血转化（Ⅰ类推荐，B级证据）。

3. 糖代谢异常评估的推荐意见

（1）AIS后高血糖及血糖波动与预后密切相关，推荐临床严格监测及控制血糖（Ⅰ类推荐，A级证据）。

（2）AIS后应严格监测血糖并推荐胰岛素平稳降糖，将血糖浓度控制于5～8 mmol/L是合理的（Ⅱa类推荐，B级证据）。

4.TIA危险分层评估的推荐意见

TIA的危险分层可通过California风险评分、卒中预后评分工具（stroke prognosis instrument，SPI）-Ⅰ和SPI-Ⅱ风险评分、Essen卒中风险评分、ABCD评分系统等评分进行评估。

5. 缺血性卒中分层评估的推荐意见

缺血性卒中的分层可通过 ASCVD、Essen 卒中风险评分、CHADS2 评分和 CHA2DS2-VASc 评分、HAS-BLED 量表、SPI-Ⅱ量表等评分进行评估。

二、针对病因及发病机制的干预

（一）大动脉粥样硬化性卒中

1. 抗栓治疗的推荐意见

（1）对于症状性颅内动脉狭窄患者，应在发病后尽早启动抗血小板治疗，并长期应用。可供选择的抗血小板药物有阿司匹林、氯吡格雷等（Ⅰ类推荐，A 级证据）。

（2）轻型卒中患者合并高危颅内动脉狭窄（70%～99%），在双重抗血小板治疗 90 d 后（阿司匹林联合氯吡格雷）改为单联抗血小板治疗，不建议联合支架治疗（Ⅲ 类推荐，B 级证据）。

（3）颅内动脉狭窄患者发病早期，推荐阿司匹林联合氯吡格雷以降低血栓栓塞导致的早期卒中复发风险，1 周后重新评估风险，决定是否继续联合治疗，联合用药时间可至发病后 3 个月。二级预防不推荐常规使用抗凝治疗（Ⅰ类推荐，A 级证据）。

2. 外科干预：合并颅内外大血管狭窄、血流动力学机制的推荐意见

（1）当临床指标或脑成像提示小梗死核心、大危险区

域（半暗带），由颈动脉严重狭窄或闭塞造成血流不足所致时，或 CEA 后急性神经功能缺损，怀疑手术部位急性血栓形成时，急诊或紧急 CEA 的有用性尚未证实（Ⅱ 类推荐，B 级证据）。

（2）神经功能状态不稳定（例如进展性卒中）时，急诊或紧急 CEA 的有效性尚未证实（Ⅱ 类推荐，B 级证据）。

（二）心源性卒中的管理

1. 抗凝治疗启动时机的推荐意见

（1）对于非大面积脑梗死和未合并其他出血风险的心源性栓塞患者，建议在 2 周内启动抗凝治疗（Ⅱ a 类推荐，B 级证据）。

（2）对于出血风险高，栓塞面积大或血压控制不良的患者，抗凝时间应延长到 2 周之后（Ⅱ a 类推荐，B 级证据）。

（3）抗凝的时机要考虑卒中病灶大小和严重程度，建议 TIA 后 1 d 即可抗凝；非致残性的小面积梗死，应在 3 d 后抗凝，中度面积梗死应在 6 d 后使用；而大面积梗死应等待至少 2 ～ 3 周（Ⅱ a 类推荐，B 级证据）。

（4）对于大多数有房颤的 AIS 患者，在发病后 4 ～ 14 d 内开始口服抗凝治疗是合理的（Ⅱ a 类推荐，B 级证据）。

2. 药物选择的推荐意见

（1）对伴有心房颤动（包括阵发性）的缺血性卒中或 TIA 患者，推荐使用适当剂量的华法林口服抗凝治疗，预防血栓栓塞再发。华法林的目标剂量是维持 INR 在 2.0 ～ 3.0

（Ⅰ类推荐，A级证据）。

（2）新型口服抗凝剂可作为华法林的替代药物，新型口服抗凝剂包括达比加群、利伐沙班、阿哌沙班以及依度沙班（Ⅰ类推荐，A级证据），选择何种药物应考虑个体化因素。

（3）不建议为了预防早期卒中复发、阻止神经功能恶化或改善 AIS 结局而对 AIS 患者采用紧急抗凝治疗（Ⅲ类推荐，A级证据）。

（4）对于缺血性卒中同侧颈内动脉严重狭窄的急性卒中患者，紧急抗凝治疗的有用性尚不明确（Ⅱb类推荐，A级证据）。

（5）对于颅外血管内非闭塞性血栓的 AIS 患者，短期抗凝治疗的安全性和有效性尚不明确（Ⅱb类推荐，C级证据）。

3. 病因管理的推荐意见

（1）伴有心房颤动的缺血性卒中或 TIA 患者，应根据缺血的严重程度和出血转化的风险，选择抗凝时机。建议出现神经功能症状 14d 内给予抗凝治疗预防卒中复发，对于出血风险高的患者，应适当延长抗凝时机（Ⅱa类推荐，B级证据）。

（2）伴有心房颤动的缺血性卒中或 TIA 患者，若不能接受口服抗凝药物治疗，可考虑单独应用阿司匹林单药治疗（Ⅱa类推荐，B级证据）。谨慎选择阿司匹林联合氯吡格雷抗血小板治疗（Ⅱb类推荐，B级证据）。

（3）伴有急性心肌梗死的缺血性卒中或 TIA 患者，影像学检查发现左心室附壁血栓形成，推荐给予至少 3 个月的华法林口服抗凝治疗（目标 INR 值为 2.5；范围 2.0 ～ 3.0）（Ⅱa

类推荐，B 级证据）。

（4）如无左心室附壁血栓形成，但发现前壁无运动或异常运动，也应考虑给予 3 个月的华法林口服抗凝治疗（目标 INR 值为 2.5；范围 2.0～3.0）（Ⅱa 类推荐，B 级证据）。

（5）对于有风湿性二尖瓣病变但无心房颤动及其他危险因素（如颈动脉狭窄）的缺血性卒中或 TIA 患者，推荐给予华法林口服抗凝治疗（目标 INR 值为 2.5，范围 2.0～3.0）（Ⅱa 类推荐，B 级证据）。

（6）对于已使用华法林抗凝治疗的风湿性二尖瓣疾病患者，发生缺血性卒中或 TIA 后，不应常规联用抗血小板治疗（Ⅲ 类推荐，C 级证据）。但在使用足量的华法林治疗过程中仍出现缺血性卒中或 TIA 时，可加用阿司匹林抗血小板治疗（Ⅱa 类推荐，B 级证据）。

（7）不伴有心房颤动的非风湿性二尖瓣病变或其他瓣膜病变（局部主动脉弓、二尖瓣环钙化、二尖瓣脱垂等）的缺血性卒中或 TIA 患者，可以考虑抗血小板聚集治疗（Ⅱa 类推荐，B 级证据）。

（8）对于植入人工心脏瓣膜的缺血性卒中或 TIA 患者，推荐给予长期华法林口服抗凝治疗（Ⅱa 类推荐，B 级证据）。

（9）对于已经植入人工心脏瓣膜的既往有缺血性卒中或 TIA 史的患者，若出血风险低，可在华法林抗凝的基础上加用阿司匹林（Ⅱa 类推荐，B 级证据）。

（10）建议任何有关卵圆孔未闭（patent oval foramen，PFO）封堵的决定都应由神经科医生和心脏病专家共同决策

（Ⅰ类推荐，A级证据）。

（11）PFO封堵应仔细排除已知的缺血性卒中原因（包括监测心律失常），评估PFO相关性的可能性、风险因素和生活方式改变，以及患者和多重临床团队的沟通参与决策。对于明确PFO所导致的缺血性卒中，可进行PFO封堵术降低卒中复发风险（Ⅰ类推荐，A级证据）。

（三）小血管病变的推荐意见

1. 小血管病变引起的缺血性卒中机制复杂，个体化差异较大，目前建议以管理血压为主，可使用阿司匹林、氯吡格雷或西洛他唑进行抗血小板聚集治疗（Ⅰ类推荐，B级证据）。

2. 脑小血管病变导致脑组织对过高血压和过低血压的变化适应能力显著下降，应该密切监测患者的血压（Ⅱa类推荐，B级证据）。

3. 控制收缩压和舒张压是控制脑小血管病发病和进展的关键因素（Ⅱa类推荐，B级证据）。

4. 有必要检查患者的24h动态血压。有条件的医院最好能够同时检测患者在直立倾斜过程中的血压变化（Ⅰ类推荐，B级证据）。

（四）特殊原因卒中管理的推荐意见

1. 对于明确病因的缺血性卒中患者，需要进行针对性病因治疗（Ⅰ类推荐，A级证据）。

2. 对于有颅外颈动脉或椎动脉夹层的AIS患者，抗血小板或抗凝治疗 3 ～ 6 个月，可能是合理的（Ⅱa 类推荐，B 级证据）。

3. 诊断烟雾病及烟雾综合征的患者建议对基础疾病或合并疾病进行积极的药物治疗，对卒中的危险因素进行有效的控制和管理。根据患者个体化评估选择合适的手术时机和手术方式（Ⅱa 类推荐，B 级证据）。

4. 中枢神经系统血管炎性疾病诊断较困难，需在明确诊断基础上进行病因治疗（Ⅱa 类推荐，B 级证据）。

5. 对于怀疑静脉性脑梗死患者建议完善颅内静脉系统血管成像，结合患者临床、影像给予针对病因及对症治疗（Ⅱa 类推荐，B 级证据）。

三、危险因素管理及长期干预

（一）血压管理的推荐意见（图 5-2）

1. 对于血压＜ 220/120 mmHg，未接受静脉阿替普酶或血管内治疗并且没有合并症需要紧急降压治疗的患者，在 AIS 后最初的 48 ～ 72 h 内启动或重新启动降压治疗对于预防死亡或重度残疾无效（Ⅲ 类推荐，A 级证据）。

2. 对于未接受静脉阿替普酶或血管内治疗的患者，如血压≥ 220/120mmHg，同时不伴有其他需要紧急降压治疗的合并症，在发病初期 48 ～ 72 h 内启动或重新启动降压治疗的疗效是无法确定的。在卒中发作后最初 24 h 内将血压降低 15% 可能是合理的（Ⅱb 类推荐，C 级证据）。

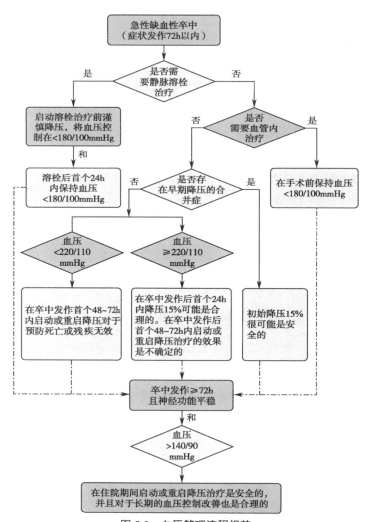

图 5-2 血压管理流程规范

3. 对于 AIS 患者，如伴有其他共病（如同时合并有急性冠状动脉事件、急性心力衰竭、主动脉夹层、溶栓后出血转化或先兆子痫 / 子痫），早期降压治疗是有指征的，初始血压降低 15 % 可能是安全的（Ⅰ 类推荐，C 级证据）。

4. 卒中后必须纠正低血压与低血容量，从而确保全身灌注以支持器官功能（Ⅰ 类推荐，C 级证据）。

5. 在 AIS 患者中，通过药物诱导高血压的治疗效果尚不确定（Ⅱ b 类推荐，C 级证据）。

6. 如患者住院期间神经功能稳定，但血压 > 140/90 mmHg，启动或重新启动降压治疗是安全的，除伴有禁忌证外，长期控制血压是合理的（Ⅱ a 类推荐，B 级证据）。

7. 虽然没有充足的数据指导 AIS 后降压药物选择，图 5-2 中的降压处理是合理的选择（Ⅱ a 类推荐，C 级证据）。

（二）脂代谢异常管理的推荐意见（图 5-3）

1. 不推荐对所有考虑为动脉粥样硬化性缺血性卒中但未使用高强度他汀类降脂治疗者进行血液胆固醇水平的常规测量（Ⅲ 类推荐，B 级证据）。

2. 在服用他汀类药物期间发生缺血性卒中的患者，在卒中急性期继续服用他汀类药物是合理的（Ⅱ a 类推荐，B 级证据）。

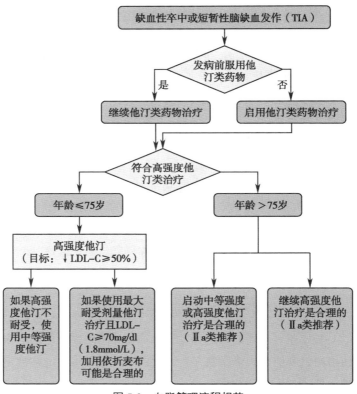

图 5-3　血脂管理流程规范

3. 对于符合接受他汀类药物治疗条件的患者，在医院内启动他汀类药物治疗是合理的（Ⅱa 类推荐，C 级证据）。

4. 建议将低密度脂蛋白胆固醇（low density lipoprotein-cholesterol，LDL-C）< 1.8 mmol/L（70 mg/dl）作为降低胆固醇治疗的参考目标值（Ⅱa 类推荐，C 级证据）。

5. 合并心房颤动不能成为缺血性卒中患者不使用他汀类药物的理由（Ⅱa 类推荐，B 级证据）。

6. 高强度的他汀类药物治疗应在女性和 ≤ 75 岁的男性 ASCVD 患者中作为一线治疗起始或继续进行，除非存在禁忌证（Ⅰ 类推荐，A 级证据）。

7. 在已使用优化他汀降脂治疗的，考虑为动脉粥样硬化性缺血性卒中患者中，测量血液胆固醇水平可能有助于从门诊患者中识别能够从前蛋白转化酶枯草溶菌素 9 抑制剂（PCSK9）治疗中获益的门诊患者（Ⅱb 类推荐，B 级证据）。

8. 在使用他汀类药物降脂效果不佳或难以耐受患者，可考虑在检测转氨酶和定期体检的基础上联合依折麦布降脂治疗（Ⅱb 类推荐，B 级证据）。

9. 缺血性卒中和其他并发的 ASCVD 患者应通过生活方式改进、饮食建议和药物治疗等得到相应管理（Ⅰ 类推荐，A 级证据）。

10. 在有临床 ASCVD 的个体中，原本拟应用高强度的他汀类药物治疗，但存在禁忌证，或当其倾向于发生他汀类药物的不良反应时，中等强度的他汀类药物治疗在可耐受的情况下应该作为第二种选择（Ⅰ 类推荐，A 级证据）。

11. 在 > 75 岁的临床 ASCVD 者中，在启动中度或高强度的他汀类药物时，应评估降低 ASCVD 风险的益处、不良反应、药物与药物的相互作用和患者意愿。在可耐受的患者中继续使用他汀类药物是合理的（Ⅱb 类推荐，C 级证据）。

（三）糖代谢异常管理的推荐意见

1.AIS 患者发病后 24h 内的持续高血糖比正常血糖预后更差，因此治疗高血糖以达到血糖水平在 140 ～ 180mg/dl 是合理的，密切监测防止低血糖（Ⅱa 类推荐，C 级证据）。

2.AIS 患者低血糖（血糖＜ 60 mg/dl）时应给予治疗（Ⅰ类推荐，C 级证据）。

3. 推荐对伴有糖尿病的缺血性卒中或 TIA 患者进行糖尿病评估及最佳管理（Ⅰ类推荐，A 级证据）。

4. 推荐对所有住院 / 门诊缺血性卒中或 TIA 患者行快速血糖、餐后 2 h 血糖、糖化血红蛋白或 75 g 口服糖耐量试验筛查糖尿病（Ⅱa 类推荐，C 级证据）。

5. 对糖尿病或糖尿病前期患者进行生活方式和（或）药物干预能减少缺血性卒中或 TIA 事件，推荐糖化血红蛋白值治疗目标为≤ 7%（Ⅰ类推荐，B 级证据）。

6. 降糖方案应充分考虑患者的临床特点和药物的安全性，制订个体化的血糖控制目标，要警惕低血糖事件带来的危害（Ⅱa 类推荐，B 级证据）。

（四）其他危险因素管理的推荐意见

1. 医疗保健人员应强烈建议所有在过去一年中吸烟的AIS 患者戒烟（Ⅰ类推荐，C 级证据）。

2. 对于吸烟的 AIS 患者，可以考虑在住院期间开始使用药物治疗和行为支持相结合的干预措施（Ⅱb 类推荐，B 级证据)。

3. 不推荐常规筛查近期缺血性卒中患者阻塞性睡眠呼吸暂停(Ⅲ 类推荐,B 级证据)。

4. 对于选择饮酒的人来说,男性饮酒量≤ 2 单位,非孕妇每天饮酒量≤ 1 单位可能是合理的(Ⅱ b 类推荐,B 级证据)。

5. 口服避孕药与卒中的关系需要进一步在前瞻性研究中证实。口服避孕药可能和出血性卒中有关,这种关系在高血压患者中更加明显,因此高血压患者不推荐使用(Ⅲ 类推荐,C 级证据)。

6. 毒品使用与卒中的关系有待于进一步研究。急性毒品使用可能是卒中发生的危险因素和预后不良的因素(Ⅲ 类推荐,C 级证据)。

7. 对近期发生缺血性卒中或 TIA 且血同型半胱氨酸轻度到中度增高的患者,补充叶酸、维生素 B_6 以及维生素 B_{12} 可降低同型半胱氨酸水平。尚无足够证据支持降低同型半胱氨酸水平能够减少卒中复发风险(Ⅱ b 类推荐,B 级证据)。

第二节 出血性脑卒中

一、早期再出血预防的推荐意见

脑出血后需要及时发现与治疗早期再出血 / 血肿扩大。

二、晚期再出血预防的推荐意见

1. 如有必要，非脑叶性脑出血患者可考虑抗凝治疗。在华法林相关性自发性脑叶出血后，对于非瓣膜性心房颤动，推荐避免使用华法林进行长期抗凝治疗（Ⅱa类推荐，B级证据）。

2. 在伴有心房颤动的既往脑出血患者中，使用达比加群、利伐沙班或阿哌沙班减少复发风险的有效性尚不确定（Ⅱb类推荐，C级证据）。

3. 抗凝药相关性脑出血患者恢复口服抗凝治疗的最佳时机尚不确定（Ⅱb类推荐，B级证据）。

4. 如有必要，脑出血患者可考虑抗血小板单药治疗（Ⅱa类推荐，B级证据）。

5. 可在脑出血发病后数天内重新开始阿司匹林单药治疗，其最佳时机尚不确定（Ⅱa类推荐，B级证据）。

6. 脑出血患者中是否限制他汀类药物的使用尚无定论（Ⅱb类推荐，C级证据）。

7. 所有脑出血患者均应控制血压（Ⅰ类推荐，A级证据）。

8. 控制血压的措施应该在脑出血发病后立即开始（Ⅰ类推荐，A级证据）。

9. 长期血压控制目标值为＜130/80mm Hg（Ⅱa类推荐，B级证据）。

10. 避免饮酒过量、戒烟及治疗阻塞性睡眠呼吸暂停有助于降低脑出血风险（Ⅱb类推荐，B级证据）。

（曹学兵　王芙蓉）

参考文献

[1] 刘丽萍,陈玮琪,段婉莹,等.中国脑血管病临床管理指南(节选版):缺血性脑血管病临床管理 [J].中国卒中杂志,2019,14(7):709-726.

[2] 曹勇,张谦,于洮,等.中国脑血管病临床管理指南(节选版)——脑出血临床管理 [J].中国卒中杂志,2019,14(8):809-813.

第6章
脑卒中院前急救诊疗规范

卒中是目前我国的第一位死因，其中缺血性卒中占 70% ～ 80%。相关研究显示，我国在发病 3 h 内能到达急诊的 AIS 患者只有 21.5%，而院前延误是导致 AIS 患者不能在时间窗内到达可开展溶栓治疗的医疗机构的重要原因之一。卒中的救治可分为三个阶段：发病→呼救、呼救→到院、到院→救治，而院前急救涵盖前两个阶段。

第一节　院前教育

快速识别脑卒中是启动脑卒中急救生存链的第一步，影响着紧急医疗救护服务的急救效率和质量。相关急救人员应积极参与到针对公众的卒中科普教育中，一方面可以通过宣教建立良好的沟通渠道，另一方面可以提高公众对急救人员的认识，从而提高紧急医疗救护服务的呼叫率。而且，不断的公众宣教可以督促急救人员对卒中最新指南以及进展的学习，从而进一步提高急救人员对卒中识别及急救能力，进一步缩短治疗延误，提高卒中救治质量。常用卒中早期快速识别方法如下。

一、中风 1-2-0 三步法

"1"是指"看到 1 张脸（口角歪）"，"2"是指"查两只胳膊（一侧不能抬）"，"0"是指"聆（零）听语言（说话不清楚、大舌头）"。若发现异常，应立刻拨打急救电话 120。

二、FAST 快速评估

"F"（Face）脸部：让患者微笑一下，如果微笑时面部不对称，提示患者面瘫；"A"（Arm）手臂：让患者双手平举，如果 10 秒钟内一侧肢体下落，提示肢体瘫痪；"S"（Speech）语言：让患者说一句较长的话，如果不理解、说话有困难或者找不到词，提示语言障碍；"T"（Time）时间：上述症状可能意味着出现脑卒中，切勿等待症状自行消失，请立即拨打 120 获得医疗救助。

三、BEFAST 快速识别

在 FAST 基础上增加了平衡障碍和视力障碍，以免遗漏后循环梗死的患者。"B"—Balance 是指平衡，平衡或协调能力丧失，突然出现行走困难；"E"—Eyes 是指眼睛，突发的视力变化，视物困难；"F""A""S""T"同上。

四、推荐意见

1. 加强公众对卒中认识的教育。

2. 推荐患者及家属使用快速卒中识别工具，如"中风

120""FAST""BEFAST"。

3. 推荐患者及家属通过紧急医疗救护服务入院。

4. 建议院前急救人员参与到针对公众的卒中科普教育中。

第二节　急救响应

一、呼叫受理

在接到 120 急救电话时，调度员作为卒中院前急救的第一个环节，承担着询问、识别、调度和指导等多方面的工作，应能够根据呼救方提供的信息和症状体征对疾病进行初步判断，可以使用卒中评估工具识别疑似卒中患者来增加识别卒中的准确度，如辛辛那提院前卒中量表（cincinnati prehospital stroke scale，CPSS）。

二、急救派车

优先派车可以帮助缩短脑卒中救治时间。一旦考虑疑似卒中，应该采用最高优先级派遣车辆。急救车除配备常规的快速血糖监测、心电监护仪、复苏器材、氧气、急救药品以外，有条件的地区可以配备快速血生化检测、车载卒中宣教视频等。在急救车到达现场前，可以通过电话指导患者（家属或看护人员）进行简单的自救，比如停止活动、注意放松休息、如何避免误吸等。除做好急救车药品设备的准备，还应做好急救出诊人员的人力配备，尽量安排责任心较强、经验丰富、技术优良、沟通能力好的人员出诊。

三、快速抵达

必要时与公安、消防等部门联系，请求社会应急联动；实时监控救护车的行驶轨迹与前方路口的交通情况，尽量取得交通管理机构的支持，实现一路畅通。可联合地面救援、空中救护等现代科技所组成的全方位综合高效救援体系。目前国内尚无统一的紧急医疗救护服务快速反应时间标准，建议各个区域应该根据当地的实际情况制订符合本区域的统一标准，并经常性对时间节点的遵循情况进行质控，从而形成区域的统一标准。

四、推荐意见

1. 推荐调度员使用标准化工具如 CPSS 等快速识别卒中患者，加快紧急医疗救护服务的反应。

2. 一旦考虑疑似卒中，应该采用最高优先级派遣符合卒中急救要求的救护车。

3. 在急救车到达现场前，调度员可以通过电话指导患者（家属或看护人员）进行简单的自救。

4. 建议根据当地情况，尽可能详细地设定快速的卒中反应目标时间，并定期对时间点遵循情况进行质控。

第三节 现场评估

一、现场环境评估

急救人员到达后，首先应对疑似卒中人员所在环境是否安全进行评估，以利于后续做出正确诊断和进一步的现场处置。只要发病地点不存在危险并适合就地抢救，急救人员可在患者身旁快速判断有无损伤和反应；如果发病地点存在危险，需首先将患者转移至安全地点。

二、生命体征评估

急救人员先迅速评估患者意识、呼吸节律和深浅，以及心率和心律情况，明确是否有心跳呼吸骤停。如果发现有呼吸、心搏骤停的，应立即进行心肺复苏；如果不存在心跳、呼吸骤停者，则迅速完成生命体征的测量，包括血压、脉搏、呼吸、氧饱和度以及血糖等。

三、卒中评估

（一）前循环缺血的评估

正确识别卒中能够显著缩短转运时间。目前临床上用于院前卒中筛查工具有 CPSS、FAST、洛杉矶院前卒中量表（Los Angeles prehospital stroke screen，LAPSS）等。三个量表共同的局限性是不能很好地识别后循环卒中。此外还有墨尔本急救车卒中筛检表（Melbourne ambulance stroke screen，

MASS）、仓敷院前卒中量表（kurashiki prehospital stroke scale，KPSS）、急诊室卒中识别量表（recognition of stroke in the emergency room，ROSIER）等。

院前识别大血管闭塞（large vessel occlusion，LVO）关系到是否直接将 AIS-LVO 患者直接转运至高级卒中中心 / 国家（高级）示范卒中中心，因此至关重要。改良的 FAST（gaze face arm speech test，G-FAST）评分可以用于院前筛查 AIS-LVO，此外辛辛那提院前卒中严重程度评分（the cincinnati prehospital stroke severity scale，CPSSS）、洛杉矶运动评分（los angeles motor scale，LAMS）、卒中现场评估和分类转运评分（field assessment stroke triage for emergency destination，FAST-ED）也可迅速有效预测 LVO。

（二）后循环缺血的评估（参考《急性后循环缺血性卒中早期识别与评估专家共识》）

急性后循环缺血性卒中（acute posterior-circulation ischemia，aPCI）发病率高，约占所有缺血性卒中的 20% ～ 25%，年发病率为 18/100 000，是卒中患者致残和致死的重要原因，但其与急性前循环缺血性卒中相比尚未引起足够的关注和有效的管理。为此，在结合 aPCI 临床特点、各地卒中防治的条件和国际相关研究进展与指南的基础上，湖北省脑血管病防治学会组织省内专家提出建议，旨在帮助提高基层卒中防治站、各级卒中中心急救工作者和临床医生对 aPCI 的早期识别能力，更好地指导临床治疗，改善患者预后。

1.aPCI 的概念

后循环又称椎 - 基底动脉系统，由椎动脉（vertebral artery，VA）、基底动脉（basilar artery，BA）和大脑后动脉（posterior cerebral artery，PCA）组成，主要供血给脑干、小脑、丘脑、枕叶、部分颞叶及上段脊髓。PCI 是指因后循环血管狭窄、原位血栓形成或栓塞导致脑组织缺血而引起的临床综合征，按症状和持续时间分为后循环 TIA 和后循环梗死。

PCI 的临床表现与前循环缺血（anterior circulation ischemia，ACI）有很大的不同，其核心症状包括头晕 / 眩晕、复视、构音障碍、吞咽困难、跌倒发作、共济失调；其他症状还包括：呕吐、头颈枕部疼痛、步态不稳感、意识障碍、听力损失、口周麻木、肢体无力、眼震、肢体麻木、耳鸣、眼球活动障碍、语言障碍等；常见的 PCI 综合征有 TIA、小脑梗死、延髓背外侧综合征、基底动脉尖综合征、Weber 综合征、闭锁综合征、大脑后动脉梗死、腔隙性梗死，如纯运动性卒中、共济失调轻偏瘫、构音障碍—拙手综合征、纯感觉性卒中等。

2.aPCI 早期识别与评估的现状

PCI 在早期识别中存在较高的漏诊率和误诊率。在一项对 465 名卒中患者的研究中，PCI 患者漏诊率约为前循环卒中患者的 2.5 倍（38% vs. 16%）。PCI 的误诊率较高，首要原因在于 PCI 患者症状不如典型的前循环脑卒中症状特异性强，绝大多数的 PCI 呈现为多种重叠的临床表现而极少只表现为单一的症状或体征；临床医生熟知的 PCI 症状，如头晕、眩晕、头昏、头痛、晕厥、跌倒发作和短暂意识丧失等在急诊科就诊患者中很常见，但大部分都不是后循环缺血导致；其次，目前广泛用于急性缺血性脑卒中早期识别的诊断工具，如 NIHSS 评分和面—手臂—语言测试 FAST 评分等均侧重于ACI，而对 aPCI 早期识别的敏感性和特异性较差；再者，临床常用的影像学技术对于 PCI 的识别也存在局限性，如急诊科首选影像学检查技术 CT 对于 PCI 的早期诊断敏感性仅为7% ～ 42%。

漏诊和误诊 PCI 都会给患者带来严重的不良结局。研究数据显示初次急诊就诊时错过小脑卒中可能使死亡风险增加8 倍。这与错失溶栓机会、颅后窝水肿的早期手术干预、早期小梗死后再发重大椎基底动脉卒中等因素密切相关。因此，寻找合适的检查工具对 PCI 进行早期评估和识别十分必要。

（三）病史问诊及体格检查

1. 病史问诊

详细了解患者病史，包括主要的症状体征、发病经过、持续时间及伴随症状等信息有助于 PCI 的早期识别。事实上，当患者主要表现为神经系统定位症状和体征，如轻偏瘫、失语 / 构音障碍或偏盲时，PCI 的诊断并不困难。那些表现为头晕的 PCI 患者，当其缺乏明显的局灶神经功能缺损定位体征时，与良性疾病表现类似，早期极难识别。研究表明，aPCI 中出现头晕的患者误诊率高达 1/3。

为提高表现为头晕的 PCI 患者的检出率，有学者根据对新发头晕的时间、诱因、背景及其他相关症状的描述将其划分为急性前庭综合征（acute vestibular syndrome，AVS）、触发性前庭综合征（Triggered Episodic Vestibular Syndrome，t-EVS）、自发性前庭综合征（Spontaneous Episodic Vestibular Syndrome，s-EVS）三大类。其中 AVS 是一组以急性起病、持续性眩晕 / 头晕或不稳为主要症状、持续数天至数周、通常有进行性前庭系统功能障碍的临床综合征，具有单时相持续一定时间的特点。AVS 患者中发生脑卒中的风险为 25%，尽管其常见病因以前庭周围性疾病为主，但却以 PCI 引起的急性眩晕后果最为严重。

对于主要表现为头晕 / 眩晕的患者，除上述常规询问的信息外，还应该询问患者眩晕 / 头晕的起病方式、起病时间、诱发因素、随时间的演变等信息。同时，患者的伴随症状尤为重要，如是否能够独立独坐？是否存在颅神经或小脑相关症状？有无单向、水平眼球震颤？有无单侧异常头部脉冲？正常的眼睛是否垂直对齐无歪斜？若以上五项中有一项答案为"是"，则需要进行脑卒中评估。

2. 一般体格检查

疑诊为 PCI 的患者需要对其进行常规神经系统体格检查，颅神经、小脑和步态测试尤为重要。在 PCI 患者中，大约 30% ～ 60% 的人会出现上述症状之一。常规的检查项目包括指鼻试验（或指下巴，以避免患者戳到自己的眼睛）、面部运动和感觉对称测试、构音障碍测试和步态测试等。对于症状过于严重无法行走的患者，可以要求患者在担架上不抓侧栏坐直，以测试肢体共济失调。

头脉冲试验、凝视性眼震、扭转偏斜试验（head impulse test-nystagmus -test of skew，HINTS）三步检查法。

① HINTS 三步检查法：被证明是筛查主要表现为 AVS 的 PCI 患者的有效方法。HINTS 对脑卒中的敏感性和特异性分别达到 98% 和 85%，可以快速且准确地识别和鉴别 PCI，并且对 PCI 的敏感性比早期 MRI（发病 48 h 内灵敏度为 88%）更高。HINTS 检查包括头脉冲试验、凝视变向眼震和扭转偏斜试验。头脉冲试验（-）、凝视变向眼震（+）及扭转偏斜试验（+）都提示中枢性病变。Newman-Toker 等于 2013 年在检查项目中增加了由耳蜗或脑干缺血引起的听力障碍检查，即 HINTS PLUS，提高了诊断的敏感性。

②眼球震颤检查：绝大多数伴有头晕或眩晕的小脑卒中患者都有眼震。医生应首先检查自发性眼震，然后检查注视诱发性眼震。检测方法：①自发性眼震：嘱患者直视前方时仔细观察患者的眼睛是否存在类似抽动的偏转，并注意快速相位跳动的方向以及主要运动矢量（水平、垂直或扭转）。对于大多数头晕患者来说，眼球震颤在两眼表现一样，脑干梗死时可有单眼瘫痪。②注视诱发性眼球震颤：嘱患者视线随检查者 25 cm 外的手指或其他物体（如笔筒灯）走，将对象左右、上下移动。注意观察患者各个方向的眼震情况及其快速相位的方向，如果快速相位眼震方向相同，即为"方向固定"，往往暗示外周病变，而如果快速相位眼震方向变化，即为"变向"眼球震颤，则提示中枢病变。值得提醒的是，

视觉注视（即让患者盯着一个固定的目标）可以完全抑制轻度前庭神经炎患者的眼震，因此视觉固定时眼震情况不变可能提示中枢病变。脑卒中有两种表现：①在任何凝视位置都有明显的垂直或扭转性眼球震颤；②在不同凝视位置下改变方向的显性水平眼震（如双侧、凝视诱发的眼震）。尤为重要的是，出现 AVS 的脑卒中患者最常见的模式是方向固定的水平眼震，而这与急性前庭神经炎相同，因此还需要进一步检测。

③ HIT 试验：是评估前庭－眼反射（vestibulo-ocular reflex, VOR）在相对快速的头部旋转期间的有用工具，有助于区分前庭疾病综合征是否与 VOR 通路直接相关。检查方法：检查者站在患者前面，双手扶住患者的头，嘱患者集中注意力于检查者的鼻子并保持头颈部放松。检查者将患者头部从中线轻移向一侧 10°～20°，然后使头部迅速回到中心位置（> 120°/s），同时仔细观察患者眼睛。阴性结果为患者目光始终锁定在检查者的鼻子上，即前庭功能正常。阳性结果表现为矫正性扫视，即眼睛跟着头部移动，然后快速地回看检查者的鼻子，提示周围病变，通常是前庭神经炎。两侧依次进行检查，若均为阴性，提示存在 PCI。需注意的是，该项目必须在患者存在眼震的前提下进行。

④眼偏斜检查法：重力感应前庭通路不平衡将导致眼睛垂直不对准歪斜，该测试对脑干损伤的敏感性达 98%。测试方法为"交替覆盖"，即患者直视检查者的鼻子，检查者交替覆盖患者左右眼，每次 1～2 s。对于歪斜的患者，每次蒙

眼被揭开时，都会有轻微的垂直矫正（在一侧会看到向上的矫正，在另一侧会看到向下的矫正）。正常情况下是没有垂直校正的，垂直校正提示 PCI 患者表现为 AVS。

⑤听力试验：传统观点认为，头晕合并听力丧失为外周神经病变。事实上，头晕合并前庭听力丧失通常提示 PCI。HINTS PLUS 有助于发现 AICA 卒中，患者听力障碍多存在于异常 VOR 侧，与眼震快速期相反的一侧。

3. 推荐意见

PCI 的患者临床症状不典型，早期难以识别。询问病史时，应该做到尽可能详细，以发现与 PCI 有关联的线索。在针对性地询问病史的基础上使用一些体格检查测试如共济失调测试、步态检查、视野测试、平衡测试等都可提高 PCI 的检出率。HINTS 及 HINTS PLUS，不仅简便、快捷，且对于识别主要表现为 AVS 的 PCI 患者具有高度的敏感性和特异性，在 PCI 的早期诊断上甚至优于 MRI-DWI，对于降低诊断成本、提高诊断准确性、节约院前救治时间，避免误诊导致的治疗无效和资源浪费方面均具有重大意义。

（四）急性后循环缺血性卒中的症状学评估量表

1. 急性后循环 TIA 早期识别量表

后循环系统的 TIA 或小卒中发生早期卒中复发事件的风险高于前循环系统，早期识别后循环 TIA 可明显减少复发事件的发生风险。基于影像的 ABCD 评分系统可以预测 TIA 进展为早期卒中的风险（见第 15 章第 9 节 ABCD 评分系统）。

其中，ABCD2 评分是评估 TIA 发作最经典的方法，但其倾向于预测短期风险。双重 TIA 发作史和狭窄性血管病变是卒中的显著预测因子，ABCD3、ABCD3-I 将双重 TIA 发作史及神经影像学结果纳入评分中，提高了 TIA 后短期和长期发生卒中的预测能力，较 ABCD2 评分更能反映后循环 TIA 复发为早期卒中的高危风险。此外，最近的一项回顾性研究表明，ABCD2 评分可能有助于识别伴有头晕的急诊科患者的 aPCI，但其敏感性和特异性均不如 HINTS，使用推荐的卒中临界值 ≥ 4 时，对 PCI 的敏感性为 61%，特异性为 62%。

2. 后循环梗死评估量表

（1）传统 NIHSS 及扩展版 NIHSS（e-NIHSS）：NIHSS 是临床上最常用于评估脑梗死患者神经功能障碍程度的量表之一，针对神经功能的不同方面和神经系统症状及体征进行量化评估。但 NIHSS 评分项目中并未涵盖急性脑卒中特别是后循环系统的全部神经功能障碍，如头痛、恶心、Horner 征、复视、吞咽困难、步态异常、听力障碍及眼球震颤等，对于评估 aPCI 提供的信息十分有限。即便是 NIHSS 为 0 分的患者仍有可能发生了后循环梗死。

国外有研究采用 e-NIHSS 评分量表（见第 15 章第 1 节 NIHSS 评分及 e-NIHSS 评分）来评价 PCI 的严重程度。e-NIHSS 由 15 个项目组成：意识水平、眼球运动、视野、面神经麻痹、上下肢运动、肢体共济失调、感觉、语言、言语、注意力。评分从 0（神经系统检查正常）至 42（无反应性昏迷），得分在 10 分或以上者更可能发生了大动脉闭塞。e-NIHSS 在

NIHSS量表中已存项目的基础上加入特定的PCI的症状体征（如眼球震颤、垂直凝视、Horner征、躯干共济失调、闭目难立征、舌下神经麻痹和舌咽神经麻痹等），提高了诊断脑卒中的敏感性，特别是PCI诊断的敏感性，其中眼球震颤、Horner征、舌咽及舌下神经损伤与躯干共济失调和闭目难立征相比，更能反映特定的PCI症状。因此，怀疑存在PCI的患者，临床上可采用e-NIHSS量表来评定。

（2）其他量表：后循环大血管闭塞（large vessel occlusion，LVO）即BAO患者死亡率高达80%，因患者首发症状多为意识改变，使最初的诊断具有挑战性。可用于评估LVO的量表有很多，包括NIHSS、辛辛那提院前卒中量表（Cincinnati Prehospital Stroke Scale，CPSS）、卒中现场评估量表（Field assessment stroke triage for emergency destination，FAST-ED）、动脉闭塞快速评分（The Rapid Arterial oCclusion Evaluation scale，RACE）、洛杉矶运动评分（Los Angeles Motor Scale，LAMS）等。CPSS ≥ 3分预测LVO的敏感度为41%，特异度为88%；RACE量表对识别LVO的敏感度55%；FAST-ED ≥ 4分预测LVO的敏感度60%，特异度89%；LAMS ≥ 4分预测LVO的敏感度为81%，特异度为89%。关于哪种量表在评估卒中方面优于其他量表的研究众说纷纭，如Noorian A R等认为LAMS在预测LVO方面优于其他院前卒中量表，在院前环境中评估较NIHSS准确；Lima FO等发现FAST-ED与NIHSS评分和其他量表相比，具有更高的识别能力；也有研究认为

CPSS 具有与 NIHSS 相似的识别 LVO 能力。然而目前尚没有标准表明哪种量表最优越。同时，除 NIHSS 外，针对后循环 LVO 评估量表的研究较少，因此，上述表对于评估后循环 LVO 的适用性尚不明确。

3. 推荐意见

卒中量表的使用大大提高了对急性缺血性卒中识别率，但目前为止还没有单一的量表可以描述和预测卒中所有方面的内容，用于评估 PCI 的量表更是屈指可数。在量表的选择上，应当考虑信度和效度、各卒中量表的使用范围及优缺点，结合患者人群，在全面神经系统查体、获得详细准确的病史及影像学资料的基础上合理选择。对于怀疑为 PCI-TIA 的患者，可考虑使用 ABCD 系统评分，推荐使用 ABCD-3 评分，还应进一步结合影像学检查结果协同评估；对于怀疑后循环梗死的患者，推荐选用 e-NIHSS 量表更益于其早期识别。应该注意的是，所有的量表均存在局限性，不能仅凭一个量表结果便轻易诊断为 PCI，还应该进一步完善神经学检查综合评估。

4. 急性后循环缺血的影像学评估

（1）颅脑超声：超声检查包括多种技术，目前临床主要应用的神经超声包括经颅多普勒超声（transcranial Doppler，TCD）、经颅彩色多普勒超声（transcranial color code Doppler，TCCD）和颈动脉彩色多普勒超声（color Doppler ultrasonography，CDU）可用于检查颅内外的后循环动脉的狭窄或者闭塞。其中，CDU 可用于诊断 VA 的闭塞或夹层，但该检查对横突孔内的 V1 和 V2 段显示不清楚。TCD 在识别和诊断孤立性 AVS 中的血管性眩晕上具有特异度高而灵敏度低的特点。Tabuas-Pereira 等以 108 例孤立性 AVS 患者为研究对象，发现 TCD 检查诊断中枢血管性眩晕的特异度高达 100%，但灵敏度仅为 40.7%。相同条件下，TCCD 具有更高的敏感性，可显示颅内 V4、BA 或 PCA 的闭塞性病变。但是，这两种检查结果均依赖于操作者的技术，并且在诊断后循环病变方面不如 MRA 和 CTA 敏感，因此很少作为单一或主要手段来评估 PCI。此外，一种称为功率 M 模式多普勒（Power Moionmode Doppler，PMD）的新方法可以准确地识别后循环的血管病变（与 CTA 或 MRA 相比），但其灵敏度仅为 73%，且在某些情况下，PMD 的结果与 CTA 或 MRA 得到的结果是互为补充，因此这项新技术值得进一步研究。

（2）CT 相关影像学技术：CT 检查对识别脑出血的灵敏度可达 93%，但是在识别 PCI 上的灵敏度仅为 16%，在 PCI 急性期只能发现 20% ～ 40% 的患者，原因在于头颅 CT 检查容易受骨伪影影响，对脑干、小脑病变显示不佳。临床上，CT 一般用于排除出血和不能进行 MRI 检查的患者。

在一系列以 CT 为基础的研究中发现，CTA 对椎动脉病变的检查优于彩色多普勒超声，对颅内动脉狭窄和闭塞的敏感性较 MRA 高（分别为 98% vs. 70%、100% vs. 87%），且在评估后循环狭窄闭塞性疾病方面的可靠性优于 DSA。Caruso 等发现 CTP 在急性椎基底脑卒中患者敏感性约 70%，尽管 CTP 通常不完全覆盖颅后窝，但局灶性 CTP 灌注不足是该研究人群 3 个月时功能预后的预测因素。van der Hoeven 等研究表明在识别 PCI 方面，CTP 与 CTA 和 CT 平扫相比具有更高的诊断价值及诊断准确性。

Alberta 卒中项目早期 CT 评分（Alberta stroke program early CT score，ASPECTS）是量化早期 CT 缺血变化的有效方法，其评估卒中严重程度的临床效度与 NIHSS 评分相当。pc-ASPECTS 可快速评估 PCI 患者早期缺血性变化（从出现症状不超过 3h）及 PCI 的进展并预测 PCI 的结局，有助于 PCI 患者早期的识别和溶栓治疗。pc-ASPECTS 评分分值从 10 分到 0 分，正常的 CT 扫描的相位值为 10 分，中脑或脑桥存在局部缺血，则各减 2 分；左侧或右侧丘脑、小脑、大脑后动脉区域有缺血灶，各减 1 分；0 分表示大脑中动脉范围内弥漫性缺血。pc-ASPECTS 评分 ≤ 7 是单变量和多变量模型中不良结果最强的预测因子。Caruso P 等发现在 aPCI 使用扩展神经成像方案（CT/CTA-SI/CTP 结合 pc-ASPECT）具有较高的敏感性，可能成为临床医生的诊断和实际预后评估工具，CT、CT+CTA 计算的 pc-ASPECT 得分敏感性均为 24%，CT+CTA+CTP 计算的 pc-ASPECT 得分敏感性为 72%。Lin 等还发现 pc-ASPECTS 和基线 NIHSS 的组合模型对预测 PCI 结果具有叠加效应，因为 pc-ASPECTS 在检测 NIHSS 评分为 0 ～ 1 的 PCI 不良结果时更有效。

（3）MRI 相关技术：MRI-DWI 序列被认为是诊断 PCI 的金标准，头颅 MRI 检查诊断眩晕 / 头晕患者缺血性卒中的灵敏度为 83%，特异度为 96%。研究认为，当怀疑为 PCI 导致的 AVS 患者在以下情况时建议完善头颅 MRI 检查：①伴有局灶神经功能缺损的症状或体征；②表现为孤立性 AVS 的老年患者，合并多重血管病危险因素；③孤立性 AVS 合并新近出现的头痛，尤其是枕部头痛；④既往无梅尼埃病病史，有血管病危险因素的患者出现眩晕和耳聋急性发作；⑤患者 HIT 阴性、有凝视性方向变化眼震或严重步态不稳，甚至行走时会倾倒，合并血管病危险因素。尽管如此，MRI 对颅后窝病变的检出率可能不如前循环病变，常规 MRI 很少能够发现位于颅后窝的前庭迷路梗死及部分患者的孤立性小梗死灶；在发病 24 h 内，后循环缺血性卒中的 DWI 存在 20% 的假阴性。因此，在早期 MRI 阴性的情况下，不应排除 PCI，需结合患者的临床表现、眼球运动检查及动态 MRI 检查结果进行综合判断。

另外，最初使用 CTA-SI 描述的 pc-ASPECTS 也已应用于 MRI-DWI 以预测 PCI 的功能结局。评价标准为：pc-ASPECTS ≥ 8 分是良好预后的独立预测因子，而 pc-ASPECTS ＜ 8 分提示 BA 闭塞患者尽管再通但预后也不佳。

推荐意见：对于 aPCI 的患者，目前的影像学检查推荐首选 MRI-DWI，配合 pc-ASPECTS 评分使用还有助于评估 PCI 患者预后。MRI 相关技术如 MRA 的实操性较差，但其有助于 PCI 的早期检测，DWI-PWI 不匹配有助于对缺血半暗带的识别。CT 在检测颅后窝急性缺血性卒中方面敏感性较低，一般可用于血管开通治疗之前排除脑出血可能，但 CT 相关影像学技术如 CTA、CTP 等在一些研究中均证明可提高

PCI 的检出率，结合 pc-ASPECT 评分使用还可作为 PCI 诊断和实际预后评估工具。此外，经颅超声相关技术如 TCCD、PMD 等均被证明对于 PCI 具有额外的诊断价值，推荐有条件的医院可对患者病情进行综合评估后酌情考虑进行这些检查。

5. 急性后循环缺血性卒中早期识别与评估的处理流程

为提高 PCI 的早期识别与评估，专家组制订了下述流程图 6-1，推荐从事院前卒中救治与院内卒中绿色通道建设的相关医务人员使用，旨为降低 PCI 的误诊率和漏诊率。

后循环解剖结构复杂，患者临床表现多样且不典型，早期诊断困难。常规的急性脑卒中筛查工具多侧重于前循环而忽略了后循环，导致了 PCI 临床诊疗中存在较高的误诊率和漏诊率。专家组建议，对于疑诊 PCI 患者，临床医生首先应该详细询问患者病史，密切关注患者临床表现，旨在从病史中获得 PCI 相关信息，筛查出 PCI 高危患者。在详细询问病史的基础上对患者进行常规体格检查，并注意观察患者是否存在后循环相关神经系统体征，一些神经系统体征阳性可作为早期诊断 PCI 的依据之一。对于主要表现为 AVS 的患者，可使用体格检查测试工具 HINTS 及 HINTS PLUS。除体格检查外，卒中评分量表的使用对于评估患者病情严重程度及预后有一定的价值。专家组推荐 ABCD 系统评分、e-NIHSS 量表适用 PCI 的早期识别与评估。

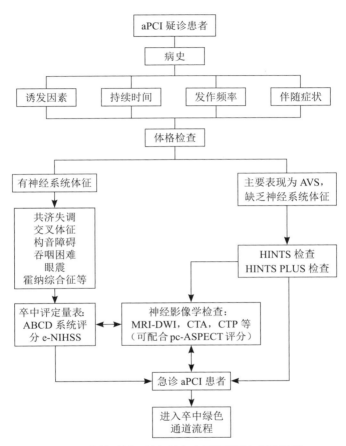

图 6-1 急性后循环缺血性卒中早期识别与评估流程

长期以来，影像学检查手段在急性脑卒中的早期识别阶段占据着举足轻重的地位。MRI-DWI、MRA、CTA、CTP 等影像学检查工具对于 PCI 的早期识别均具有较高的敏感性，但临床医生应该充分了解各种影像学检查工具存在的局限性，并做出合理选择，以提高资源利用率。专家组特别指出，上述检测方法及工具对于 PCI 的早期识别并非尽善尽美，临床实践中应该把敏感高效的体格检查测试、PCI 评估量表及影像学检查技术有机地结合起来，才能有效地提高 PCI 的早期识别率，节约院前救治时间，降低不良事件的发生风险。

（五）既往史评估

了解病史有助于卒中的诊断和鉴别诊断。除了记录患者发病时间，还需询问患者症状表现形式、症状出现时间及发病原因等。若为睡眠中起病。询问患者症状表现形式、症状出现时间及发病原因等。若为睡眠中起病，则将最后表现正常的时间作为发病时间。另外，需要快速获取用药史（精神类药物、降糖药、降压药、抗凝抗血小板药物等）、手术史、过敏史、既往病史（癫痫、脑卒中、TIA、糖尿病、高血压、高脂血症、房颤等）等其他病史。

四、院前急救人员专项培训的推荐意见

EMS 急救效率和质量是影响卒中患者预后的重要因素，加强相关急救人员的专业培训是提高卒中院前急救能力的前提。EMS 急救人员需熟知卒中的危险因素、临床表现以及急救流程规范。

1. 推荐急救人员对疑似卒中患者所在的环境进行评估，

应保证后续的现场处置处于安全的地点。

2. 推荐急救人员迅速检查患者的心跳、呼吸。若呼吸、心跳骤停，则立即进行心肺复苏；若不存在呼吸、心跳骤停，则迅速完成生命体征的测量，包括血压、脉搏、呼吸、氧饱和度以及血糖等。

3. 推荐应用卒中评估量表如 CPSS、洛杉矶院前卒中量表（LAPSS）或 FAST 来迅速有效地识别 AIS，应用改良的FAST（G-FAST）、卒中现场评估和分类转运评分（FAST-ED）等来识别大血管闭塞性缺血性卒中（AIS-LVO）患者。

4. 迅速获取患者的发病时间，询问患者发病时的症状、体征及可能的发病原因等，同时需要快速获取其他病史：包括用药史（精神类药物、降糖药、降压药、抗凝抗血小板药物等）、手术史、过敏史、既往病史（癫痫、脑卒中、TIA、糖尿病、高血压、高脂血症、房颤等）。

5. 推荐对院前急救人员定期进行专项培训，提高其识别的速度和准确度。

第四节　现场处置

一、紧急处置

（一）保持呼吸道通畅

及时清除呼吸道分泌物，如有意识障碍或延髓麻痹影响呼吸功能或者发生误吸者，需建立人工气道并给予辅助呼吸。

（二）血糖评估

血糖过低可能引发轻偏瘫、半身不遂、语言和视力视野障碍、精神错乱、协调能力差等类似卒中的临床表现，因此怀疑卒中必须监测血糖以进行鉴别诊断。在紧急处置时，因为通常无法明确患者既往是否合并有糖尿病病史以及使用降糖药物史，因此建议采用糖尿病患者的低血糖诊断标准：当血糖低于 70 mg/dl（3.9 mmol/L）时需要使用葡萄糖治疗。如果意识清楚能进食者，可给予 15 ～ 20 g 糖类食品（葡萄糖为佳），如果意识障碍或不能进食者，给予 50% 葡萄糖液 20 ～ 40 ml 静推，每 15 分钟监测血糖 1 次，直到纠正低血糖。

（三）心电图和心电监护

心电监护可以检测出引起或伴发卒中的重要心脏病理改变，推荐在院前及发病 24 h 内使用。一项研究显示 60% 的脑梗死患者和 44% 的 TIA 患者都有心电图异常，房颤、房室传导阻滞、ST 改变、倒置 T 波都和卒中的预后密切相关，并且早期的心电监护可以早期发现问题，从而可以更早的予以干预治疗，改善预后，因此 AIS 患者接受心电图检查是有必要的。

（四）血压

卒中早期是否需要积极降压仍存在争议。缺血性脑卒中后 24 h 内血压升高的患者应谨慎处理。应先处理紧张焦虑、疼痛、恶心呕吐及颅内压增高等情况。血压持续升高，收缩压 ≥ 200 mmHg 或舒张压 ≥ 110 mmHg，或伴有严重心功能不全、主动脉夹层、高血压脑病的患者，可予谨慎降压治疗，并严密观察血压变化，必要时可静脉使用短效药物（如拉贝洛尔、尼卡地平等），避免血压急性下降。对有低血压（指血压显著低于病前状态或收缩压 < 120 mmHg）的疑似卒中患者，给予平卧位或者适当给予补充生理盐水。

（五）颅内压

急性颅内压升高常常合并头痛、呕吐以及视神经乳头水肿。凡疑似有颅内压升高的患者应密切观察神志、瞳孔、血压、呼吸、脉搏及体温的变化。伴有颅内高压患者需进行降低颅内压处理，给患者采取头高 20°～ 30°卧位，可给予静滴甘露醇，必要时也可使用甘油果糖或呋塞米。保持呼吸通畅，防止血液中二氧化碳潴留，高碳酸血症引起脑血管扩张，加重颅内高压。

（六）转运体位

目前并没有临床试验结果来明确 AIS 患者转运途中体位的选择，只有一些评估血流的试验或次要证据可以参考，因此要具体病情具体分析。当患者仰卧位时，脑血流和灌注压都会升高。头位升高 30°就能明显降低颅内血流速度，卒中患者取坐位时，闭塞的血管末梢血流会明显减慢。此外，检测组织氧合指数发现直立位会降低脑氧，仰卧位能升高脑氧。升高体位可以促进氧和、降低颅内压，防止误吸。左侧卧位较右侧卧位更容易出现低氧血症。

二、一般处置

（一）输液和静脉通路

目前并没有证据显示卒中患者转运途中需要补液。卒中患者典型表现为正常容量或低容量性，很少会发生低血压，但是一旦发生会有严重的后果，对于低血压患者，在没有补液禁忌的时候，可以给予适当输注生理盐水。考虑到需要行多模影像评估和 rt-PA 溶栓，有条件的区域应提前放置留置针（规格 20G×29）。但是不能因为开通静脉通路而耽误转运，并且对于有出血风险的患者，应禁止多次尝试开通静脉通道的行为，以防加重局部出血风险。

（二）辅助供氧

呼吸道不畅更频繁地发生于伴有严重卒中或吞咽困难的老年患者，大约 63% 的脑卒中偏瘫患者存在低氧血症。一项随机研究对比急性卒中患者在 24 h 内接受吸氧（3 L/min）与不吸氧，发现两者的存活和残疾评分并没有差异。另一项随机试验表明吸氧可以获得短期收益，但是长期没有临床差异。在目前临床实践中辅助供养需要使患者血氧饱和度超过94%。

（三）检验及相关检查

对于已建立静脉通道的患者，转运途中可采集血样，部分配备相关即时化验（point-of-care testing，POCT）的急救车可在车上即时完成，以缩短急诊治疗及实验室检查时间。甚至有配备车载 CT 的救护车可完成头颅 CT 平扫；然而以上任何救治措施应在转运途中完成，不能延误患者的运送。

（四）推荐意见

1. 必须评估血糖，当患者血糖低于 70 mg/dl（3.9 mmol/L）时，推荐使用葡萄糖治疗。

2. 推荐在院前及发病 24 h 内使用心电监护，心电图检查亦有必要。

3. 缺血性脑卒中后 24 h 内血压升高的患者应谨慎处理，推荐根据卒中亚型及其合并症而定，避免过度降低血压；对有低血压（指血压显著低于病前状态或收缩压 < 120 mmHg）的疑似卒中患者，给予平卧位或者适当给予补充生理盐水。

4. 对颅内压增高的患者应降低颅内压，避免扩张血管。

5. 推荐对可以耐受平躺且无低氧的患者取仰卧位，对有气道阻塞或误吸风险及怀疑颅内压增高的患者，建议床头抬高 15°～ 30°。

6. 推荐上车后给予鼻导管吸氧，必要时给予面罩吸氧并保持患者血氧饱和度超过 94%。

7. 推荐对没有补液禁忌的低血压患者适当输注生理盐水。

8. 不妨碍转运的前提下可提前放置留置针。

9. 在有条件的救护车上可以提前采集患者的血样，完善部分检测（比如长期口服华法林的患者检测 INR 值）。对于装备车载 CT 的救护车，可以及时完成头颅 CT 的检查，排除颅内出血。

10. 避免因院前急救而延误转运，院前急救措施可在转运途中完成。

第五节　转运

一、卒中急救地图建设

2017 年 9 月国家脑防委组织建设了中国卒中急救地图，卒中急救地图是医疗资源最高整合、合理配置、精确链接和快速送达的过程，可能成为今后卒中院前急救的发展方向。卒中急救地图建设的核心目标是"以患者为中心，开展高效有序的卒中急救规范化诊疗服务，探索建立区域心脑血管病一体化救治工作网络"，应在国家及各级卫生计生行政管理部门的统一指挥下开展各项建设工作。卒中急救地图的建设可以根据卒中中心区域分布和能力水平采取分层管理，联合急救中心，提升转运效率。城市卒中急救地图须由当地卫生计生委组织 120 急救中心、区域高级卒中中心及符合资质医疗机构（卒中防治中心等）联合开展。同时应积极发挥行政管理职能，要求区域内二级以上医疗机构都积极开展脑血管病急救工作并采取将其纳入绩效考核指标等手段推动工作落实。

二、就近转运

OTT 每减少 1 min，就能增加平均 1.8 d 的健康生命时间，每减少 15 min，就能额外增加 1 个月的健康生命时间，并降低 4% 院内死亡率。美国国家"跟着指南走：卒中"项目显示，60 min 内接受治疗较 61 ～ 270 min 接受治疗的患者相比能提高出院率、恢复出院时劳动能力、改善出院时独立行走，并且不增加出血并发症或者院内死亡率。及时将患者送至有卒中救治能力的卒中中心能够提高溶栓率，增加患者成功治疗的比例。

三、优先转运

对于 AIS-LVO 患者，需要决定是采用卒中防治中心溶栓后再转运至高级卒中中心 / 国家（高级）示范卒中中心（drip & ship 的模式），还是院前识别大血管闭塞后，直接送往具备血管内治疗的高级卒中中心 / 国家（高级）示范卒中中心（Mother-ship 模式）。Mother-ship 模式并不会影响静脉溶栓，可能是尽快实行机械取栓和改善患者临床结局的优选之一。2017 年 AHA/ASA 起草的卒中患者院前分类转运流程的共识认为直接转运至高级卒中中心 / 国家（高级）示范卒中中心延误不超过 15 min 并且不会耽误静脉溶栓的情况下，可以直接转运至高级卒中中心 / 国家（高级）示范卒中中心。若不能满足以上条件，则转运至最近的卒中中心（包括卒中防治中心或者高级卒中中心 / 国家（高级）示范卒中中心）。然而我国国情复杂，各地区医疗资源发展情况不一致，DIDO（door-in-door-out）时间普遍偏长，因此将疑似 AIS-LVO 患者直接转送至高级卒中中心 / 国家（高级）示范卒中中心可能是合理的。

四、推荐意见

1. 建议构建区域卒中中心网络，制作卒中急救地图。

2. 推荐将疑似卒中患者在最短时间内送至最近的具有卒中救治资质的卒中中心。

3. 疑似 AIS-LVO 的患者直接转运至高级卒中中心 / 国家（高级）示范卒中中心可能是合理的，尤其是发病时间 24 h 内，且存在溶栓禁忌的患者。

4. 对疑似卒中患者做出评估和适当处置后，危及生命的情况得到初步控制，即可以开始转运患者。转运途中应严密观察患者生命体征、意识等，持续做好护理措施。

5. 推荐在途中开始进行卒中救治的宣教，推荐采用视频宣教的方式。

第六节　衔接

一、提前预警

急救人员在运送疑似卒中患者的同时应该提前通知即将接诊的医院，以便医院在患者到达前做好相应准备。电话预警可以有效提高接受溶栓药物治疗的患者比例，并且缩短到达急诊室的延误，减少对患者临床评估和影像学检查的时间延误。急救中心与各级卒中中心应建立密切的信息沟通渠道，通过车载信息系统、手机 App 及电话等及时将疑似卒中患者相关信息传送至目的医院。

二、院内团队响应

急救人员及时将患者信息、病情、发病时间、卒中严重程度、生命体征、预计到院时间与移动轨迹等发送至目的医院，院方卒中团队提前做好接车准备，提前启动院内绿色通道，并及时将反馈信息通过平台发送至急救人员。有助于帮助急救人员提高其识别的准确性。

三、推荐意见

1. 提前预警目的医院，急救中心与各级卒中中心应建立密切的信息沟通渠道，院前通过车载信息系统、手机 App 及电话等及时将疑似卒中患者相关信息传送至目的医院。

2. 院方卒中团队提前做好接车准备，提前启动院内绿色通道；有条件的单位应及时将院内救治信息反馈给紧急医疗救护服务人员。

（曹学兵）

参考文献

[1] 杨鹏飞，张永巍，解炯．脑卒中院前急救诊疗指导规范 [J]．中华医学杂志，2018，98（39）：3138-3147.

[2] 高长玉，吴成翰，赵建国，等．中国脑梗死中西医结合诊治指南（2017）[J]．中国中西医结合杂志，2018，38（2）：136-144.

[3] 高维，王建伟，郭蓉娟．《中国缺血性中风中成药合理使用指导规范》解读 [J]．中华中医药杂志，2020，35（2）：581-584.

[4] 邹忆怀，马斌．脑出血中医诊疗指南 [J]．中国中医药现代远程教育，2011，9（23）：110-112.

[5] 曹学兵，张兆辉，彭小祥．急性后循环缺血性卒中早期识别与评估专家共识 [J]．卒中与神经疾病，2021，28（2）：245-252.

第 7 章
脑卒中的急性期治疗

第一节　缺血性脑卒中急性期治疗

一、诊治流程

根据《中国急性缺血性脑卒中诊治指南 2014》的定义，急性缺血性脑卒中（急性脑梗死）诊断需符合如下标准：急性起病；局灶神经功能缺损（一侧面部或肢体无力或麻木，语言障碍等），少数为全面神经功能缺损；症状或体征持续时间不限（当影像学显示有责任缺血性病灶时），或持续 24 h 以上（当缺乏影像学责任病灶时）；排除非血管性病因；脑 CT/MRI 排除脑出血。

进行如下诊断流程（图 7-1）：①是否为脑卒中？排除非血管性疾病。②是否为缺血性脑卒中？进行脑 CT/MRI 检查排除出血性脑卒中。③卒中严重程度？采用神经功能评价量表评估神经功能缺损程度。④是否进行溶栓治疗？发病时间？是否进行血管内机械取栓治疗？核对适应证和禁忌证。⑤结合病史、实验室、脑病变和血管病变等资料进行病因分型（多采用 TOAST 分型）。

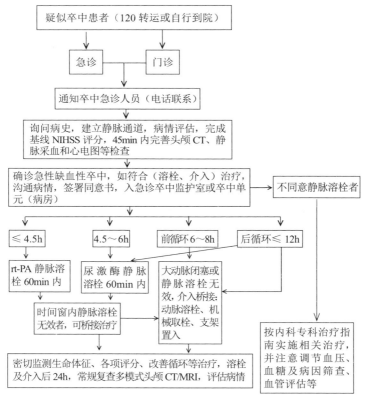

图 7-1　急性缺血性脑卒中急救诊治流程图

二、血压管理

脑卒中早期常伴有血压的升高，而且高血压急症也可导致脑卒中的发生，目前急性缺血性脑卒中患者的降压治疗仍不明确，但原则应为缓慢平稳降压，在能够达到脑组织血液灌注的前提下实施降压治疗。

（一）推荐意见

1. 卒中发病 24 h 内应密切监测血压，尽量消除血压波动的相关诱因和减少血压变异性。

2. 急性脑出血患者，如果收缩压＞ 200 mmHg 或平均动脉压＞ 150 mmHg，考虑持续静脉给药，积极降低血压。收缩压＞ 180 mmHg 或平均动脉压＞ 130 mmHg，并有疑似颅内压升高的证据者，考虑监测颅内压，间断或持续静脉给药降低血压；无疑似颅内压升高的证据，考虑间断或持续静脉给药轻度降低血压（目标血压为 160/90 mmHg 或平均动脉压 110 mmHg）。

3. 对蛛网膜下腔出血患者，应将收缩压控制在＜ 160 mmHg，同时应注意保持脑灌注压和防止脑梗死发生。

4. 对于缺血性卒中患者，若准备行血管再通治疗，则推荐应用静脉注射药物（如乌拉地尔、尼卡地平等）将血压控制在 180/100 mmHg 以下。

5. 若未行血管再通治疗且血压不超过 200/110 mmHg，不推荐早期过度积极的降压药物治疗，建议在患者病情稳定后再启动降压药物治疗；若血压持续升高，收缩压≥ 200 mmHg 或舒张压≥ 110 mmHg，或伴有严重心功能不全、主动脉夹层、高血压脑病的患者，可予降压治疗，并严密观察血压变化。可选用拉贝洛尔、尼卡地平等静脉药物，避免使用引起血压急剧下降的药物。

6. 卒中后低血压的患者应积极寻找和处理原因，必要时可采用扩容升压措施。可静脉输注 0.9% 氯化钠溶液纠正低血容量，处理可能引起心输出量减少的心脏问题。

三、血糖管理

（一）推荐意见

1. 对于急性脑卒中 /TIA 患者，应尽快测量并监测血糖值，控制在 7.7 ～ 10 mmol/L；当血糖＞ 10.0 mmol/L 时应该给予降糖治疗，急性期首选胰岛素，并注意防止低血糖发生，对于血糖＜ 3.3 mmol/L 的患者应该尽快给予 10% ～ 20% 葡萄糖口服或注射治疗，纠正血糖的目标为正常血糖即可，避免血糖过高。

2. 对于无糖代谢异常病史的缺血性卒中 /TIA 患者，应该做到尽早筛查血糖，应尽早查空腹血糖和糖化血红蛋白，对空腹血糖＜ 7 mmol/L 的患者急性期后应做 OGTT 试验，保证对糖尿病或糖尿病前期的尽早发现。

3. 对于任何类型的重症脑卒中患者，推荐当血糖持续＞ 10.0 mmol/L 时应该给予持续静脉泵入胰岛素治疗，推荐目标血糖浓度为 7.8 ～ 10.0 mmol/L。目标血糖越接近以上范围低值可能获益越大，对于部分患者，只要不发生严重低血糖，6.1 ～ 7.8 mmol/L 的血糖可能是合理的。

四、血脂调控

推荐意见

1. 发病时已服用他汀类药物的缺血性卒中患者，在急性期继续他汀类药物治疗是合理的（Ⅱ类推荐，B级证据）。

2. 缺血性卒中发病前未使用他汀类药物的患者，如果没有禁忌证，发病后可早期采用他汀类药物治疗（Ⅲ类推荐，C级证据）。

3. 他汀类药物治疗前及治疗中，应定期监测肌痛等临床症状及肝酶和肌酶的变化，肝酶超过3倍正常值上限以及肌酶超过5倍正常值上限时应停药观察。对于有脑出血病史或脑出血高风险人群应权衡风险和获益，建议谨慎使用他汀类药物。

五、溶栓治疗及并发症处理

溶栓治疗是目前最重要的恢复血流措施之一，重组组织型纤溶酶原激活剂（rt-PA）和尿激酶（UK）是我国目前使用的主要溶栓药，现有指南推荐"时间就是大脑"的原则，在时间窗内开展溶栓治疗。

（一）静脉溶栓

1. 静脉溶栓的适应证与禁忌证：由于溶栓治疗有出血等风险，因此使用不同药物、在不同时间窗静脉溶栓具有较严格的适应证和禁忌证，具体标准见表7-1、表7-2和表7-3。

表 7-1　3h 内 t-PA 静脉溶栓的适应证、禁忌证和相对禁忌证

适应证	1. 有缺血性卒中导致的神经功能缺损症状
	2. 症状出现＜ 3 h
	3. 年龄≥ 18 岁
	4. 患者或家属签署知情同意书
禁忌证	1. 近 3 个月有重大头颅外伤史或卒中史
	2. 可疑蛛网膜下腔出血
	3. 近 1 周内有在不易压迫止血部位的动脉穿刺
	4. 既往有颅内出血
	5. 颅内肿瘤，动静脉畸形，动脉瘤
	6. 近期有颅内或椎管内手术
	血压升高：收缩压≥ 180 mmHg，舒张压≥ 100 mmHg
	8. 活动性内出血
	9. 急性出血倾向，包括血小板计数＜ $100×10^9$/L
	10.48 h 内接受过肝素治疗（APTT 超出正常范围上限）
	11. 已口服抗凝药者，INR ＞ 1.7 或 PT ＞ 15 s
	目前正在使用凝血酶抑制剂或 Xa 因子抑制剂，各种敏感的实验室检查异常，如 APTT、INR、血小板计数、ECT、TT 或恰当的 Xa 因子活性测定等
	13. 血糖＜ 2.7 mmol/L
	14.CT 提示多脑叶梗死（低密度影＞ 1/3 大脑半球）

（续　表）

相对禁忌证（下列情况需谨慎考虑和权衡溶栓的风险与获益，即虽然存在一项或多项相对禁忌证，但并非绝对不能溶栓）	1. 轻型卒中或症状快速改善的卒中
	2. 妊娠
	3. 痫性发作后出现的神经功能损害症状
	4. 近 2 周内有大型外科手术或严重外伤
	5. 近 3 周内有胃肠或泌尿系统出血
	6. 近 3 个月内有心肌梗死史

表 7-2　4.5h内 t-PA 静脉溶栓的适应证、禁忌证和相对禁忌证

适应证	1. 缺血性卒中导致的神经功能缺损
	2. 症状持续 3 ～ 4.5 h
	3. 年龄≥ 18 岁
	4. 患者或家属签署知情同意书
禁忌证	同表 7-1
相对禁忌证（在表 7-1 基础上另行补充如下）	1. 年龄＞ 80 岁
	2. 严重卒中（NIHSS 评分＞ 25 分）
	3. 口服抗凝药（不考虑 INR 水平）
	4. 有糖尿病和缺血性卒中病史

表 7-3　6h 内尿激酶静脉溶栓的适应证及禁忌证

适应证	1. 由缺血性卒中导致的神经功能缺损症状
	2. 症状出现＜ 6 h
	3. 年龄 18—80 岁
	4. 意识清楚或嗜睡
	5. 脑 CT 无明显早期脑梗死低密度改变
	6. 患者或家属签署知情同意书
禁忌证	同表 7-1

2. 使用方法

（1）rt-PA：0.9 mg/kg（最大剂量为 90 mg）静脉滴注，其中 10% 在最初 1 min 内静脉推注，其余 90% 药物溶于 100 ml 的生理盐水，持续静脉滴注 1 h，用药期间及用药 24 h 内应严密监护患者（表 7-4）。

（2）尿激酶：100 万 ~ 150 万 U，溶于生理盐水 100 ~ 200 ml，持续静脉滴注 30 min，用药期间应严密监护患者（表 7-4）。

表 7-4　静脉溶栓的监护及处理

（1）患者收入重症监护病房或卒中单元进行监护
（2）定期进行血压和神经功能检查，静脉溶栓治疗中及结束后 2 h 内，每 15 min 进行一次血压测量和神经功能评估，然后每 30 分钟一次，持续 6 h，以后每小时一次直至治疗后 24 h
（3）如出现严重头痛、高血压、恶心或呕吐，或神经症状体征恶化，应立即停用溶栓药物并行脑 CT 检查
（4）如收缩压 ≥ 180 mmHg 或舒张压 ≥ 100 mmHg，应增加血压监测次数，并给予降压药物
（5）鼻饲管、导尿管及动脉内测压管在病情许可的情况下应延迟安置
（6）溶栓 24 h 后，给予抗凝药或抗血小板药物前应复查颅脑 CT/MRI

注：rt-PA 为重组组织型纤溶酶原激活剂，INR 为国际标准化比值，APTT 为活化部分凝血酶时间，ECT 为蛇静脉酶凝结时间，TT 为凝血酶时间

根据《中国急性缺血性脑卒中诊治指南 2014》提出静脉溶栓推荐意见如下（详细的研究证据可参见上述诊治指南 2014）。

3. 推荐意见

（1）对缺血性脑卒中发病 3 h 内（Ⅰ 类推荐，A 级证据）

和 3 ～ 4.5 h（Ⅰ类推荐，B 级证据）的患者，应按照适应证和禁忌证（表 7-1 至表 7-3）严格筛选患者，尽快静脉给予 rt-PA 溶栓治疗。用药期间及用药 24 h 内应严密监护患者（表 7-4）（Ⅰ类推荐，A 级证据）。

（2）如没有条件使用 rt-PA，且发病在 6 h 内，可参照表 4 适应证和禁忌证严格选择患者考虑静脉给予尿激酶。用药期间应严密监护患者（表 7-4）（Ⅱ类推荐，B 级证据）。

（3）不推荐在临床试验以外使用其他溶栓药物（Ⅰ类推荐，C 级证据）。

（4）溶栓患者的抗血小板或特殊情况下溶栓后还需抗凝治疗者，应推迟到溶栓 24 h 后复查头 CT 或 MRI 后再开始（Ⅰ类推荐，B 级证据）。

（二）特殊人群或相对禁忌下的静脉溶栓推荐意见

1. 未成年人（新生儿、儿童、和＜ 18 岁的青春期人群）卒中患者

静脉使用 rt-PA 的效果和风险尚不明确（Ⅱb 级推荐，B 级证据）。

2. 轻型卒中

对于缺血性卒中症状发作或距最后正常时间 3 h 内的患者，静脉注射 rt-PA（0.9 mg/kg，其中最初 10% 在 1 min 内推注，60 min 内最大剂量 90 mg）是合理的（Ⅰ类推荐，A 级证据）；对于缺血性卒中症状发作或距最后正常时间 3 ～ 4.5 h 的患者，静脉注射 rt-PA（0.9 mg/kg，其中最初 10% 在 1 min 内推

注，60 min 内最大剂量 90 mg）也是合理的（Ⅰ类推荐，B-R级证据）；对发病 3 ～ 4.5 h 治疗窗内的轻型卒中，静脉使用 rt-PA 治疗可能是合理的，应当对治疗的风险和获益进行权衡（Ⅱb 类推荐，B-NR 级证据）。

3. 妊娠和产后卒中

妊娠期中重度卒中患者，若患者静脉溶栓获益大于子宫出血风险，可以考虑静脉使用 rt-PA（Ⅱb 类推荐，C 级证据）；产后早期（分娩后＜ 14 d）的卒中患者，其静脉使用 rt-PA 的安全性及有效性尚不明确（Ⅱb 类推荐，C 级证据）；推荐联系妇产科医生会诊，并协助母亲及胎儿的长期管理（Ⅰ级推荐，C 级证据）。

4. 月经期卒中

月经期卒中患者，若既往无月经过多史，静脉使用 rt-PA 可能获益，同时告知患者静脉溶栓治疗期间月经量可能增加（Ⅱa 类推荐，C 级证据）；对于既往有月经过多史，但无贫血和低血压的月经期卒中患者，静脉使用 rt-PA 收益大于严重出血的风险（Ⅱb 类推荐，C 级证据）；若患者有近期或活动性阴道流血，且致严重贫血，在静脉使用 rt-PA 之前需联系妇产科医师会诊（Ⅱa 类推荐，C 级证据）；对于月经期或阴道流血的卒中患者，静脉使用 rt-PA 后，至少应该监测阴道的流血程度 24 h 以上（Ⅰ类推荐，C 级证据）。

5. 伴急性心肌梗死或近期（3 月内）有心肌梗死病史的卒中

对于并发卒中和急性心肌梗死的患者，静脉使用 rt-PA 溶栓后，行经皮冠状动脉血管成形术，若有适应证，可植入支架（Ⅱa 类推荐，C 级证据）；对近 3 月内发生心肌梗死的卒中患者，若既往为非 ST 段抬高心肌梗死或 ST 段抬高心肌梗死且累及右壁或下壁，静脉使用 rt-PA 治疗卒中是合理的（Ⅱa 类推荐，C 级证据）；若既往 ST 段抬高心肌梗死累及左前壁时静脉使用 rt-PA 治疗卒中可能合理（Ⅱb 类推荐，C 级证据）。

6. 伴心包炎的卒中

对伴急性心包炎的重度卒中患者，需与心血管医师进行磋商，静脉使用 rt-PA 治疗卒中可能合理（Ⅱb 类推荐，C 级证据）；对伴急性心包炎的中度卒中可能轻度残疾的患者，静脉使用 rt-PA 治疗卒中获益尚不明确（Ⅱb 类推荐，C 级证据）。

7. 左心室血栓的卒中

对伴左心室 / 左心房血栓的致残性重度卒中患者，静脉使用 rt-PA 治疗卒中可能合理（Ⅱb 类推荐，C 级证据）；对伴左心室 / 左心房血栓的中度卒中可能轻度残疾的患者，若静脉使用 rt-PA 治疗卒中获益尚不明确（Ⅱb 类推荐，C 级证据）。

8. 心内膜炎的卒中

心内膜炎引起的卒中，静脉使用 rt-PA 会增加颅内出血风险，因此不推荐使用（Ⅲ类推荐，C 级证据）。

9. 伴心内占位的卒中

伴心脏黏液瘤或者乳头状弹力纤维瘤的重度卒中患者，若可能致严重残疾，静脉使用 rt-PA 治疗卒中可能是合理的（Ⅱb 类推荐，C 级证据）。

10. 伴颅内微出血的卒中

对于伴颅内微出血的卒中患者，当＞10微出血（CMB）时溶栓后出现症状性脑出血的风险增加。静脉使用 rt-PA 不增加症状性脑出血的发生率，静脉使用 rt-PA 是合理的（Ⅱa类推荐，B 级证据）。

11. 伴未破颅内动脉瘤和颅内血管畸形的卒中

体内存在小或者中等程度大小（＜10 mm）的未破裂颅内动脉瘤的卒中患者，静脉使用 rt-PA 是合理的，可以推荐使用（Ⅱa 类推荐，C 级证据）；体内存在巨大的未破裂颅内动脉瘤的卒中患者，静脉使用 rt-PA 的获益和风险尚不确定（Ⅱa 类推荐，C 级证据）；体内存在未破裂和未干预的颅内血管畸形的卒中患者，静脉使用 rt-PA 的获益和风险尚不确定（Ⅱb 类推荐，C 级证据）；伴有颅内血管畸形的卒中患者，若其存在严重神经功能缺损或其死亡风险超过其继发性脑出血的风险，可以考虑静脉使用 rt-PA 治疗卒中（Ⅱb 类推荐，C 级证据）。

12. 伴颅内肿瘤或者系统性恶性肿瘤的卒中

伴轴外颅内肿瘤的卒中患者，静脉使用 rt-PA 治疗卒中可能获益（Ⅱa 类推荐，C 级证据）；伴轴内颅内肿瘤的卒中患者，静脉使用 rt-PA 可能是有害（Ⅲ类推荐，C 级证据）；患系统性恶性肿瘤的卒中患者，静脉使用 rt-PA 治疗卒中安全性和有效性尚不确定（Ⅱb 类推荐，C 级证据）；若患者预期寿命＞6 个月，且无凝血功能异常，近期手术，系统性出血等禁忌证并存的情况，静脉使用 rt-PA 可能会获益。

13. 确诊或怀疑主动脉弓夹层或头颈部动脉夹层的卒中

若确诊或怀疑主动脉弓夹层的卒中患者，不推荐静脉使用 rt-PA，且可能是有害的（Ⅲ类推荐，C 级证据）；若确诊或怀疑颅外颈部动脉夹层的卒中患者，静脉使用 rt-PA 治疗卒中是安全的，可以推荐使用（Ⅱa 类推荐，C 级证据）；若确诊或怀疑颅内动脉夹层的卒中患者，静脉使用 rt-PA 治疗卒中获益和出血风险尚不清楚（Ⅱb 类推荐，C 级证据）。

14. 正在服用抗血小板药物的卒中

除非是临床试验，不推荐同时使用静脉 rt-PA 溶栓和静脉注射抑制糖蛋白Ⅱb/Ⅰlla 受体的抗血小板药物（Ⅲ类推荐，B 级证据）；正在服用单一抗血小板药物的卒中患者，静脉使用 rt-PA 治疗卒中的获益大于症状性脑出血的风险，可以推荐使用（Ⅰ类推荐，A 级证据）；正在服用双联抗血小板药物的卒中患者，静脉使用 rt-PA 治疗卒中的获益大于症状性脑出血的风险，可以推荐使用（Ⅰ类推荐，B 级证据）。

（三）动脉溶栓及推荐意见

关于前循环溶栓，较多的研究已经肯定了其疗效，在临床操作中需遵循"个体化"原则，而不应机械地遵守治疗时间窗。后循环动脉溶栓治疗，不同研究报道的治疗时间窗差异很大。目前，普遍认为椎基底动脉系统比颈内动脉系统脑梗死的治疗时间窗可相对延长，然而是否采取动脉溶栓治疗的关键应取决于患者的临床状况。后循环急性缺血性卒中的动脉溶栓治疗目前尚无大规模的临床试验报道，主要是基于单中心的治疗经验及共识。

1. 动脉溶栓从症状出现到再灌注的时间越短，临床结局越好；应当尽量减少用药前的延误（Ⅰ类推荐，B级证据）。

2. 发病6 h内前循环大动脉闭塞导致的严重卒中且不适合静脉溶栓的患者，经过严格选择后可以在有条件的医院进行动脉溶栓（Ⅱ类推荐，B级证据）。有大脑中动脉闭塞引起的严重卒中，病程＜6 h，某些方面不适于静脉rt-PA治疗（Ⅰ类推荐，B级证据）。发病24 h内后循环大动脉闭塞导致的严重卒中且不适合静脉溶栓的患者，经过严格选择后可以在有条件的医院进行动脉溶栓（Ⅲ类推荐，B级证据）。

3. 动脉溶栓药物建议选择尿激酶和rt-PA，推荐使用尿激酶1万～3万U/min，总剂量不超过100万；rt-PA 1 mg/min，总剂量不超过40 mg，最佳剂量和灌注速率需进一步临床研究支持；当造影显示血管再通或者对比剂外渗现象，应立即停止溶栓；动脉溶栓还可用于静脉溶栓无效的患者，也可用于重症脑卒中不适合静脉溶栓的患者，如近期有大手术或严重创伤的患者，但尚无大量的临床试验证据。

（四）动静脉联合溶栓及推荐意见

静脉溶栓的优势是简单易行，给药迅速，减少时间延迟；动脉溶栓的优势是在病变局部可达到更高的血药浓度，能直接发现闭塞的血管，评价侧支循环情况，提高闭塞血管的再通率，从而提高治疗效果。因此在临床上可以把两种方式结合应用，一方面不延长溶栓治疗的时间窗，另一方面可以提高闭塞血管的再通率，改善最终的治疗效果。

1. 对于大动脉闭塞、静脉溶栓无效及静脉溶栓禁忌的患者，进行动脉溶栓可能是合理的，需要更多的随机试验证实（Ⅱb 类推荐，B 级证据）。

2. 动脉溶栓联合静脉中应用血小板糖蛋白Ⅱb/Ⅲa 受体抑制剂（GPI）的作用尚不肯定，需要更多的随机试验证实。

（五）溶栓的并发症

1. 出血转化

大多数 sICH（symptomatic intracerebral hemorrhage，sICH）发生在 < 24 h，其中 80% 在 < 12 h，10% ～ 15% > 24 h。尽管 ICH 可在 ≥ 7 d 发生，但绝大多数 sICH 在 < 36 h 内发生。rt-PA 输注至 sICH 的中位时间为 5 ～ 10 h。约 80% 的 sICH 患者在阿替普酶输注后 > 2 h 诊断，50% 是在输注后 5 ～ 10 h 被诊断。sICH 的发生率 2% ～ 7%，与溶栓药物的剂量选择、溶栓时间窗、评价标准有直接联系。sICH 有证据的危险因素有：卒中严重程度、高龄、肥胖、高血压、房颤、糖尿病、血糖高、基线中性粒细胞计数升高、低游离 T_3 水平、肾功能不全、心力衰竭、缺血性心脏病、抗血小板药物使用、CT 上显示大范围明显低密度者、严重的白质疏松、高负荷脑微出血（> 10 个微出血灶）。

基于 CT 表现，可将脑出血转化大致分为出血性脑梗死（hemorrhagic infraction，HI）和脑实质出血（parenchymal hematoma，PH），其余 ECASS 和 Heidelberg 分型参考下表。

另外，当 CT 检查发现脑内不止一处出血灶时，按出血最严重的病灶分型（表 7-5）。

表 7-5 常用的出血转化影像特点分型

	NINDS		ECASS		Heidelberg
HI	头颅 CT 见急性梗死灶内的点状或边界模糊的不同的低密度 / 高密度病灶	HI-1	沿梗死灶边缘小点状出血	1a	HI1，沿梗死灶边缘小点状出血，无占位效应
PH	头颅 CT 见典型的同质的边界清楚的高密度病变，伴 / 不伴脑水肿或占位效应	HI-2	梗死区内片状无占位效应出血或多个融合的点状出血	1b	HI2，梗死区内片状无占位效应出血，或多个融合的点状出血，无占位效应
		PH-1	血肿＜梗死面积的 30% 并有轻微占位效应的出血	1c	PH1，血肿＜梗死面积的 30%，并有轻微占位效应的出血
		PH-2	血肿＞梗死面积的 30% 并有明显占位效应的出血或远离梗死灶的出血	2	血肿＞梗死面积的 30%，有明显占位效应
				3a	远离脑梗死区域的脑实质出血
				3b	脑室内出血
				3c	蛛网膜下腔出血
				3d	硬膜下出血

HI 为出血性脑梗死，PH 为脑实质出血

2. 推荐意见

（1）对于急性缺血性脑卒中持续＜ 4.5 h 的患者，既往有一个未破裂的脑动脉瘤，仍建议静脉溶栓。

（2）3 个月内有缺血性卒中史患者静脉 rt-PA 治疗的依据有限；在小梗死、卒中发生在一个多月前或临床恢复良好等情况下，仍建议静脉溶栓。

（3）凝血功能异常并非是溶栓的绝对禁忌，也很少引起 sICH；但溶栓后要即刻复查凝血功能。

（4）对于出血转化高风险的高危患者，延迟每次 30 min 的神经功能和生命体征监测延长至溶栓后 12 h；对于重症脑梗死患者（如 NIHSS 评分≥ 12 分）可更积极地安排影像学复查，有助于 HT 的早期诊断和治疗（图 7-2 和图 7-3）。

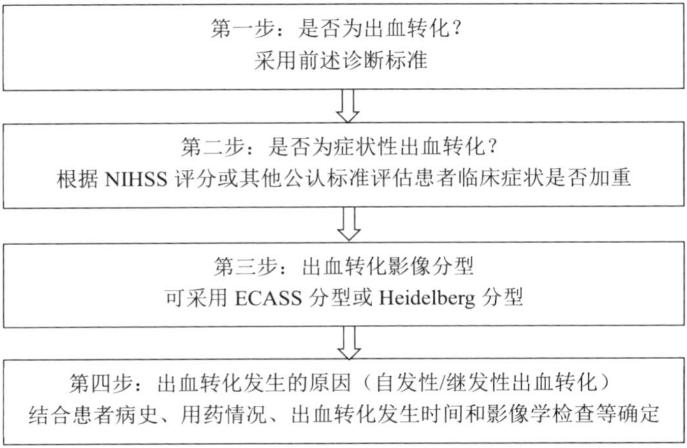

第一步：是否为出血转化？
采用前述诊断标准

第二步：是否为症状性出血转化？
根据 NIHSS 评分或其他公认标准评估患者临床症状是否加重

第三步：出血转化影像分型
可采用 ECASS 分型或 Heidelberg 分型

第四步：出血转化发生的原因（自发性/继发性出血转化）
结合患者病史、用药情况、出血转化发生时间和影像学检查等确定

图 7-2　出血转化诊断流程

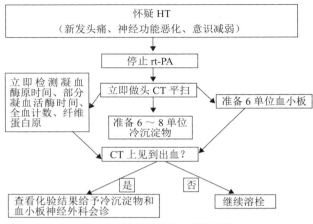

图 7-3　脑出血转化的处理流程

（5）对于 HI-1、HI-2 型患者可继续给予抗血小板药物，但对于 PH-1、PH-2 型患者应停用抗血小板药物，而不需使用止血药物。

（6）对于缺血性脑卒中患者，治疗过度或过于保守都会让患者面临风险，治疗过程要注意平衡。

（7）静脉应用 rt-PA 后 36 h 内发生症状性出血转化可考虑使用冷沉淀、血小板、新鲜冰冻血浆等逆转 rt-PA 作用，缓解症状，并进一步监测处理（表 7-6 和表 7-7）。

表 7-6　静脉应用 rt-PA 后 36 h 内发生症状性出血转化可考虑使用的逆转 rt-PA 作用的药物

抗凝药物	建议剂量	潜在获益	不良反应
冷沉淀	一旦诊断应立即送检纤维蛋白原水平，经验性输注 10U 冷沉淀，随后继续输注，直至纤维蛋白原水平 ≥ 1.5 g/L，每 10 U 冷沉淀物约升高纤维蛋白原 0.5 g/L	所有类型的症状性出血均可获益，应作为首选，但仍需要更多研究支持	输血反应及输血相关性肺损伤
血小板	8 ～ 10 单位	除血小板减少者（血小板 < $100×10^9$/L）可能获益外，其余尚不明确	输血反应及输血相关性肺损伤，容量负荷过重
新鲜冰冻血浆	12 ml/kg	获益尚不明确，仅华法林使用者考虑使用	输血反应及输血相关性肺损伤，容量负荷过重
凝血酶原复合物	25 ～ 50 U/kg（根据 INR 值调整）	获益尚不明确，仅华法林使用者考虑作为辅助治疗方案	血栓形成并发症
维生素 K	静脉注射 10 mg	获益尚不明确，仅华法林使用者考虑作为辅助治疗方案	过敏反应
重组 Ⅶ a 因子	20 ～ 160 µg/kg	获益尚不明确，无证据支持其使用时不应使用	血栓形成并发症
抗纤维蛋白溶解剂	氨基己酸：第一个小时静脉注射 4 g，随后 8 h 给予 1 g/h；氨甲环酸：10 mg/kg，3 ～ 4 次/天（根据肾功能调整）	所有类型的症状性出血均可能获益，特别是不适于输血或者患者/家属拒绝输血	血栓形成并发症

注：rt-PA 为重组组织型纤溶酶原激活剂，INR 为国际标准化比值

表 7-7　静脉溶栓后出血转化的处理

分类	指标	处理
症状性颅内出血转化	FIB ＜ 0.5	建议输注冷沉淀、密切观察症状有无加重
	FIB ＜ 1.2	紧急输注人纤维蛋白原、冷沉淀，血浆纤维蛋白原升至 1.5 以上
	FIB ＞ 1.2	危及生命，可输注人纤维蛋白原、冷沉淀、血浆
非症状性颅内出血转化	0.5 ≤ FIB ＜ 0.8	动态监测神经系统体征，根据情况决定是否输注冷沉淀
	FIB ≥ 0.8	动态监测神经系统体征
无出血转化	FIB ＜ 0.5	动态监测神经系统体征，可选择输注冷沉淀
	FIB ≥ 0.8	动态监测神经系统体征

3. 系统性出血及推荐意见

系统性出血为溶栓后另一潜在并发症，主要系统性出血指常见其他部位出血，包括牙龈、鼻黏膜、胃肠道、泌尿道、注射部位等的出血，浅表部位的出血多在压迫止血后即可得到控制；尚有文献报道一些少见部位的出血，如硬膜外出血、脾脏破裂出血、甲状腺出血、腹壁肌肉层血肿。

（1）近期大型手术史患者静脉溶栓可能导致严重的系统性出血，建议动脉内溶栓或者血管内取栓替代静脉溶栓。

（2）静脉溶栓后应密切关注患者病情变化，监测生命体征、定期复查血常规、凝血功能，以早期发现、早期干预、治疗系统性出血并发症。

处理：①如果出现不可压迫的部位出血立即停用 rt-PA；②检测 PT、APPT、纤维蛋白原、全血计数及配血；③适当支持疗法：监测血压、补液、输血等支持循环；④抗纤溶治疗，使用氨甲环酸及氨基乙酸；⑤如纤维蛋白原过低（＜ 1 g/L），可给予冷沉淀物（含纤维蛋白原和Ⅷ因子）；⑥持续性的难以控制的内脏出血，可以采取血管内介入治疗止血或者内镜下止血。

4. 血管再闭塞及推荐意见

溶栓后血管再闭塞是急性缺血性卒中静脉溶栓治疗常见并发症，和临床症状恶化相关，静脉溶栓后约 11.8% 的患者可能出现临床恶化（NIHSS 评分≥ 4 分），其中 82% 患者发生持续闭塞或再闭塞。早期再阻塞，预示长期预后不良。目前血管再闭塞尚无统一定义，不同的研究基于脑血管造影、TCD 或 NIHSS 评分增加定义血管再闭塞。

（1）溶栓联合抗血小板治疗可能会减少再闭塞的发生，患者出现溶栓后血管再闭塞时，在评估获益大于风险后可考虑溶栓后 24 h 内使用抗血小板药物，联合应用 GP Ⅱ b/ Ⅲ a 抑制剂（替罗非班、依替巴肽等）可减少再闭塞发生和治疗再闭塞，但后者需要更多的高质量的大样本随机对照试验进行验证。

（2）动静脉联合溶栓或无缝桥接治疗对 NIHSS 评分比较高（NIHSS ＞ 6 分）的患者无缝桥接，进行血管内治疗以解决动脉狭窄显得十分必要。静脉溶栓联合血管内治疗可明显增加血管再通率。

（3）人尿激肽原酶（尤瑞克林）、丁苯酞等药物可能帮助开放侧支循环。

（4）抗凝治疗应在 24 h 后开始使用肠外抗凝药，如低分子肝素、凝血酶抑制剂（阿加曲班）等。

5.过敏及血管源性水肿及推荐意见

过敏，其表现轻者皮疹，严重可出现低血压、休克、支气管痉挛、血管源性水肿等。血管源性水肿是过敏反应的一种特殊类型，用药时或用药后 2 h 内发生，在临床上常表现为不对称唇舌水肿，其发生率为 1.3% ～ 5%。

（1）立即停止静脉 rt-PA。

（2）对气道、呼吸及循环三个方面进行紧急评估。

（3）如仅局限于舌部，可给予抗组胺药物和采取鼻咽通气道，如病情进展出现喉头、软腭、口咽等水肿，可加用类固醇激素治疗及气管插管。

（4）一旦患者出现全身反应，即可应用肾上腺素。

（5）当出现气道梗阻现象时，及时行气管切开，保持呼吸道通畅，避免发生呼吸衰竭，必要时使用人工呼吸机，机械通气维持呼吸通畅（图 7-4）。

六、血管内取栓治疗

对于某些类型的动脉闭塞，如颈动脉的 T 型闭塞、大脑中动脉 M1 段闭塞、后循环常见的粥样硬化斑块导致的血管闭塞，单纯药物溶栓，血管再通率较低。机械取栓作为急性

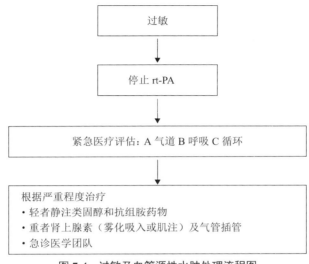

图 7-4　过敏及血管源性水肿处理流程图

缺血性卒中患者血管再通、改善预后的一个重要手段，可以单独使用，也可与动脉溶栓药物联合应用来增加血管再通率。美国食品及药品管理局（food and drug administration，FDA）批准了 mercitm retrieval（2004 年）和 penumbra aspiration systemstm（2008 年）作为第一代机械取栓装置。取栓支架具有导航性和快速血管再通的优势，并且远期并发症的风险更低。FDA 于 2012 年又批准了 solitairetm 和 trevotm 支架取栓装置，这是最早被 FDA 批准用于治疗大血管闭塞性卒中的两种支架取栓装置。而随着更多的临床研究证实机械取栓的疗效，卒中的取栓时间窗也被拓宽至 6 h。

（一）时间窗和影像学评估及推荐意见

进行 AIS 血管内治疗病例选择时，除选择合适的时间窗分类治疗外（表 7-8），通过影像评估选择适合的患者也是获得良好预后的关键（表 7-9）。应用影像学技术进行严格筛选，排除出血性病变、识别血管闭塞部位以及通过直接或间接征象评估梗死核心灶、缺血半暗带及侧支循环，以此识别通过取栓治疗可能获得良好预后的患者。

表 7-8　不同时间窗取栓治疗的适应证

发病 6 h 内	距最后正常时间 6 ～ 16 h		距最后正常时间 16 ～ 24h
	标准 1（DEFUSE）	标准 2（DAWN）	
1. 卒中前 mRS 评分 0 ～ 1 分 2. 闭塞的颈内动脉或大脑中动脉 M1 段是本次卒中的责任血管 3. 年龄 ≥ 18 岁 4. NIHSS 评分 ≥ 6 分 5. ASPECTS 评分 ≥ 6 分	1. 本次卒中由颈动脉、颈内动脉或大脑中动脉近端闭塞所致 2. 梗死体积（缺血核心）＜ 70 ml 3. 缺血组织体积 / 梗死组织体积 ≥ 1.8 4. 绝对可逆缺血组织（"半暗带"）体积 ≥ 15 ml	1. 年龄 ≥ 18 岁 2. 卒中前 mRS 评分 0 ～ 1 分 3. 头 CT、MRI 未发现颅内出血 4. 首次影像学检查未发现梗死范围超过大脑中动脉 1/3 区域 5. 颈内动脉颅内段、MCA M1 段闭塞 6. 未接受 rt-PA 溶栓治疗 7. 存在临床症状与梗死体积的失匹配： - 年龄 ≥ 80 岁：NIHSS ≥ 10，梗死体积＜ 21 ml； - 年龄＜ 80 岁：NIHSS ≥ 10，梗死体积＜ 31 ml； - 年龄＜ 80 岁：NIHSS ≥ 20，梗死体积 31 ～ 51 ml	同标准 2（DAWN）

表 7-9　不同时间窗下筛选患者的影像方案推荐

时间窗	影像评估方案	操作流程
0～6 h	CT：排除出血，计算 ASPECTS 评分；CTA/MRA/DSA：确定大血管闭塞情况，评价侧支循环；CTP/DWI：评估梗死核心、半暗带（可选）	静脉溶栓窗内，符合 6h 内取栓标准，启动溶栓后同步筛查大血管闭塞情况
6～16 h	CT：排除出血，计算 ASPECTS 评分；CTA/MRA：确定大血管闭塞情况；CTP/PWI/DWI：评估梗死核心、半暗带	符合 DEFUSE 3 研究标准或符合 DAWN 研究标准
16～24 h	CT/MRI：排除出血，计算 ASPECTS 评分；CTA/MRA：确定大血管闭塞情况；CTP/DWI：评估梗死核心	符合 DAWN 研究标准

CT 为计算机断层扫描，CTA 为计算机断层扫描血管成像，CTP 为计算机断层扫描灌注成像，MRI 为磁共振成像，MRA 为磁共振血管成像，DWI 为磁共振弥散加权成像，PWI 为磁共振灌注成像，DSA 为数字减影血管造影，ASPECTS 为 Alberta 卒中项目早期计算机断层扫描评分，DAWN 为应用 DWI 或 CTP 联合临床不匹配治疗醒后卒中和晚就诊卒中患者用 Trevo 装置行神经介入治疗研究，DEFUSE 3 为影像评估筛选缺血性卒中患者血管内治疗研究

1. 实施血管内治疗前，尽量使用无创影像检查明确有无颅内大血管闭塞（Ⅰ类推荐，A 级证据）。

2. 发病 3 h 内 NIHSS 评分 ≥ 9 分或发病 6 h 内 NIHSS 评分 ≥ 7 分时，提示存在大血管闭塞（Ⅱa 类推荐，B 级证据）。

3. 无肾功能不全病史的患者，怀疑大血管闭塞且符合血管内治疗指征时，行 CTA 检查无须等待肌酐检测结果（Ⅱa 类推荐，B 级证据）。

4. 发病 6 h 内，推荐使用 CTA 或 MRA 检查明确有无大

血管闭塞，可不进行灌注成像检查（Ⅰ类推荐，A级证据）。

5. 适合机械取栓的患者，进行颅内血管影像检查的同时行颅外颈动脉、椎动脉的筛查是合理的，可为制订血管内治疗计划提供信息（Ⅱa类推荐，C级推荐）。

6. 大面积梗死定义为CT或DWI影像的ASPECTS评分＜6分或梗死体积≥70 ml或梗死面积＞1/3大脑中动脉供血区。确定梗死体积和半暗带大小的影像技术适用于患者筛选，与血管内治疗功能性预后相关（Ⅱa类推荐，B级证据）；梗死核心较大，但当与缺血半暗带组织错配较大时，进行取栓治疗可能是获益的（Ⅱb类推荐，C级证据）。

7. 距患者最后看起来正常时间在6～24 h的前循环大血管闭塞患者，推荐进行CTP、MRI DWI或PWI检查，帮助筛选适合机械取栓的患者，但是必须符合RCT证实的能带来获益的影像和其他标准才可以进行机械取栓治疗（Ⅰ类推荐，A级证据）。

8. 决定是否进行血管内治疗时，可以考虑参考脑侧支循环代偿情况（Ⅱb类推荐，C级证据）。

9. 高龄单纯性大血管闭塞患者可以选择血管内治疗（Ⅰ类推荐，A级证据）。

10. 支架样取栓器明显优于Merci取栓器（Ⅰ类推荐，A级证据）。

（二）机械取栓的适应证与禁忌证及推荐意见

美国心脏协会（AHA）和美国卒中协会（ASA）推荐对

于适宜的患者可在发病 6 h 内行支架 - 取栓治疗（stentretrievers，如 solitairefr 和 trevo）。对于存在静脉溶栓禁忌证或静脉溶栓无效的大动脉闭塞患者，取栓治疗是有益的补充或补救措施，但最好在发病 6 h 达到再灌注（溶栓）血流 2b/3 级，6 h 以后的血管内治疗有效性还不确定（表 7-10）。

表 7-10　机械取栓的适应证及禁忌证

适应证
年龄在 18—85 岁
前循环：动脉溶栓在发病 6 h 内，机械取栓及血管成形术在发病 8 h 内，后循环：可延长至发病 24 h 内，进展性卒中机械取栓可在影像学指导下，酌情延长治疗时间
临床诊断急性缺血性卒中，存在与疑似闭塞血管支配区域相应的临床症状和局灶神经功能缺损，且神经功能损害症状及体征超过 60 min 不缓解
NIHSS 在 8 ～ 25 分；后循环进展型卒中可不受此限
影像学评估：CT 排除颅内出血；脑实质低密度改变或脑沟消失范围 < 1/3 大脑中动脉供血区域，或后循环低密度范围未超过整个脑干及单侧小脑半球 1/3；有条件的医院，建议行头颈 CTA 或 MRA 检查，证实闭塞的责任血管；有条件的医院，建议行头颅 CTP 检查，证实存在缺血半暗带
患者或患者亲属理解并签署知情同意书
禁忌证
最近 3 周内有颅内出血病史，既往发现脑动静脉畸形或动脉瘤未行介入或手术治疗
药物无法控制的顽固性高血压（收缩压持续 ≥ 185 mmHg，或舒张压持续 ≥ 110 mmHg）

（续　表）

已知对比剂过敏
血糖＜ 2.8 mmol/L 或＞ 22.0 mmmol/L
急性出血体质，包括患有凝血因子缺陷病、国际标准化比值（INR）＞ 1.7 或血小板计数＜ 100×10^9/L
最近 7 d 内有不可压迫部位的动脉穿刺史；最近 14 d 内有大手术或严重创伤病史；最近 21 d 内胃肠道或尿道出血，最近 3 个月内存在增加出血风险的疾病，如严重颅脑外伤、严重肝脏疾病、溃疡性胃肠道疾病等；既往 1 个月内有手术、实质性器官活检、活动性出血
疑脓毒性栓子或细菌性心内膜炎
生存预期寿命＜ 90 d
严重肾功能异常

1. 遵循静脉 rt-PA 溶栓优先原则。即使患者符合血管内机械取栓的适应证、临床评估后计划行血管内治疗，如果该患者也符合静脉溶栓指征，则应该先接受 rt-PA 静脉溶栓治疗（Ⅰ类推荐，A 级证据），同时做好术前准备，不应等待观察 rt-PA 静脉治疗的疗效而延误机械取栓（Ⅰ类推荐，B 级证据）。

2. 推荐结合发病时间、病变血管部位、病情严重程度综合评估后决定患者是否接受血管内机械取栓治疗（Ⅰ类推荐，A 级证据）。

（三）治疗方案及推荐意见

结合患者发病时间窗及影像评估结果，在排除血管内治疗禁忌证后，可按操作流程实施取栓治疗。

1. 遵循静脉 rt-PA 溶栓优先原则。即使患者符合血管内机械取栓的适应证、临床评估后计划行血管内治疗，如果该患者也符合静脉溶栓指征，则应该先接受 rt-PA 静脉溶栓治疗（Ⅰ类推荐，A 级证据），同时做好术前准备，不应等待观察 rt-PA 静脉治疗的疗效而延误机械取栓（Ⅰ类推荐，B 级证据）。

2. 推荐结合发病时间、病变血管部位、病情严重程度综合评估后决定患者是否接受血管内机械取栓治疗（Ⅰ类推荐，A 级证据）。

3. 进行机械取栓时，建议患者到院至股动脉穿刺的时间在 90 min 以内，到院至血管再通的时间在 120 min 以内（Ⅱa 类推荐，B 级证据）。

4. 推荐首选支架取栓装置进行机械取栓（Ⅰ类推荐，A 级证据）；也可酌情首选使用当地医疗机构批准的其他取栓或抽吸装置（Ⅱb 类推荐，B 级证据）。

5. 机械取栓后，再通血管存在显著狭窄时，建议密切观察，如狭窄 > 70% 或狭窄影响远端血流（mTICI < 2b/3 级）或导致反复再闭塞时，可以考虑血管成形术［球囊扩张和（或）支架置入］（Ⅱb 类推荐，B 级证据）。

6. 发病 24 h 以上的大血管闭塞患者，机械取栓的获益性尚不明确（Ⅱb类推荐，C级证据）。

7. 在机械取栓过程中，建议达到mTICI 2b/3级的血流再灌注，以提高临床良好预后率（Ⅰ类推荐，A级证据），可以考虑应用血管成形、支架置入等补救措施（Ⅱb类推荐，B级证据）。

8. 在机械取栓过程中，推荐结合患者情况使用球囊导引导管或中间导管等材料以提高血管开通率（Ⅱa类推荐，C级证据）。

9. 在机械取栓过程中，可以考虑对串联病变（颅外和颅内血管同时闭塞）进行血管内治疗（Ⅱb类推荐，B级证据）。

10. 急性缺血性卒中患者血管内治疗时，推荐根据患者危险因素、操作技术特点和其他临床特征个体化选择麻醉方案，尽可能避免取栓延误（Ⅱa类推荐，B级证据）。通常临床实践中对伴有严重躁动、意识水平降低（格拉斯哥昏迷量表评分＜8分）、呼吸道保护反射丧失、呼吸障碍的患者使用全身麻醉，能配合取栓的患者使用局部麻醉或镇静更为适合。

11. 急性缺血性卒中患者的血管内治疗应由多学科团队共同决定达成，包括至少一名血管神经病学医师和一名神经介入医师，应在经验丰富的中心实施机械取栓（Ⅱa类推荐，C级证据）。

（四）并发症处理

1. 出血转化

术后出血转化是AIS溶栓或血管内治疗的主要并发症

之一。术后出血转化的原因可能与血管壁损伤、再灌注损伤、溶栓药物使用以及联合抗血小板、抗凝治疗有关。一般认为超时间窗、术前血压偏高（收缩压＞ 180 mmHg，舒张压＞ 100 mmHg）、脑 CT 已显示低密度改变的卒中患者接受溶栓或血管内治疗易发生出血转化并发症。

术后出血转化的处理以外科治疗和对症处理为主，目的是控制颅内压、维持生命体征。可参考急性缺血性卒中脑出血转化处理原则。

2. 血管穿孔

血管穿孔多由于导丝头端穿透动脉壁所致。导丝头端走行太远，头端位置不合适，路径迂曲后撤球囊、支架输送系统时导丝"前窜"穿破远端血管。

如造影发现明确出血点，可采取减少血管灌注、中和肝素、急诊用弹簧圈或 Onyx 胶栓塞等处理措施。

3. 血管破裂、穿支撕裂

闭塞血管管径较小，成角明显，支架取栓时，如牵拉力量过大或反复取栓操作易造成血管损伤或破裂出血。合并狭窄时，球囊、支架选择过大、快速扩张都易导致血管破裂；严重钙化病变、反复球囊扩张也可致血管破裂；路径迂曲，导丝、球囊、支架送入时导致血管移位过大，穿支撕裂出血；成角病变，球囊扩张、支架释放也可致穿支撕裂出血；导丝进入穿支引起穿支痉挛、暴力牵拉也会拉断穿支引起出血。

一旦血管破裂可立即充盈球囊进行封堵止血，必要时可考虑弹簧圈闭塞，也可选择开颅血管修补术或动脉夹闭术。

4. 新发部位栓塞

取栓过程中栓子移位、碎裂，可能造成闭塞血管的邻近分支或次级分支血管栓塞。对于 MCA M_1 远端栓塞，如同侧大脑前动脉存在，可使用中间导管跨越 A_1 开口进行保护，在回拉血栓时能降低栓子脱落栓塞的风险。

如果发生栓塞，对可能导致严重功能缺损的主干血管应积极干预，首选机械取栓方式。而对于 MCA M_3 段以远、大脑后动脉 P_2 段以远等功能意义不大且取栓装置不易到达的次级分支血管栓塞，或支架置入操作后远端血管分支闭塞等有较大操作难度的栓塞事件，可考虑不给予干预，或在评估出血风险后给予局部碎栓或动脉溶栓。

5. 血管再闭塞

血管开通后再闭塞是 AIS 血管内治疗常见并发症，再闭塞和临床症状恶化相关，早期再闭塞预示远期预后不良，多见于动脉粥样硬化性中-重度血管狭窄伴发原位闭塞的患者。

抗栓联合抗血小板治疗可能会减少再闭塞的发生，但可能增加出血风险。术中应用血小板糖蛋白 IIb/IIIa 受体拮抗药可减少再闭塞发生和治疗再闭塞，目前研究显示并未增加出血风险，但仍需根据病变情况谨慎使用。

6. 高灌注综合征

高灌注综合征是指闭塞脑动脉再通后，缺血脑组织重新获得血液灌注，同侧脑血流量显著增加，从而导致脑水肿甚至颅内出血发生。

高灌注综合征患者需要收住神经重症监护病房进行密切

监护, 给予适当镇静、有效控制血压、适当脱水治疗及其他相关并发症的预防, 对合并有颅内血肿伴有占位征象者, 必要时需要神经外科实施去骨瓣减压等处理。建议根据患者情况酌情处理。

7. 血管痉挛

血管痉挛是导管、导丝等材料的机械刺激所致。血管痉挛可引起远端低血流状态, 导致缺血事件发生。

预防血管痉挛的常规措施是术前尼莫地平泵入, 术中需注意导引导管位置不要过高, 路径迂曲可配合中间导管, 一般颈内动脉颅内段及 MCA M_1 段治疗, 导引导管置于颈内动脉 C_2 段即可; 后循环治疗, 导引导管置于椎动脉 V_2 段即可。如果出现导引导管处血管痉挛, 需将导管回撤造影观察, 尽量在较低位置完成手术。一般回撤导管、导丝, 停止刺激后痉挛可迅速缓解。如出现不可恢复的血管痉挛时需应用球囊成形术或动脉注射钙离子通道阻滞药。

8. 动脉夹层

取栓过程中, 如果血管局部存在重度狭窄, 导管导丝通过时可能进入血管内膜下导致夹层发生。术中反复取栓操作, 血管成角或支架选择过大, 均容易对血管内膜造成损伤, 也可能引起血管夹层。术中需注意仔细辨别血管真腔, 小心操作减少夹层形成风险。局部狭窄的单纯球囊扩张更容易发生动脉夹层, 发生率可达 20%。

预防措施应注意选择稍小的球囊, 缓慢、轻柔地充盈和排空。一旦发生动脉夹层需要继续进行支架置入术, 术后规范抗凝治疗。

9. 其他

应激性溃疡、心血管并发症、穿刺部位并发症、对比剂过敏、对比剂肾病等参照一般血管内治疗并发症处理方案。

七、桥接治疗

桥接治疗是指在静脉溶栓基础上进行动脉血管内介入治疗，分为直接桥接治疗和挽救性桥接治疗。直接桥接治疗是指静脉溶栓后不观察等待溶栓效果，直接进行取栓治疗；挽救性桥接治疗是指静脉溶栓后观察患者神经功能变化，无效后再进一步考虑取栓治疗。桥接治疗是把双刃剑，虽然提高再通率，但可能促进远端血管栓塞（表 7-11）。目前，对急性大血管闭塞缺血性脑卒中患者而言，在血管内机械取栓治疗前使用静脉溶栓是否有任何益处仍是一个未解决的问题。

表 7-11　桥接治疗潜在的优点和缺点

潜在缺陷	潜在优点
可能延迟血管内治疗，延长再通时间，带来更差者的结局	静脉溶栓或血管再通，更早恢复再灌注，改善患者预后
栓子不良迁移（VA 到 BA，ICA 近端到 T 分叉或 MCA M_1 等），增加缺血区域	栓子良性迁移（MCA M_1 到 M_2，BA 到 PCA P_2 等），减少缺血区域
过敏反应，如血管源性水肿，低血压以及类过敏反应，潜在神经毒性，血脑屏障破坏及凝血障碍	静脉溶栓软化栓子，利于取栓
血管成形或支架置入时需要双联抗血小板治疗，可能增加颅内出血风险	静脉溶栓减少取栓次数，缩短取栓时间

（续　表）

潜在缺陷	潜在优点
心源性栓子可能继续栓塞，导致卒中复发或其他栓塞	更好溶解远端栓子，提高再灌注率
价格因素，可能增加医疗消费	入路迂曲/取栓失败时，提供血管再通机会

VA. 椎动脉；BA. 基底动脉；ICA. 颈动脉；MCA. 大脑中动脉；PCA. 大脑后动脉

八、抗血小板治疗

临床常用口服抗血小板药物均是在上游抑制血小板活化，而 GPIIb/IIIa 抑制剂（GPI）作用在血小板聚集的最后环节，是最强的抗血小板药物。替罗非班作为一种非肽类小分子 GPI 在临床中广泛应用。

（一）缺血性脑卒中的推荐意见

1. 不符合溶栓适应证且无禁忌证的缺血性脑卒中患者应在发病后尽早给予口服阿司匹林 150～300 mg/d。急性期后可改为预防剂量（50～300 mg/d）。

2. 发病在 24 h 内的轻型缺血性脑卒中患者（NIHSS 评分≤ 3），应尽早给予阿司匹林联合氯吡格雷治疗 21 d，但应严格观察出血风险。

3. 溶栓治疗者，阿司匹林等抗血小板药物应在溶栓 24 h 后开始使用。

4. 对不能耐受阿司匹林者，可考虑选用氯吡格雷等抗血小板治疗。

5. 高血压患者长期应用阿司匹林，应注意脑出血风险，在血压控制稳定后（< 150/90 mmHg）应用。

6. 肾功能不全的患者需调整剂量，肌酐清除率小于 30 ml/mim 的患者，替罗非班的半衰期延长 3 倍。此类患者出血风险明显增加，剂量应减半。

7. 对于小动脉闭塞型的进展性卒中患者，使用替罗非班 0.4 μg/（kg·min）静脉输注 30 min，然后连续静脉输注 0.1 μg/(kg·min)维持至少 24 h 是合理的（Ⅱb 类推荐，B 级证据）。

8. 对于发病时间处于溶栓时间窗内的急性缺血性卒中患者，使用替罗非班作为静脉溶栓的辅助治疗是合理的。推荐的用法用量为在静脉溶栓后 2 ～ 12 h 期间以 0.4 μg/(kg·min) 的速率输注 30 min，然后以 0.1 μg/（kg·min）速率连续静脉输注 24 ～ 72 h，并根据肌酐清除率进行调整（Ⅱa 类推荐，C 级证据）。

（二）非心源性 TIA 的推荐意见

1. 对于非心源性 TIA 患者，建议给予口服抗血小板药物而非抗凝药物预防脑卒中复发及其他心血管事件的发生，但不推荐常规长期应用阿司匹林联合氯吡格雷抗血小板治疗。

2. 阿司匹林（50 ～ 325 mg/d）或氯吡格雷（75 mg/d）单药治疗均可以作为首选抗血小板药物。阿司匹林抗血小板治疗的最佳剂量为 75 ～ 150 mg/d。阿司匹林（25 mg）+ 缓释型双嘧达莫（200 mg）2 次 / 天或西洛他唑（100 mg）2 次

／天，均可作为阿司匹林和氯吡格雷的替代治疗药物。抗血小板药应在患者危险因素、费用、耐受性和其他临床特性的基础上进行个体化选择。

3. 发病在 24 h 内，具有脑卒中高复发风险（ABCD2 评分≥ 4 分）的急性非心源性 TIA，应尽早给予阿司匹林联合氯吡格雷治疗 21 d。此后阿司匹林或氯吡格雷均可作为长期二级预防一线用药。

4. 发病 30 d 内伴有症状性颅内动脉严重狭窄（狭窄率70% ～ 99%）的 TIA 患者，应尽早给予阿司匹林联合氯吡格雷治疗 90 d。此后阿司匹林或氯吡格雷均可作为长期二级预防一线用药。

5. 伴有主动脉弓动脉粥样硬化斑块证据的 TIA 患者，推荐抗血小板及他汀类药物治疗。口服抗凝药物与阿司匹林联合氯吡格雷药物治疗效果的比较尚无肯定结论。

6. 伴有心房颤动的非风湿性二尖瓣病变或其他瓣膜病变（局部主动脉弓、二尖瓣环钙化、二尖瓣脱垂等）的 TIA 患者，可以考虑抗血小板聚集治疗。

九、抗凝治疗

（一）风险评估

抗凝治疗可增加出血风险，但在很好地控制 INR，合理选择药物及剂量，控制其他出血危险因素（如高血压）等规范治疗情况下，颅内出血的发生率为 0.1% ～ 0.6%，比既往明显降低。在治疗前以及治疗过程中应注意对患者出血风险动态评估（出血风险评估见附录），对非瓣膜性房颤患者进行风险分层（CHA2DS2-VASc 评分见附录），确定相应的治疗方案。

（二）缺血性脑卒中的推荐意见

1. 对大多数急性缺血性脑卒中患者，不推荐无选择地早期进行抗凝治疗（Ⅰ类推荐，A 级证据）。

2. 关于少数特殊患者的抗凝治疗，可在谨慎评估风险 / 效益比后慎重选择（Ⅳ类推荐，D 级证据）。

3. 特殊情况下溶栓后还需抗凝治疗的患者，应在 24 h 后使用抗凝剂（Ⅰ类推荐，B 级证据）。

4. 对缺血性卒中同侧颈内动脉有严重狭窄者，使用急性抗凝的疗效尚待进一步研究证实（Ⅲ类推荐，B 级证据）。

5. 凝血酶抑制剂治疗急性缺血性卒中的有效性尚待更多研究进一步证实。只在临床研究环境中或根据具体情况个体化使用（Ⅲ类推荐，B 级证据）。

（三）心源性栓塞性 TIA 的推荐意见

1. 对伴有心房颤动（包括阵发性）的 TIA 患者，推荐使用适当剂量的华法林口服抗凝治疗，预防再发的血栓栓塞事件。华法林的目标剂量是维持 INR 在 2.0 ～ 3.0。

2. 新型口服抗凝剂可作为华法林的替代药物，新型口服抗凝剂包括达比加群、利伐沙班、阿哌沙班以及依度沙班，选择何种药物应考虑个体化因素。

3. 伴有心房颤动的 TIA 患者，若不能接受口服抗凝药物治疗，推荐应用阿司匹林单药治疗。也可以选择阿司匹林联合氯吡格雷抗血小板治疗。

4. 伴有心房颤动的 TIA 患者，应根据缺血的严重程度和出血转化的风险，选择抗凝时机。建议出现神经功能症状 14 d 内给予抗凝治疗预防脑卒中复发，对于出血风险高的患者，应适当延长抗凝时机。

5.TIA 患者，尽可能接受 24 h 的动态心电图检查。对于原因不明的患者，建议延长心电监测时间，以确定有无抗凝治疗指征。

6. 伴有急性心肌梗死的 TIA 患者，影像学检查发现左心室附壁血栓形成，推荐给予至少 3 个月的华法林口服抗凝治疗（目标 INR 值为 2.5；范围 2.0 ～ 3.0）。如无左心室附壁血栓形成，但发现前壁无运动或异常运动，也应考虑给予 3 个月的华法林口服抗凝治疗（目标 INR 值为 2.5；范围 2.0 ～ 3.0）。

7. 对于有风湿性二尖瓣病变但无心房颤动及其他危险因素（如颈动脉狭窄）的 TIA 患者，推荐给予华法林口服抗凝治疗（目标 INR 值为 2.5；范围 2.0 ～ 3.0）。

8. 对于已使用华法林抗凝治疗的风湿性二尖瓣疾病患者，发生 TIA 后，不应常规联用抗血小板治疗。但在使用足量的华法林治疗过程中仍出现缺血性脑卒中或 TIA 时，可加用阿司匹林抗血小板治疗。

9. 对于植入人工心脏瓣膜的 TIA 患者，推荐给予长期华法林口服抗凝治疗。

10. 对于已经植入人工心脏瓣膜的既往有 TIA 病史的患者，若出血风险低，可在华法林抗凝的基础上加用阿司匹林。

十、其他

（一）降纤治疗

对不适合溶栓并经过严格筛选的脑梗死患者，特别是高纤维蛋白血症者可选用降纤治疗。

（二）扩容治疗

对一般缺血性脑卒中患者，不推荐扩容。对低血压或脑血流低灌注所致的急性脑梗死如分水岭梗死可考虑扩容治疗，但应注意可能加重脑水肿、心功能衰竭等并发症，此类患者不推荐使用扩血管治疗。

（三）扩张血管

对一般缺血性脑卒中患者，不推荐扩血管治疗。

（四）侧支循环开放剂

侧支循环对 AIS 血管内治疗患者血管再通程度、再灌注程度、临床获益以及症状性出血转化等都有显著关联；侧支循环好坏对于 AIS 患者血管内治疗结局具有很重要的临床意义。

近年我国开发的丁基苯酞是Ⅰ类新药。几项评价急性脑梗死患者口服丁基苯酞的多中心随机、双盲、安慰剂对照试验显示：丁基苯酞治疗组神经功能缺损和生活能力评分均较对照组显著改善，安全性好。一项双盲双模拟随机对照试验对丁基苯酞注射液和其胶囊序贯治疗组与奥扎格雷和阿司匹林序贯治疗组进行比较，结果提示丁基苯酞组功能结局优于对照组，无严重不良反应。据现有临床研究证据显示：恩必普软胶囊能改善急性缺血性脑卒中患者的神经功能缺损，促进神经功能恢复，且其本身不良反应少，未见严重不良反应发生。

1.使用方法

发病 24 ～ 48 h 内，静脉注射丁基苯酞氯化钠注射液 100 ml，每天两次，共两周，之后，序贯使用恩必普软胶囊 0.2 g，一天 3 次，共 90 d。按照脑卒中临床质量控制标准要求，80% 急性期住院患者及出院后应该接受标准的序贯疗法。

人尿激肽原酶（尤瑞克林）是近年国内开发的另一个Ⅰ类新药。对首次发作的急性前循环脑梗死患者的研究显示，尤瑞克林改善软脑膜侧支循环的效果确切，能够有效提高侧支循环开放率。对发病 48 h 内的急性缺血性脑卒中患者的研究显示，治疗后尤瑞克林组梗死区和缺血半暗带区的局部脑血流（rCBF）均较治疗前显著增加（$P < 0.05$）。另外，尤瑞克林联合静脉溶栓可显著改善患者神经功能缺损，改善 NIHSS 及 BI 评分，同时不增加脑出血风险；其联合机械取栓也可显著改善患者神经功能缺损。

2. 推荐意见

恩必普、尤瑞克林 2017 年被列入《缺血性卒中脑侧支循环评估与干预中国指南（2017）》，可用于改善缺血性脑卒中的脑血流（Ⅱa 类推荐，B 级证据）。

（五）神经保护治疗及推荐意见

缺血会导致复杂的神经损伤级联反应，脑血管闭塞发生后，脑血流量降低，造成神经细胞去极化、兴奋性氨基酸毒性、氧自由基损伤，进一步诱导线粒体损伤和炎症反应，从而加重神经损伤。而脑血流量的恢复使得缺血组织氧供恢复，也会引起活性氧的生成而加重氧化应激损伤及炎症反应等，导致再灌注损伤。因此，阻断级联反应的神经保护剂是重要的治疗策略之一。

国家 Ⅰ 类新药——依达拉奉右莰醇注射用浓溶液（先必新®）是由依达拉奉和右莰醇按照 4∶1 配比组合，兼具依达拉奉的抗氧化、自由基清除作用和右莰醇的抗炎、对抗谷氨酸兴奋性毒性作用并且具有有线粒体保护作用。依达拉奉右莰醇注射用浓溶液Ⅲ期 TASTE 研究是一项多中心、随机、双盲、阳性对照临床试验，共纳入了全国 48 家中心的 1200 例急性脑梗死患者，结果显示，依达拉奉右莰醇相比阳性对照依达拉奉显著提高了患者 90 d 功能独立(mRS 评分≤1 分)的比例(OR=1.42)，显著改善脑卒中患者的神经功能结局，且安全性良好，同时也将治疗时间窗拓展到 48 h。研究证明，依达拉奉右莰醇可显著改善急性缺血性脑卒中所致的神经症状、日常生活活动能力和功能障碍，研究结果发表在《Stroke》杂志上。该新药的成功也验证了近年来神经保护研发"多靶点"的思路。

依达拉奉右莰醇注射用浓溶液使用方法：每次 15 ml（含依达拉奉 30 mg，右莰醇 7.5 mg），每日 2 次。使用时加入到 100 ml 生理盐水中稀释后静脉滴注，30 min 内滴完，连续治疗 14 d。应于发病后 48 h 内开始给药。

依达拉奉右莰醇注射用浓溶液通过自由基清除、抗炎、对抗谷氨酸兴奋性毒性、线粒体保护等多靶点阻断脑缺血级联反应，可显著改善缺血性脑卒中患者的功能结局，且临床使用安全，为治疗急性缺血性脑卒中提供新的、更有效的临床治疗手段。（IIa 级推荐，A 级证据）。

第二节 出血性脑卒中急性期治疗

一、诊断流程

根据突然发病、剧烈头痛、呕吐、出现神经功能障碍等临床症状体征，结合 CT 等影像学检查，ICH 一般不难诊断。但原发性脑出血、特别是高血压脑出血的诊断并无金标准，一定要排除各种继发性脑出血疾病，避免误诊，作出最后诊断需达到以下全部标准：①有确切的高血压病史；②典型的出血部位，包括基底节区、脑室、丘脑、脑干、小脑半球；③ DSA/CTA/MRA 排除继发性脑血管病；④早期（72 h 内）或晚期（血肿消失 3 周后）增强 MRI 检查排除脑肿瘤或海绵状血管畸形（CM）等疾病；⑤排除各种凝血功能障碍性疾病。

推荐意见

1. 尽早对脑出血患者进行全面评估，包括病史、一般检查、神经系统检查和有关实验室检查，特别是血常规、凝血功能和影像学检查（Ⅰ类推荐，C级证据）。

2. 对疑似脑卒中患者应尽快行 CT 或 MRI 检查以明确诊断（Ⅰ类推荐，A级证据）。

3. 脑出血后数小时内常出现血肿扩大，加重神经功能损伤，应密切监测（Ⅰ类推荐，A级证据）。CTA 和增强 CT 的"点征"（spot sign）有助于预测血肿扩大风险，必要时可行有关评估（Ⅱ类推荐，B级证据）。

4. 如怀疑血管病变（如血管畸形等）、肿瘤或 CAA 者，可根据需要选择行 CTA、CTV、增强 CT、增强 MRI、MRA、MRV、DSA、GRE-T2* 或 SWI 检查，以明确诊断（Ⅱ类推荐，B级证据）。

5. 可应用 GCS 或 NIHSS 等量表评估病情的严重程度（Ⅱ类推荐，C级证据）。

二、治疗原则

ICH 患者在发病的最初数天内病情往往不稳定，应常规持续生命体征监测（包括血压监测、心电监测、氧饱和度监测）和定时神经系统评估，密切观察病情及血肿变化，定时复查头部 CT，尤其是发病 3 h 内行首次头部 CT 患者，应于发病后 8 h、最迟 24 h 内再次复查头部 CT。

ICH 治疗的首要原则是保持安静，稳定血压，防止继续出血，根据情况，适当降低颅内压，防治脑水肿，维持水电解质、血糖、体温平衡；同时加强呼吸道管理及护理，预防及防止各种颅内及全身并发症（图 7-6）。

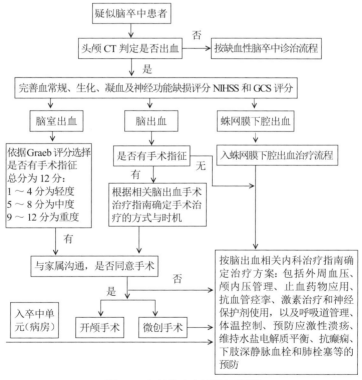

图 7-6 急性脑出血诊治流程图

三、一般处置

（一）呼吸道管理

若意识障碍程度重，排痰不良或肺部感染者可考虑气管插管或尽早气管切开，排痰防治肺部感染，怀疑肺部感染患者，应早期作痰培养及药敏实验，选用有效抗生素治疗。

（二）维持水和电解质平衡

定期检查血生化，监测及纠正电解质紊乱。

四、血压管理

推荐意见

1. 应综合管理脑出血患者的血压，分析血压升高的原因，再根据血压情况决定是否进行降压治疗（Ⅰ类推荐，C级证据）。

2. 对于收缩压 150 ～ 220 mmHg 的住院患者，在没有急性降压禁忌证的情况下，数小时内降压至 130 ～ 140 mmHg 是安全的（Ⅱa 类推荐，B 级证据），其改善患者神经功能的有效性尚待进一步验证（Ⅱa 类推荐，B 级证据）。

3. 对于收缩压＞ 220 mmHg 的脑出血患者，在密切监测血压的情况下，持续静脉输注药物控制血压可能是合理的，收缩压目标值为 160 mmHg（Ⅱa 类推荐，C 级证据）。

4. 在降压治疗期间应严密观察血压水平的变化，避免血压波动，每隔 5 ～ 15 min 进行 1 次血压监测（Ⅰ类推荐，C

级证据）。

五、血糖管理

推荐意见

应控制血糖在 7.8 ～ 10.0 mmol/L，加强血糖监测并相应处理：①血糖超过 10 mmol/L 时可给予胰岛素治疗；②血糖低于 3.3 mmol/L 时，可给予 10% ～ 20% 葡萄糖口服或注射治疗。目标是达到正常血糖水平（Ⅰ类推荐，B 级证据）。

六、体温管理

推荐意见

对脑出血后发热予以治疗可能是合理的（Ⅱa 类推荐，C 级证据），尚无确切的证据支持低温治疗。

七、降低颅内压，控制脑水肿

推荐意见

1. 颅内压升高者，应卧床、适度抬高床头、严密观察生命体征（Ⅰ类推荐，C 级证据）。

2. 需要脱水降颅压时，应给予甘露醇（Ⅰ类推荐，C 级证据）和高渗盐水（Ⅱ类推荐，B 级证据）静脉滴注，用量及疗程依个体化而定。同时，注意监测心、肾及电解质情况。必要时，也可用呋塞米、甘油果糖和（或）白蛋白（Ⅱ类推荐，B 级证据）。

3. 对伴有意识障碍的脑积水患者可行脑室引流以缓解颅

内压增高（Ⅱ类推荐，B 级证据）。

4. 若患者具有颅内压增高的临床或影像学表现，和 / 或实测 ICP > 20 mmHg，可应用脱水剂，如 20% 甘露醇（1 ～ 3 g/kg/d）、甘油果糖、高渗盐水、白蛋白、利尿剂等，应用上述药物均应监测肾功能，电解质，维持内环境稳定；必要时可行颅内压监护。

八、止血治疗

推荐意见

1. 重组活化因子 Ⅶ（rF Ⅶa）治疗脑出血的临床疗效尚不确定，且可能增加血栓栓塞的风险，不推荐常规使用（Ⅰ类推荐，A 级证据）。

2. 氨甲环酸有助于限制血肿体积扩大和降低早期病死率，但长期获益不确定，不推荐无选择性使用（Ⅱ类推荐，A 级证据）。

3. 使用抗栓药物发生脑出血时，应立即停药（Ⅰ类推荐，B 级证据）。

4. 华法林相关性脑出血患者可考虑将凝血酶原复合物（PCC）作为新鲜冰冻血浆（FFP）的一种替代选择（Ⅱ类推荐，A 级证据），同时静脉应用维生素 K（Ⅰ类推荐，C 级证据）。

5. 对新型口服抗凝药物（达比加群、阿哌沙班、利伐沙班）相关脑出血，有条件者可应用相应拮抗药物（如依达赛珠单抗）（Ⅱ类推荐，C 级证据）。若 2 h 前服用过以上药

物并发生出血时可使用活性炭；服用达比加群的患者可考虑
Idarucizumab 特异性逆转治疗（Ⅰ类推荐，A 级证据），及血
液透析治疗（Ⅱb 类推荐，C 级证据）。

6. 不推荐 rFⅦa 单药治疗口服抗凝药相关性脑出血（Ⅳ
级推荐，D 级证据）。

7. 对普通肝素相关性脑出血，推荐使用硫酸鱼精蛋白治
疗（Ⅱ级推荐，C 级证据）。对溶栓药物相关脑出血，可选
择输注凝血因子和血小板治疗（Ⅱ级推荐，B 级证据）。

8. 对于使用抗血小板药物相关性脑出血，不推荐常规输
注血小板治疗（Ⅰ级推荐，A 级证据）。

九、抗癫痫治疗

推荐意见

1. 不推荐预防性应用抗癫痫药物（Ⅱ类推荐，B 级证据）。

2. 有临床痫性发作者应进行抗癫痫药物治疗（Ⅰ类推荐，
A 级证据）。

3. 疑为痫性发作者应考虑持续脑电图监测（Ⅱ类推荐，
B 级证据）；如检测到痫样放电，应给予抗癫痫药物治疗（Ⅰ
类推荐，C 级证据）。

十、下肢深静脉血栓和肺栓塞的预防

推荐意见

1. 卧床患者应注意预防 DVT（Ⅰ类推荐，C 级证据）；

如疑似患者可做 D- 二聚体检测及肢体多普勒超声检查（Ⅰ类推荐，C 级证据）。

2. 鼓励患者尽早活动、腿抬高；尽可能避免下肢静脉输液，特别是瘫痪侧肢体（Ⅳ类推荐，D 级证据）。

3. 瘫痪患者入院后即应用气压泵装置，可预防深静脉血栓及相关栓塞事件（Ⅰ类推荐，A 级证据）；不推荐弹力袜预防深静脉血栓（Ⅰ类推荐，A 级证据）。

4. 对易发生深静脉血栓的高危患者（排除凝血功能障碍所致的脑出血患者），血肿稳定后可考虑发病后 1～4 d 皮下注射小剂量低分子肝素或普通肝素预防 DVT，但应注意出血的风险（Ⅱ类推荐，B 级证据）。

5. 当患者出现深静脉血栓或肺动脉栓塞症状时，可使用系统性抗凝治疗或下腔静脉滤器植入（Ⅱ类推荐，C 级证据）；合适治疗方案的选择取决于多重因素（出血时间、血肿稳定性、出血原因及全身情况）（Ⅱ类推荐，C 级证据）。

十一、其他

（一）激素治疗

尚有争议。高血压脑出血患者激素治疗无明显益处，而出现并发症的风险增加（如感染、消化道出血和高血糖等）。如果影像学表现有明显水肿亦可考虑短期激素治疗，可选用甲强龙、地塞米松或氢化可的松。

（二）神经保护剂

脑出血后是否使用神经保护剂尚存在争议，有临床报道显示神经保护剂是安全、可耐受的，对临床预后有改善作用。依达拉奉在脑出血方面的临床研究与分析，对改善脑出血患者的神经功能缺失评分起到了积极的作用（Ⅱ类推荐，C 级证据）。

（三）预防应激性溃疡

脑出血早期可使用质子泵抑制剂预防应激性溃疡。

（四）抗血管痉挛治疗

对于合并蛛网膜下腔出血的患者，可以使用钙离子通道拮抗剂（尼莫地平）。

（五）心脏并发症

脑出血后进行心电图及心肌酶谱检查以筛查心脏并发症（Ⅱa 类推荐，C 级证据）。

十二、外科治疗

大多数的患者均以内科治疗为主，如果病情危重或发现有继发原因，且有手术适应证者，则应该进行外科治疗。清除血肿、解除脑压迫、缓解严重颅内高压及脑疝、挽救患者生命，并尽可能降低由血肿压迫导致的继发性脑损伤和残废

（详见外科治疗血肿清除部分）。

第三节 颅内静脉血栓形成的诊疗

颅内静脉血栓形成（CVT）是指由各种病因引起的颅内静脉或静脉窦血栓形成，使血液回流受阻或脑脊液循环障碍，导致颅内高压和局灶脑损害为特征的一类脑血管病，约占所有脑血管病的 0.5% ～ 1%。文献报道，本病在欧美发达国家较少见，估计年发病率仅为（0.5 ～ 1.0）/10 万，但在印度、中东和拉丁美洲等发展中国家和地区发病率较高，可达 7/10 万。而产褥期女性 CVT 发病率可达 10/10 万，约占所有 CVT 的 5% ～ 20%。我国没有相关流行病学数据，但随着临床医生对本病的认识和诊断技术的提高，本病并不少见，尤其在口服避孕药和围产期女性中更值得重视。

CVT 可原发于颅内脑浅静脉、深静脉或静脉窦，其中单纯浅静脉血栓形成罕见，多由静脉窦血栓延伸而来；深静脉血栓形成则以大脑内静脉和大脑大静脉多见。60% 以上的患者病变累及多个静脉窦，其中以上矢状窦受累居首位。病变性质可分为感染性和非感染性，前者常继发于头面部或其他部位细菌性感染；后者则多与各种非感染性病因引起的高凝状态、血液淤滞、血管壁损伤和颅内压过低等有关，部分原因不明。由于颅内静脉与静脉窦之间、静脉窦与静脉窦之间，以及静脉窦与颅外静脉在解剖上存在吻合并彼此沟通，当静脉（窦）血栓形成时，血栓累及范围和侧支循环的差异等因素导致临床表现复杂多样，可从无临床症状到病情危重，甚至死亡。由于凝血与纤溶状态的波动，导致患者病情呈缓解与加重交替，本病多数亚急性或慢性隐匿起病。除海绵窦血栓形成外，其临床症状一般无特异性，因而极易漏诊和误诊，其漏诊率可达 73%，40% 的患者平均诊断时间在 10 d 以上。

一、病因治疗

推荐意见

1. 感染性血栓应及时足量足疗程使用敏感抗生素治疗；原发部位化脓性病灶必要时可行外科治疗，以清除感染来源（Ⅰ类推荐）。

2. 口服避孕药等相关的 CVT，应立即停用此类药物（Ⅰ类推荐；本条为本次新增推荐意见）。

二、抗凝治疗

推荐意见

1. 无抗凝禁忌的 CVT 患者应及早接受抗凝治疗，急性期使用低分子肝素，剂量为 90 ～ 100 U/kg 体重，每日 2 次皮下注射；或使用普通肝素治疗，应使部分凝血活酶时间延长 1.5 ～ 2.5 倍。疗程可持续 1 ～ 4 周（Ⅱ类推荐，B 级证据）。

2. 低分子肝素的安全性和有效性略优于普通肝素（Ⅱ类推荐，B 级证据）。

3. 伴发于 CVT 的少量颅内出血和颅内压增高并不是抗

凝治疗的绝对禁忌证（Ⅱ类推荐，B级证据）。

4. 急性期过后应继续口服抗凝药物，常选用华法林，目标 PT-INR 值保持在 2.0 ～ 3.0（Ⅱ类推荐，C级证据）。

5. 对于有可迅速控制危险因素的 CVT，如妊娠、口服激素类避孕药物，抗凝治疗可在 3 个月内；对于危险因素不明或轻度遗传性血栓形成倾向的 CVT，口服抗凝治疗应持续6 ～ 12 个月；对于发作 2 次以上或有严重遗传性血栓形成倾向的 CVT，可考虑长期抗凝治疗（Ⅱ类推荐，B级证据）。

6. 目前尚无证据支持影像学证实的闭塞静脉（窦）再通，可作为停止口服抗凝治疗的依据（Ⅲ类推荐，C级证据）。

7. 新型口服抗凝药达比加群的疗效和安全性与华法林类似，但比华法林使用方便（Ⅱ类推荐，B级证据）。

三、特殊情况的抗凝治疗

推荐意见

1. 对头面颈部感染相关的 CVT 患者，抗凝治疗的疗效尚不明确，但有增加颅内出血的风险（Ⅲ类推荐，C级证据）。

2. 对于妊娠期 CVT 患者，建议整个孕期全程使用低分子肝素抗凝治疗（Ⅱ类推荐，C级证据）。

四、抗血小板和降纤治疗

推荐意见

除非基础疾病治疗需要，常规使用抗血小板或降纤治疗以治疗 CVT 并无支持证据（Ⅲ类推荐，C 级证据）。

五、静脉溶栓治疗

推荐意见

目前尚缺乏支持全身静脉溶栓治疗 CVT 的证据（Ⅲ类推荐，C 级证据）。

六、血管内治疗

详见第 8 章血管内介入治疗。

七、糖皮质激素

推荐意见

除非基础疾病治疗需要，常规使用糖皮质激素治疗 CVT 并无益处，CT/MRI 未发现脑实质病变的 CVT 患者，更应避免使用糖皮质激素（Ⅱ类推荐，C 级证据）。

八、降低颅内高压和视神经保护

推荐意见

1. 对 CVT 引起的颅内高压，可用脱水降颅压治疗；但应防止过度脱水导致血液浓缩等因素加重 CVT 病情（Ⅱ类推荐，C 级证据）。

2. 对严重颅内高压或出现早期脑疝者，应该紧急处理，必要时可行去骨瓣手术减压或脑脊液分流治疗（Ⅱ类推荐，C级证据）。

3. 对伴进展性视力下降的颅内高压者，可行视神经鞘减压术以挽救视力（Ⅱ类推荐，C级证据）。

九、抗癫痫治疗

推荐意见

1. 对首次癫痫发作的 CVT 患者，应尽早使用抗癫痫药物控制发作（Ⅰ类推荐，B级证据）。

2. 对无痫性发作患者，不推荐预防性使用抗癫痫药物（Ⅱ类推荐，C级证据）。

第四节　重症脑卒中的诊疗

一、综合管理

卒中单元是脑血管病的有效管理模式，临床上对重症脑血管病的管理通常是 ICU 与卒中单元相结合的模式，在这种背景下，NICU 应运而生，有条件的医院应尽可能建立 NICU 从而加强对重症脑血管病的管理水平。

（一）入住 NICU 的标准

从病情和卫生经济学的角度来看，并不是所有的脑血管病患者均需入住 ICU 及 NICU，有研究显示接受轻型（NIHSS

评分＜ 8 分)或中等严重程度脑血管病(NIHSS 评分＜ 16 分)的患者入住 ICU 后并未显示其在预后及费用方面的优势。临床上应对患者进行病情分级，识别重症患者及高危患者。

1. 临床指征

临床指征是决定患者是否入住 NICU 最主要的因素。符合重症脑血管病定义的患者应入住 NICU。具体有下列标准可供参考：急性意识障碍 [格拉斯哥昏迷量表（GCS）评分≤ 8 分]；严重神经功能障碍（NIHSS 评分≥ 17 分）；需要气管插管和（或）机械通气（入住 ICU 的患者呼吸机的使用率高达 66%）；血流动力学不稳定；全面强直阵挛发作和（或）癫痫持续状态；全身脏器功能障碍，需要支持治疗。

2. 影像学指征

神经影像结果可提供病情严重程度的参考信息，如下指标可供参考：LHI（＞ 145 cm^3）；早期出现超过 50%MCA 区域的 CT 低密度征，伴有其他血管分布区受累等；幕上血肿超过 30 ml；小脑半球出血超过 10 ml 及大脑深部静脉血栓形成等。

3. 接受特殊治疗

脑血管病患者在接受专科治疗后可能出现病情变化，常需要密切监护观察，如急性缺血性脑卒中溶栓、血管内取栓或血管介入治疗、去骨瓣减压术，以及颅内血肿清除或抽吸术。

4. 推荐意见

应对患者进行全面评估，结合患者的临床表现、影像学改变及监测指标对病情的严重程度进行评估判断，识别重症脑血管病患者，进行重症脑血管病管理模式（Ⅰ类推荐，C级证据）。

（二）全程（接诊时、急性期和稳定期）

1. 推荐意见

（1）气道管理：无缺氧时不常规吸氧；管理目标为氧饱和度 $\geq 95\%$，动脉血二氧化碳分压（$PaCO_2$）在正常范围。

（2）癫痫防治：不常规进行药物预防，有高危因素的蛛网膜下腔出血（SAH）可考虑预防，不能解释的意识障碍应行脑电监测，出现癫痫时可使用抗癫痫药物。

2. 接诊时

（1）测血糖：纠正低血糖。

（2）血管开通治疗：判断是否有静脉溶栓、机械取栓或桥接治疗指征。

3. 接诊时、急性期

（1）血压管理：避免低血压，纠正过高血压，静脉降压药首选乌拉地尔、拉贝洛尔和尼卡地平（尚未完全止血的脑出血，伴颅高压的脑卒中慎用尼卡地平）。

（2）有无手术指征：评估和监测病情变化，判断有无手术指征。经过严格选择的重症脑血管病患者可以从手术中获益，手术获益与手术方式相关；各卒中中心应根据各自医院的条件制订重症脑血管病的手术适应证、手术方式和监测流程。

（3）渗透性药物使用：判断有无渗透性药物的使用指征，

渗透性治疗不推荐常规使用，脑疝时应立即使用。

4. 急性期

（1）体温管理：体温＞ 37.5℃时，应寻找病因，纠正病因和启动降温措施，避免寒战。

（2）血糖管理：血糖＞ 10.0 mmol/L 时使用胰岛素，目标为 7.8 ～ 10.0 mmol/L，避免低血糖。

（3）组胺 H_2 受体拮抗药（H_2RA）或质子泵抑制剂（PPI）的使用：不推荐常规使用，有应激性溃疡的高危因素时建议使用，耐受肠内营养或危险因素解除时停用。

（4）镇痛与镇静：每日常规行疼痛和躁动监测，需要镇静者的镇静目标为里士满躁动镇静评分（RASS）是 -2 ～ 0 或镇静躁动评分（SAS）是 3 ～ 4 或健侧脑电双频指数（BIS）是 60 ～ 80。

5. 急性期和稳定期

（1）血容量管理：维持等血容量。使用晶体液为复苏或维持液体，避免使用低渗液体或含糖液体，液体起始用量为 25 ～ 30 ml/（kg·d）。

（2）深静脉血栓（DVT）预防：所有肢体运动减少或制动无深静脉血栓形成的患者均应行深静脉血栓预防。

（3）营养支持：营养风险评估，24 ～ 48 h 内启动肠内营养，补充足量蛋白，需要者及时行鼻胃管、鼻肠管或胃造瘘［未涉及部分可参考《神经系统疾病肠内营养支持操作规范共识（2011 版）》］。

（4）感染预防：手卫生、口腔护理、床位抬高、预防误吸、避免过度镇痛或镇静、减少不必要的组胺 H_2 受体拮抗药（H_2RA）与 PPI 使用、胸部物理治疗和严格无菌操作等。

（5）早期康复治疗：病情稳定的患者应早期主动或被动运动，不能主动运动的患者行神经肌肉电刺激治疗。

二、专科管理

（一）监测

神经功能监测是 NICU 重要的工作内容，其目的是及时获得患者重要的临床及辅助信息，为评估、调整治疗措施及预防继发脑损伤提供依据。应重视对重症脑血管病患者生命体征及神经系统体征的监测。意识程度的改变、瞳孔的异常变化（单侧瞳孔散大）及神经功能损害程度加重是病情恶化的重要体征。在 NICU 进行生理参数的监测是其基本要求。心率、血压、呼吸、平均动脉压、血氧饱和度、血气等参数能反映患者最基本的生理状态。

头颅 CT/MRI 在预测和评估 LHI 的预后中具有重要价值。CT 上 MCA 区域低密度区域超过 50% 预测临床预后不良的敏感度和特异度高。不过神经影像检查的局限在于受很多因素影响，不能随时完成。神经电生理检查包括脑电图和诱发电位检测等。脑电图检查和监测对惊厥发作、癫痫持续状态的管理有重要作用。诱发电位检查（脑干诱发电位和感觉诱发电位等）在重症患者脑功能评估中具有重要价值。神经超声检查在某些疾病的监测中可发挥较大的作用。经颅多普勒超声在蛛网膜下腔出血患者的监测中，有助于发现脑血管痉挛，对选择治疗和评估疗效具有较重要的价值。由于脑损伤涉及复杂的病理生理机制，单一指标并不能完全反映，在分析判断时需要将众多信息进行处理与整合，建立 NICU 多模式生物信息监测系统将是今后发展的方向。尽管相关研究已取得较大的进展，但这些有创检查尚未在临床上进行广泛运用，仍需进一步研究。

（二）应激性溃疡的预防

应激性溃疡是指机体在各类严重创伤、危重疾病或严重心理疾病等应激状态下，发生的急性胃黏膜糜烂、溃疡等病变，严重可出现消化道出血、穿孔，可使原有疾病加重和恶化，增加病死率。胃镜下显示胃黏膜糜烂、隐性出血（隐血试验阳性）、显性出血（呕血或胃液见新鲜出血）和有临床意义的出血。有临床意义的消化道出血指的是在显性出血后 24 h 内出现下列之一：①收缩压下降 20 mmHg；②心率升高超过 20 次 / 分；③坐位测量收缩压下降 > 10 mmHg；④血红素下降大于 2.0 g/L 和需要输血。

重症脑血管病患者不主张常规使用 H_2RA 或 PPI 预防应激性溃疡，而应根据患者应激性溃疡的危险因素综合考虑。建议有以下危险因素时进行药物预防：主要危险因素有一个危险因素；次要危险因素具有两个危险因素，也允许临床医师根据患者病情综合考虑。

1. 主要危险因素

机械通气 > 48 h；凝血功能障碍［国际标准化比值 INR > 1.5 或血小板 < 50×10^9/L 或活化部分凝血活酶时间（APTT）> 正常值 2 倍］；昏迷（GCS 评分 < 9）；胃十二指肠溃疡或上消化道出血病史；急性肾衰竭或肾脏替代治疗（RRT），急性肝功能衰竭或肝硬化病史和休克。

2. 次要危险因素

双联抗血小板、抗血小板 + 抗凝、抗血小板 +NSAID、潜血阳性 > 3 d。

临床医师可根据患者的危险因素及具体情况选择是否进行应激性溃疡的药物性预防。建议当患者可以耐受肠内营养时，可以停用或不使用预防药物；当患者应激性溃疡的危险因素解除或患者病情已经稳定时，应该停用预防药物。

（三）渗透性治疗

1. 在脑疝时的应用

渗透性治疗是脑疝的挽救性治疗措施，一旦发生脑疝应立即使用甘露醇或高渗盐。渗透性治疗是脑疝的临时性治疗措施，在使用渗透性治疗的同时应判断是否需要手术治疗；如果不采取手术治疗，应根据患者临床、影像、现有治疗及效果等综合考虑是否需要联合采取其他治疗措施，如抬高床头（注意将患者头部保持居中位）、保持正常体温、镇痛镇静、过度换气、巴比妥昏迷疗法和低温治疗等。发生脑疝时，建议渗透性治疗药物的使用方法是：20% 甘露醇 0.5 ～ 1.0 g/kg，加压静注；23.4% 的高渗盐 30 ml 或 60 ml，可以重复或联合使用。需要强调的是，在使用渗透性治疗时，需要考虑下一步应进行何种治疗，如是否需要手术治疗，及低温治疗、镇静或巴比妥昏迷疗法。

2. 在颅高压时的应用

目前来看，渗透性治疗能降低颅内压（ICP）的证据是比较充分的，但并无改善预后的可靠证据。渗透性治疗可以在 ICP 监测下实施，启动渗透性治疗的时机应根据颅内压水平，同时结合患者的临床、影像、多模式脑监护和患者病情的动态变化进行综合考虑。

首先，在有颅压监测的情况下，除了监测颅压也要考虑患者的临床、影像等多种情况。目前并无统一的 ICP 干预阈值，但在新研究发表之前，建议 ICP 低于 15 mmHg 时不需要启动渗透性治疗，而颅压大于 25 mmHg 因与预后不良密切相关，应该启动渗透性治疗，而 ICP 在 15～25 mmHg，建议要结合临床、影像、多模式脑监护和患者病情的动态变化综合考虑。

其次，无 ICP 监测者应根据患者的症状、影像和多模式脑监护等综合考虑，尤其是要关注患者病情的动态变化，当重症脑血管病患者因脑组织肿胀导致病情进行性加重，如 GCS 运动评分下降 2 分，影像显示有明显中线移位等情况时，可以启动渗透性治疗。渗透性治疗是颅高压治疗的一部分，应根据患者的情况采取各种脑水肿和颅高压的治疗措施。

3. 在脑水肿时的应用

不推荐渗透性治疗用于预防脑水肿和颅高压。不推荐将渗透性药物用于治疗单纯的脑水肿，渗透性治疗仅推荐用于因脑水肿引起的颅高压和脑疝。

（四）癫痫防治

建议对不明原因的昏迷和（或）意识改变的患者，进行脑电图检查，持续脑电监测有助于发现非惊厥癫痫持续状态。根据患者的临床特征，遵循现有指南运用抗癫痫药物控制癫痫发作。建议尽早使用抗癫痫药物。现有证据不推荐预防性使用抗癫痫药物，应结合重症脑血管病特征进一步开展研究。

（五）手术治疗

对积极药物治疗后病情仍恶化的患者可请神经外科会诊，考虑手术治疗。对于大面积脑梗死的手术治疗而言，治疗时机的把握非常重要。大面积脑梗死的恶性病程及时手术可以改善预后，在脑疝发生之后再行外科手术相对时机偏晚，在脑疝前开展手术治疗的效果可能更好。推荐采用危险分层的方法对大面积脑梗死恶性病程进行风险评估，以进行下一步处理流程。大面积脑梗死的手术治疗的预后与手术方法和技巧等多因素密切相关，因此推荐各卒中中心应根据各自医院的情况制订个体化的重症脑血管病手术治疗适应证和判断流程。

（曹学兵　张兆辉）

参考文献

[1] 国家卫生计生委脑卒中防治工程委员会. 中国缺血性脑卒中急性期诊疗指导规范 [S] 2017.

[2] 中华医学会神经病学分会脑血管病学组急性缺血性脑卒中诊治指南撰写组. 中国急性缺血性脑卒中诊治指南 2010 [J]. 中国全科医学，2011，14（35）：4013-4017.

[3] 中国脑卒中防治血压管理指导规范 [J]. 实用心脑肺血管病杂志，2017，25（10）：87.

[4] 国家卫生计生委脑卒中防治工程委员会. 中国脑卒中血糖管理指导规范（2015 年版）[J]. 全科医学临床与教育，2016，14（1）：3-5.

[5] 国家卫生计生委脑卒中防治工程委员会. 2015 中国缺血性脑卒中血脂管理指导规范 [J]. 实用心脑肺血管病杂志，2015，23（4）：117.

[6] 国家卫生计生委脑卒中防治工程委员会. 中国急性缺血性脑卒中静脉溶栓指导规范 [S] 2016 年.

[7] 霍晓川，高峰. 急性缺血性卒中血管内治疗中国指南 2018[J]. 中国卒中杂志，2018，13（07）：706-729.

[8] 国家卫生健康委脑卒中防治工程委员会. 中国脑卒中防治指导规范 [M] 第 2 版. 北京：人民卫生出版社，2021.

[9] 国家卫生计生委脑卒中防治工程委员会. 中国短暂性脑缺血发作早期诊治指导规范 [S] 2016.

[10] 国家卫生计生委脑卒中防治工程委员会，房颤卒中防治专业委员会，中华医学会心电生理和起搏分会，中国医师协会心律学专业委员会. 中国心源性卒中防治指南（2019）[J]. 中华心律失常杂志，2019，23（6）：463-484.

[11] 佚名. 缺血性卒中脑侧支循环评估与干预中国指南（2017）[J].

中华内科杂志，2017，56（6）：460-471.

[12] 曹勇，张谦，于洮，等．中国脑血管病临床管理指南（节选版）——脑出血临床管理 [J]．中国卒中杂志，2019，14（8）：809-813.

[13] 国家卫生计生委脑卒中防治工程委员会．中国脑出血诊疗指导规范 [S]．2015.

[14] 中华医学会神经病学分会，中华医学会神经病学分会脑血管病学组．中国颅内静脉血栓形成诊断和治疗指南 2019[J]．中华神经科杂志，2020，53（9）：648-663.

[15] 中华医学会神经病学分会，中华医学会神经病学分会脑血管病学组．中国急性缺血性脑卒中诊治指南 2018[J]．中华神经科杂志，2018，51（9）：666-682.

[16] Wu HY，Tang Y，Gao LY，et al. The synergetic effect of edaravone and borneol in the rat model of ischemic stroke[J]. Eur J Pharmacol，2014，740: 522-531.

[17] Granger RE，Campbell EL，Johnston GAR.（+）- And（-）-borneol: efficacious positive modulators of GABA action at human recombinant α1β2γ2L GABAA receptors[J]. Biochem Pharmacol. 2005，69（7）: 1101-1111.

[18] Du GH，Gao M，Shi LL，et al. Effects of Edaravone-Dexborneol on the global cerebral ischemia stroke in rats[J]. 2021，ESOC:1264.

[19] Xu J，Wang A，Meng X，et al. Edaravone Dexborneol Versus Edaravone Alone for the Treatment of Acute Ischemic Stroke: A Phase III，Randomized，Double-Blind，Comparative Trial[J]. Stroke，2021，52（3）: 772-780.

第8章
脑卒中的外科治疗

第一节　颈动脉内膜剥脱术

颈动脉狭窄是导致脑卒中的常见病因之一，早在 20 世纪 50 年代开始，颈动脉内膜切除术（carotid endarterectomy，CEA）已被视作治疗颈动脉狭窄、预防卒中的有效方法。本文中涉及的颈动脉狭窄除特殊说明外均指动脉粥样硬化导致的颅外段颈动脉狭窄。

一、手术适应证与禁忌证

（一）适应证

1.绝对适应证

症状性颈动脉狭窄，且无创检查颈动脉狭窄度 ≥ 70% 或血管造影发现狭窄超过 50%。

2.相对适应证

（1）无症状性颈动脉狭窄度 ≥ 70%。

（2）无症状性颈动脉狭窄度 < 70%，但血管造影或其他检查提示狭窄病变处于不稳定状态。同时要求该治疗中心无

症状患者围术期总卒中发生率和死亡率＜3%，患者预期寿命＞5年。

（3）症状性颈动脉狭窄，无创检查颈动脉狭窄度处于50%～69%。同时要求该治疗中心有症状患者预期围术期卒中发生率和病死率＜6%。

3. 慢性完全性闭塞患者

指南并不推荐对该类患者行CEA治疗，但近年来部分中心的闭塞再通尝试似乎有所帮助。

4. 推荐意见

建议仅在下述情况下尝试闭塞再通治疗：①症状性患者；②脑灌注影像证实闭塞侧大脑半球呈现血流动力学障碍；③仅在有经验的中心或医生实施；④建议在严谨的前瞻性临床试验中实施。

（二）手术禁忌证

1. 12个月内颅内自发性出血。

2. 30 d内曾发生大面积脑梗死或心肌梗死。

3. 颅外颈动脉病变位置过高或过低无法充分显露。

4. 伴有较大的颅内动脉瘤，不能提前处理或同时处理者。

5. 颈动脉慢性完全闭塞无明显脑缺血症状者。

6. 凝血功能障碍，对肝素以及抗血小板类药物有禁忌证者。

7. 无法耐受麻醉者。

8. 重要脏器如心、肺、肝和肾等严重功能不全者。

9. 严重痴呆。

10. 由大动脉炎、纤维肌肉结构不良、放疗后纤维化等原因所致颈动脉狭窄。

二、手术时机选择

推荐意见

1. 急性脑梗死在发病 6 周后手术较为安全，但是对于近期出现症状发作，影像学检查提示为不稳定斑块时可推荐选择于 2 周内手术。

2. 对于 TIA 或轻微卒中患者，如果没有早期血管重建术的禁忌证，可以在缺血事件出现 2 周内进行干预。

3. 如为双侧病变，两侧手术间隔至少 2 周，狭窄严重和（或）有症状侧优先手术。

三、手术注意事项

（一）手术方式的选择

主要有纵切式和外翻式内膜切除术 2 种。有的病例需要复合手术，即颈动脉分叉部斑块通过外科手术切除，远端（甚至到颅内段颈内动脉）采用介入治疗的方法重建血管。

（二）麻醉方式的选择

麻醉包括局部麻醉与全身麻醉，推荐使用全麻。

（三）术中监测技术

目前主要的监测手段有经颅多普勒超声（TCD）、脑氧饱和度、颈动脉残端压、脑电图（EEG）、诱发电位、颈动脉血氧脉饱和度以及颈静脉乳酸水平等。

（四）转流管应用指征

不常规推荐放置转流管，但在下列情况建议放置转流管。

1. 既往曾有大面积卒中者。

2. 对侧颈内动脉完全闭塞。

3. 颈动脉返流压＜ 50 mmHg。

4. 术中不能耐受颈动脉阻断试验者。

5. 通过术中脑电图或体感诱发脑电监测出现脑缺血者。

6. 术中经颅 TCD 检查显示脑血流减少者（大脑中动脉流速下降＞ 50%）。

7. 颅内 Willis 环代偿不全者。

（五）补片应用指征

1. 颈动脉内径＜ 4 mm。

2. CEA 术后再次狭窄行二次手术者。

3. 大型临床研究的数据均支持纵切式内膜切除术常规使用补片缝合，这样可以明显降低再狭窄率。

四、CEA 术中及术后并发症和防治

（一）术中并发症

1. 卒中

与斑块脱落和阻断时长过长缺血相关，有适应证患者可应用转流管。

2. 脑神经损伤

包括舌下神经、喉上神经和迷走神经损伤等，术中应仔细操作，注意保护神经。

3. 颈部血管损伤

如术中操作损伤血管如颈内静脉等，术中应仔细辨别、精细操作，一旦损伤，及时处理。

（二）术后并发症

1. 卒中

术后根据具体情况可给予选择性抗凝治疗，同时口服抗血小板聚集药物。

2. 高灌注综合征

可能发生脑出血。术后注意控制血压，应用脱水药物减轻脑水肿；床边连续或间断的 TCD 监测有助于发现高灌注。

3. 颈部血肿

术中妥当止血，术后严密观察，及时发现。发生后应防止窒息；床边备好气管插管工具和气管切开器械包。紧急时床边拆除缝线，清除血肿。

4. 喉头水肿

术后注意血氧饱和度，床边备好气管插管工具和气管切开器械包。

5. 血栓形成和再狭窄

术后口服抗血小板聚集等药物。术毕即刻彩超有助于发现。

五、颈动脉狭窄术后的随访

对所有颈动脉狭窄手术患者应进行随访，随访可采用血管超声等无创方式，随访时间可定在术后 1 个月、3 个月、半年和以后每半年间隔随访一次。随访内容包括患者有无再次发作缺血性事件、彩超测量颈动脉管径和评估再狭窄程度等。

第二节 血管搭桥术

颅内外动脉搭桥术最早应用于临床针对脑缺血的治疗。其理论依据是：1 条以上的入颅动脉或颅内大动脉（如 ICA、MCA）闭塞可引起局部脑组织低灌注，诱发缺血性卒中，而颅内外动脉搭桥术通过补充血流，建立侧支循环，可减少缺血性卒中再发概率，同时改善慢性脑缺血患者的认知功能。然而，1985 年 EC-ICA Bypass 试验公布的结果未能证实这一理论。其后，该手术的开展在世界范围内大幅度减少。而在21 世纪初，精心设计的 COSS 试验及 RECON 试验仍未能

证实手术的有效性。虽然这些试验的结果并不能彻底否定此
类手术的治疗效果。但屡次的失败告诫我们，即使在拥有氙
CT、PET 等先进血流动力学评估设备的今天，搭桥手术对
于大动脉粥样硬化性脑缺血的治疗抉择仍应慎之又慎。手术
仅适用于那些经过系统的内科治疗后仍有反复卒中发作的血
流动力学性脑缺血患者。手术团队应有能力将围术期卒中率
控制在较低水平，这同时要求专业的神经麻醉、精细的神经
ICU、专业的神经专科护理等多学科支持。

　　较之于颈内动脉系统，椎基底动脉系统闭塞性疾病的搭
桥手术在临床上则更少见，至今无大型的随机对照试验证实
其疗效，目前仅有一些小宗病例报道形成的经验性结论。对
于烟雾病与烟雾综合征，由于目前尚无特效药物证明可延缓
病变和病情进展，多数医生主张对症状性患者进行血运重建
手术治疗（包括颅内外动脉搭桥术）。对于出血型烟雾病，
目前的ⅠA级证据已提示血运重建可降低患者的远期再出血
风险；而对于缺血型烟雾病，手术有利于降低缺血事件的发
生率，同时可改善进行性恶化的神经功能。

一、手术适应证

　　其适应证同前循环类似，一般用于侧支代偿不良、脑血
流储备不足且经过系统的药物治疗后仍有反复缺血发作的症
状性椎基底动脉闭塞性疾病，应除外心源性及动脉源性栓塞、
夹层、小动脉病变引起的脑梗死，以及症状重的大面积脑梗
死。患者症状、血流动力学受损部位应与闭塞血管的分布区

相吻合。

需要搭桥手术干预的椎基底动脉系统闭塞常见于以下 2 种：a. 双侧椎动脉近端闭塞，可行闭塞以远的颈动脉—椎动脉搭桥或转位术、OA-VA 搭桥术或 OA-PICA 搭桥术；b. 双侧椎动脉颅内段远端闭塞，或基底动脉中下段闭塞，可行 STA-SCA（PCA）搭桥术。

二、手术方式

具体的手术方式多种多样，主要可分为间接血运重建术，以及以颞浅动脉 - 大脑中动脉吻合为核心的直接血运重建或联合血运重建术。总体而言，间接血运重建术主要用于儿童，而直接血运重建术则主要应用于成人。

三、围术期评估

缺血搭桥术前评估

1. 评估手段

CT，CTA，DSA，血流研究，自身调节研究。DSA 至少包括双侧颈内动脉，优势侧椎动脉，双侧颈外动脉；SPECT（乙酰唑胺负荷试验），TCD（二氧化碳 challenge），氙 CT 及 PET。

2. 评估内容

颅内血液循环，侧支循环，以及侧支循环储备能力。只有当侧支循环血流储备受损，且标准药物治疗不能停止卒中及功能障碍再发作时，才考虑血流补充的搭桥。

四、围术期监测与治疗

（一）抗栓治疗

推荐围术期单一抗血小板治疗。

（二）控制危险因素

高血压、高脂血症、糖尿病等必须得到严格控制，尤其是他汀的使用。

（三）容量治疗

在患者禁食水或不能正常进食水时尤为重要。

（四）围术期监测

主要包括术前对于血压、血糖以及血气的监测，了解患者在静息状态下的血压波动范围，$PaCO_2$ 的水平，血糖控制是否理想；了解患者对于术后上述指标的监测，是否需要降 / 升压或扩容。

（五）麻醉

建议常规采用全麻方式。全麻的整个过程中，注意循环及呼吸的管理，以术前的血压与血气为参照，建议无创压与有创压监测，并注意两者之间的差异与匹配；同时诱导及麻醉过程中注意避免过度换气致 $PaCO_2$ 过低导致脑内盗血诱发缺血；建议在静吸符合麻醉时减少醚类的吸入，以术前血压、血气为基线，稳定的管理术中的循环与呼吸。同时注意患者手术期间的出入量，给予适当的胶体扩容。

术中可行脑电图、体感诱发电位、脑干诱发电位、运动诱发电位等术中监测。条件允许可行术中多普勒血流测量、吲哚菁绿造影、术中 DSA。

第三节　动脉瘤的外科治疗

外科手术的主要目标是保持载瘤动脉通畅的前提下闭塞颅内动脉瘤，以防止动脉瘤再出血，主要有血管内治疗和开颅夹闭两种方法。由于 aSAH 后发生再次出血风险很高，且一旦再出血预后极差，因此不论选择开颅夹闭还是血管内治疗都应尽早进行，以降低再出血风险。随着显微手术和血管内治疗技术的进步，依据患者和动脉瘤特点决定到底应该采用何种治疗的评估方案在持续改进。

一、血管内治疗

国际蛛网膜下腔出血性动脉瘤研究（International Subarachnoid Aneurysm Trial，ISAT）是最重要的比较开颅手术和血管内治疗的多中心随机对照研究。其结果显示血管内治疗组致死致残率（24%）显著低于开颅夹闭组（31%），造成以上差异的主要原因在于血管内治疗组操作相关并发症较低（开颅手术组 19%，血管内治疗组 8%）。此外，发生癫痫和严重认知功能下降的风险血管内治疗组也较开颅手术组低，然而晚期再出血率和动脉瘤复发率血管内治疗组高于开颅手术组。Barrow 破裂动脉瘤研究也是一项两种方式治疗破裂动脉瘤的随机对照研究，结果显示与血管内治疗组相比，开颅手术组具有较高的完全闭塞率，较低的复发率和再治疗率；血管内治疗组临床预后优于开颅手术夹闭组。随着球囊、支架和血流导向装置等材料的出现和栓塞技术的改进，颅内动脉瘤的血管内治疗疗效将不断提高。

血管内治疗后循环动脉瘤已获得广泛认可。有 Meta 分析指出：基底动脉分叉处动脉瘤血管内治疗的死亡率为 0.9%，长期并发症的风险为 5.4%。一项比较手术和血管内治疗基底动脉尖端动脉瘤的研究指出：血管内治疗组的不良预后为 11%，而开颅手术组为 30%，主要的差异是治疗过程中脑缺血和出血的发生率，而治疗后再出血和迟发性缺血的比例基本相同。Barrow 研究也提示，术后 1 年、3 年随访后循环动脉瘤血管内治疗 mRS 优于开颅手术组。这些数据都倾向于血管内治疗后循环动脉瘤。颅内动脉瘤治疗后的长期稳定性仍然是该领域的热点问题，尤其是血管内治疗颅内动脉瘤的复发率可高达 20.8% ～ 36%。虽然有证据表明应用水膨胀弹簧圈和支架可以改善动脉瘤预后，但依然有一定的复发率。颅内动脉瘤患者由于存在遗传、血流动力学、吸烟、酗酒以及高血压病等危险因素，新发及多发动脉瘤的可能性大。因此，对 aSAH 患者治疗后应终身随访，以早期发现动脉瘤复发和新发动脉瘤。动脉瘤夹闭术的效果与夹闭是否完全有关。Brilstra 等研究发现，与保守治疗相比，动脉瘤夹闭术可使再出血风险下降 19%。国际合作动脉瘤手术时机研究显示 SAH 的手术时间与术前再出血密切相关（0 ～ 3 d，5.7%；4 ～ 6 d，9.4%；7 ～ 10 d，12.7%；11 ～ 14 d，13.9%；15 ～ 32 d，21.5%）延迟手术影响预后。

二、开颅夹闭术

大脑中动脉动脉瘤的处理目前争议较多。虽然没有较强的证据支持，但多数专家认为大脑中动脉动脉瘤更适于开颅手术夹闭治疗。伴有脑内出血 > 50 ml 的患者不良预后发生率增高，但如能在 3.5 h 内清除血肿被证明可以改善预后，因此建议伴有巨大血肿的患者行开颅手术治疗。尽管多数专家认为高龄患者更适合血管内治疗，但是此类研究证据较少。临床 Hunt-Hess 分级较重的患者可能更适合做血管内治疗，特别是年龄较大患者，因为此时血管内治疗的微创性显得更为重要。如果患者症状出现在血管痉挛期，特别是已被证实存在血管痉挛，则推荐行血管内治疗，可同时针对破裂动脉瘤和血管痉挛进行干预。

三、影响因素和术式选择

（一）支持外科手术的因素

年轻、合并血肿且有占位效应以及动脉瘤的因素（位置：

大脑中动脉和胼胝体周围血管的动脉瘤；宽颈动脉瘤；动脉分支直接从动脉瘤囊发出）。

（二）手术方式

目前颅内动脉瘤的外科手术方式有：动脉瘤夹闭术、动脉瘤孤立术、血管搭桥术、动脉瘤包裹术等，其中以动脉瘤夹闭术最为普及，且疗效最确切。

（三）推荐意见

1. 对大部分破裂动脉瘤患者，血管内治疗或开颅手术应尽早进行，以降低 aSAH 后再出血风险。

2. 建议由神经外科医师和神经介入医师共同讨论，制订治疗方案。

3. 对于同时适合血管内治疗和开颅手术的破裂动脉瘤患者，有条件者可首选血管内治疗。

4. 对于伴有脑内大量血肿（＞ 50 ml）和大脑中动脉动脉瘤可优先考虑开颅手术，而对于高龄患者（＞ 70 岁）、aSAH 病情重（WFNS Ⅳ / Ⅴ 级）、后循环动脉瘤或合并脑血管痉挛患者可优先考虑血管内治疗。

第四节　脑出血的外科治疗

脑出血（intracerebral hemorrhage，ICH）是神经内外科最常见的疾病之一，亚洲国家 ICH 占脑卒中患者的 25% ～

55%，而欧美国家 ICH 仅占脑卒中患者的 10% ～ 15%。ICH 1 个月死亡率高达 35% ～ 52%，6 个月末仍有 80% 左右的存活患者遗留残疾，是中国居民死亡和残疾的主要原因之一。规范 ICH 的诊断标准和治疗技术，有利于降低其死亡率和致残率。

外科治疗 ICH 在国际上尚无公认的结论，我国目前外科治疗的主要目标在于及时清除血肿、解除脑压迫、缓解严重颅内高压及脑疝、挽救患者生命，并尽可能降低由血肿压迫导致的继发性脑损伤和残废。

一、基底节区出血

（一）外科手术指征

有下列表现之一者，可考虑紧急手术：颞叶钩回疝；CT、MRI 等影像学检查有明显颅内压升高的表现（中线结构移位超过 5 mm；同侧侧脑室受压闭塞超过 1/2；同侧脑池、脑沟模糊或消失）；实际测量颅内压（ICP）> 25 mmHg。

对于存在外科手术指征的患者，理论上手术时机应越早越好。对严重颅内高压甚至已经发生脑疝的患者，必须尽早手术，越早越好。无论采用何种入路和术式，都要避免或尽量减少手术对脑组织造成的新的损伤，应遵循以下注意事项：尽量显微镜下精细操作；要特别注意保护脑组织、侧裂静脉、大脑中动脉及其分支及未破裂出血的豆纹动脉；轻吸引、弱电凝，保持在血肿腔内操作，避免损伤血肿周围的脑组织和血管。

（二）常用手术方式

1. 骨瓣开颅血肿清除术

（1）手术操作：一般作病变侧颞瓣或额颞瓣开颅，经颞中回或侧裂入路，在无血管或少血管区域用脑针穿刺，到达血肿腔，抽吸证实为陈旧性血液或血凝块后，将颞中回或岛叶皮质切开或分离，用脑压板边探查边分离进入血肿腔，根据出血时间和血肿硬度，用小到中号吸引器轻柔抽吸血肿，个别血肿较韧难以吸出者，可用超声碎吸或肿瘤镊夹取血肿。彻底清除血肿后检查血肿腔，若有活动性动脉出血可用弱电凝准确烧灼止血，一般渗血用止血材料及脑棉压迫止血即可，确定血肿全部或基本清除且颅压下降满意后，还纳骨瓣，逐层关颅结束手术。如果术中脑组织水肿肿胀明显，清除血肿后颅压下降不满意，可适当扩大骨窗范围并作去骨瓣减压。

（2）优劣点：与小骨窗开颅术相比，骨瓣开颅术对头皮和颅骨的损伤较大，但可在直视下彻底清除血肿，止血可靠，减压迅速，必要时还可行去骨瓣减压，是 ICH 最为常用和经典的开颅手术入路。无论采用常规骨瓣开颅术还是小骨窗开颅术，颅内操作流程基本相同。如果术中脑组织肿胀明显，颅内压下降不满意，对骨瓣开颅者还可行去骨瓣减压术。

骨瓣开颅虽然对头皮颅骨创伤稍大，但可在直视下彻底清除血肿，止血可靠，减压迅速，还可根据患者的病情及术中颅内压变化决定是否行去骨瓣减压，是较为常用和经典的手术入路。一项关于内、外科治疗脑出血的荟萃分析纳入了包括上述研究在内的 13 个 RCT 研究，分析结果显示，外科组术后 3 ～ 12 个月病死率明显降低，术后 6 ～ 12 个月生活能力明显优于内科组。

2. 小骨窗开颅血肿清除术

（1）手术操作：于患者颞骨上作平行于外侧裂投影线的皮肤切口，在颞骨上钻孔 1 ～ 2 孔，用铣刀铣成直径 5 cm × 7 cm 左右游离骨瓣，硬脑膜十字切开。在颞上回或颞中回脑针穿刺，确定血肿部位后作脑皮质切口，切口长约 25 mm，用小号脑压板逐渐向深部分离进入血肿腔，轻柔吸除血肿。彻底止血且确认脑压不高，脑搏动良好后，缝合硬脑膜，固定颅骨骨瓣，逐层缝合头皮。

（2）优劣点：小骨窗开颅对头皮颅骨损伤小，手术步骤相对简便，可迅速清除血肿，直视下止血也较满意。

3. 神经内镜血肿清除术

（1）手术操作：神经内镜血肿清除术的具体操作要点是通过采用硬质镜与立体定向技术相结合来清除血肿。在 CT 或 B 超定位下穿刺血肿腔，在不损伤血管壁、周围脑组织及不引起新的出血的前提下尽可能清除血肿，但不必强求彻底清除，以免引起新的出血，达到减压目的即可，然后放置引流管作外引流，如遇有小动脉出血，可以通过内镜的工作道用高频射频凝固止血。

（2）优劣点：采用神经内镜治疗 ICH 可以在短时间内清除大量血肿，同时可以在直视下止血；但也存在创道较长，可能伤及重要白质纤维束等潜在的缺点。术中机械操作特别是在靠近血肿床时易损伤周围脑组织。早在 1989 年，一项单中心 RCT 研究对比神经内镜与内科治疗小脑幕上自发性脑出血的疗效，结果显示，神经内镜治疗能降低皮质下血肿患者的病死率，提高神经功能良好预后的比例；对于基底核或丘脑等深部出血者，神经内镜手术有获益的趋势，但差异无统计学意义。采用神经内镜技术治疗 ICH 问世时间较短，尽管目前在临床方面已经显现出了诸多优势，但其确切的疗效和价值仍需要进一步大样本 RCT 研究结果来证实。

4. 立体定向骨孔血肿抽吸术（改良锥颅术）

（1）手术操作：立体定向骨孔血肿抽吸术可以根据 CT 定位血肿部位，采用立体定向头架定位或标尺定位，避开重要血管和功能区，选择局部浸润麻醉，小直切口切开头皮，钻孔后切开硬脑膜，在直视下运用一次性颅内血肿粉碎穿刺针或普通吸引器等器械穿刺血肿，首次抽吸血肿量不作限制，应以减压为目的，血肿腔留置引流通道或引流管持续引流 3 ～ 5 d。

（2）优劣点：立体定向技术包括有框架定位技术、无框架脑立体定向技术、立体定向技术及神经导航技术等。有分析认为，开放手术造成的损伤（皮质切开，脑组织牵拉及电凝操作）可能不同程度抵消了血肿清除的疗效，而基于立体定向技术血肿清除术可能更有助于改善预后。2019 年，全球多中心 RCT 微侵袭手术联合重组组织型纤溶酶原激活剂（rt-PA）清除脑出血研究试验结果显示，45% 的手术患者获得良好预后，与内科治疗组的 41% 相比，差异并无统计学意义。

但亚组分析发现，将血肿残留体积控制在 15 ml 以下后，术后 1 年神经功能预后更好，这一发现为以后临床试验终点指标的制订提供了方向。

二、丘脑出血

（一）外科手术指征

同基底节区脑出血。

（二）手术方法

可根据实际情况采用各种血肿清除手术：参照基底节区脑出血。脑室钻孔外引流术适用于丘脑出血破入脑室，丘脑实质血肿较小，但发生梗阻性脑积水并继发颅内高压患者，一般行侧脑室额角钻孔外引流术。

三、脑叶出血

参照基底节区脑出血。

四、脑室出血

外科手术指征

1. 少量到中等量出血，患者意识清楚，GCS > 8 分，无梗阻性脑积水，可保守治疗或行腰池持续外引流。

2. 血量较大，超过侧脑室 50%，5 分 < GCS < 8 分，合并梗阻性脑积水者，行脑室钻孔外引流。

3. 出血量大，超过侧脑室容积 75% 甚至脑室铸型，GCS ＜ 8 分，明显颅内高压者，需开颅手术直接清除脑室内血肿。

4. 目前认为对脑室出血＞ 20 ml 者，应更早、更快地清除血肿及将清除 80% 以上的血肿作为治疗目标等。

五、小脑出血

（一）外科手术指征

对于小脑出血伴有神经功能恶化或合并脑积水及脑干压迫的患者，应该尽快手术清除血肿，具体手术指征如下。

1. 血肿直径＞ 3 cm 或血肿量＞ 10 ml，第四脑室受压或完全闭塞，有明显的占位效应和颅内高压。

2. 脑疝（枕骨大孔疝为主）。

3. 合并明显梗阻性脑积水。

（二）手术方法

可以采用幕下正中或旁正中入路，骨瓣开颅血肿清除术。术中要尽可能多地清除血肿，打通脑脊液循环通路。对于脑疝患者，可以进一步咬除寰椎后弓，开放枕骨大孔，彻底减压。具体技术参照基底节区脑出血。

六、脑干出血

（一）外科手术指征

严重脑干出血保守治疗死亡率及残废率很高，国内有手术治疗的探索及报告，有助于降低死亡率。但其手术指征、术式及疗效等有待进一步研究和总结。目前认为其手术指征如下：

1. 血肿量＞5 ml，血肿相对集中。

2. GCS＜8分，伴神经功能进行性恶化。

3. 生命体征不平稳，特别是出血早期出现中枢性血压、体温、呼吸等明显异常。

4. 家属有强烈的手术意愿。

（二）手术方法

具体技术参照基底节区脑出血，但是脑干出血的手术更应该强调显微镜直视下"脑干无牵拉、血肿轻吸引及责任血管弱电凝"的操作要点。

七、脑出血外科治疗术后处理

推荐意见

1. 术后应依据 ICP 监护情况在必要时予以降低颅内压、血压管理、镇静、镇痛、预防和治疗颅内及肺部等感染、保持内环境稳定、营养支持、防止癫痫等。术后24 h内常规复查头颅CT，以了解手术情况并排除术后再出血。

2. 术后颅内感染多与侵袭性操作有关，一般术后3 d左右为高发期，症状多为头痛、持续性高热，脑膜刺激征阳性等，腰穿或引流管内脑脊液细胞学检查和细菌培养可以证实。治疗可遵循以下原则：选择有效及敏感抗生素；腰穿或腰池穿刺置管引流脑脊液；提高免疫力治疗（主动或被动免疫治疗）；控制体温，预防继发性损害。

3. 脑出血后意识不清醒患者，肺部感染发生率较高。应注意肺部感染控制与呼吸道管理。昏迷患者应考虑气管插管或气管切开，保持呼吸道通畅，防治肺部感染。怀疑肺部感染患者，早期痰培养及药敏实验，运用敏感有效抗生素治疗。同时加强全身营养支持，重视呼吸道管理，有效排痰，口腔护理，有呼吸功能障碍，氧饱和度下降者，尽早呼吸机支持。

4. 脑出血后患者体温升高常见，原因包括：颅内血肿刺激、感染、中枢性高热等。推荐降温措施包括治疗感染、物理降温及亚低温治疗。降温目标是将体温控制正常范围，尽量不低于 35℃，不推荐长时间运用亚低温治疗。

5. 脑出血外科干预术后发生以下情况应高度怀疑术后再出血或脑梗死，需及时复查 CT。

（1）意识障碍加深。

（2）瞳孔变化不等大或双侧瞳孔散大，特别是手术侧瞳孔散大，常提示颅内压升高及脑疝可能。

（3）血压升高或 cushing 反应。

（4）一侧肢体活动差或肌力下降，痛刺激反应减退。

（5）颅内压监测显示颅内压升高。

6. 其他并发症处理：同内科治疗。

第五节　脑动静脉畸形的外科治疗

脑动静脉畸形（brain artefiovenous malformation，bAVM）为先天性疾病，是一种先天性局部脑血管发生的变异，形成了脑动静脉之间的短路，并由此产生一系列脑血流动力学上的紊乱。发病率为 1.12/10 万～ 1.42/10 万人，男性多于女性，男女比例约为 1.81∶1。

本病常见症状包括颅内出血、癫痫、头痛、短暂脑缺血发作及进行性神经功能障碍、智力减退、颅内杂音等，多于 40 岁前发病。其中脑出血是本病最常见且严重症状，约占首发症状的 36%～ 68%，高发年龄为 15—20 岁，AVM 的年出血率为 2.10%～ 4.12%，初次脑出血后再出血的风险增高，第 1 年为 9.655%～ 15.42%，以后逐年下降，5 年后为 1.70%～ 3.67%，出血多位于脑实质内，亦可伴发或单独发生 SAH。

脑动静脉畸形的病因尚不十分明确，目前普遍认为是多种原因导致的胚胎时期血管发育异常所致。外界环境、基因突变、后天特殊的损伤等因素均有可能导致该病的发生。在病理生理改变上 AVM 是一团发育异常的病理血管，由一支或几支动脉供血，不经毛细血管床直接向静脉引流，引流静脉也可以是一支或多支，畸形团血管壁多无弹力层。由于动静脉之间的短路和血管壁的病理改变，出现病灶周围的盗血、病灶静脉高压或伴有血流相关性动脉瘤（静脉瘤）形成是其出现临床症状的基础。病灶大小由直径不及 1 ～ 10 cm 余不等，病灶内有脑组织，体积可随人体发育而增长，其周围脑组织可因缺血而萎缩，呈胶质增生带，畸形血管表面的蛛网膜色白而厚。典型的大脑半球 AVM 呈楔形，其尖端指向侧脑室。

一、检查与诊断

脑动静脉畸形的诊断依赖于医学影像学检查及评估。在增强 CT 上 AVM 表现为混杂密度区，大脑半球中线结构无移位。MRI 检查上因病变内的高速血流在 T1WI 和 T2WI 出现流空现象，对造影不显影的隐匿性动静脉畸形，MRI 还可明确诊断，MRA 可用于 AVM 高危人群筛选。脑血管造影（DSA）是确诊 AVM 的必需手段，可以确定畸形血管团大小、范围、供血动脉、引流静脉及血流速度，特别是 4D-DSA 技术对了解 AVM 的血管构筑、血流动力学改变有极重要的指导意义。

二、评估和分级

在选择治疗方式前应对 AVM 进行影像学的评估和分级。目前 AVM 多采用 Spetzler 分级法：AVM 直径＜ 3 cm 1 分，3 ～ 6 cm 2 分，＞ 6 cm 3 分；AVM 位于非功能区 0 分，位于功能区 1 分；AVM 表浅静脉引流 0 分，深部静脉引流 1 分。根据三项加分可将 AVM 分为Ⅰ～Ⅴ级，级别越高手术难度越大，预后越差。对于完全位于功能区、巨大 AVM 或累及下丘脑和脑干的 AVM，任何方法治疗危险性都极大。

三、干预治疗

目前对 bAVM 的干预性治疗方式主要有外科手术治疗、介入治疗、立体定向放射外科（stereotactic radiosurgery，SRS）治疗及多种方式联合治疗。鉴于破裂 bAVM 有较高的再出血率，破裂 bAVM 需要积极治疗已经得到广泛认可，而未破裂 bAVM 是否需要治疗及在治疗方式的选择上尚有争议。

（一）适应证

需对 AVM 进行干预的适应证包括以下内容。

1. 破裂 bAVM。

2. 未破裂 bAVM，具有出血相关危险因素或相关症状如血流相关性动脉瘤、颅内高压等。

3. 未破裂 bAVM，若无上述危险因素，但由于 bAVM 的存在引发患者高度焦虑、影响工作和生活，或临床症状明显或进行性加重者。对 AVM 治疗前均应评估治疗风险是否高于自然风险，干预性治疗后患者是否受益且使患者受益最大化。

（二）介入治疗

介入治疗 AVM 的优点是创伤小、相对风险小、后遗症少、术后恢复较快；同时也存在费用较高、一定病理条件下的患者较难彻底根除等缺点。几乎所有 bAVM 均是血管内栓塞治疗的适应证，尤其对于脑深部、重要功能区、高血流量或大型 bAVM，介入治疗具有显著的优势。介入治疗可经动脉途径或静脉途径，Onxy 胶等新材料的应用提高了介入治疗的效果。对于中小型、非功能区、供血动脉微导管超选性好的 bAVM，可个体化制订完全性栓塞策略；小型 bAVM 可一次性施行完全栓塞；中、大型 bAVM 建议分期栓塞，一次性栓塞畸形团体积一般控制在 1/3 ～ 1/2，推荐 2 次栓塞之间间隔 4 ～ 6 周，避免引起正常灌注压突破（normal perfusion pressure breakthrough，NPPB）。对外科手术无法切除、介入治疗和 SRS 治疗又无法治愈的大型、功能区或深部的 AVM，针对畸形相关性动脉瘤或高流量动静脉瘘进行栓塞治疗是必要的，可降低出血和再出血的风险。

（三）外科手术切除

手术切除为治疗颅内 AVM 的最彻底方法，不仅能杜绝病变出血，阻止畸形血管盗血，改善脑供血，还能控制癫痫发作。手术创伤较大。手术应在显微镜下操作，切除 AVM 时骨窗应充分包括病变和供血动脉、引流静脉，手术操作由病灶畸形血管团周围的蛛网膜界面（红白界面）或陈旧性出血导致的黄褐色纤维化界面螺旋形逐层深入，离断供血动脉并缩小病灶体积后方可离断引流静脉（特别是主引流静脉），否则将导致难以控制的出血；血管离断前临时阻断有助于辨认该血管是动脉还是静脉。术前部分栓塞有利于手术切除，可减少术中病灶出血、预防单纯手术中及术后发生脑正常灌注压突破危象，一般栓塞后进行手术治疗的最佳时机为最后一次栓塞后 1 ~ 2 周，但也存在栓塞后术中病灶僵硬分离困难、病灶不能缩小影响操作空间等不利因素。术中超声有助于病灶的定位，吲哚菁绿荧光造影有助于辨认畸形血管及了解病灶是否切除完全，电生理监测技术对辨认脑功能区和减少手术并发症有重要意义，术中术后低血压管理在预防出血、预防正常灌注压突破综合征发生上有重要帮助。越来越多的证据表明复合手术条件下的外科手术切除在 AVM 治疗中有显著优势，可提高病灶全切率并降低手术风险。复合手术可以降低手术的难度、提高全切除率。

（四）放射外科治疗

放射外科是治疗 AVM 较新的方法，主要包括伽玛刀、直线加速器和 X 刀。适用于病灶直径 < 3 cm、病灶位于手术不能达到的部位，手术或栓塞后残存的病灶以及患者不愿接受手术或栓塞的病例，对于较大的病灶也可采用分期多次治疗。放疗的效果与病灶大小有直接关系，病灶越小，照射后畸形血管团闭塞所需时间越短，闭塞程度越完全。其问题是仅适用于小病灶，病灶完全闭塞需要 3 ~ 5 年的时间。

（李　俊　林爱龙）

参考文献

[1] 国家卫生计生委脑卒中防治工程委员会 . 中国颈动脉内膜剥脱术指导规范 [S] 2015.

[2] 曲乐丰. 颈动脉内膜斑块切除术——手术技巧及围术期处理 [M]. 北京：人民军医出版社，2015.

[3]（美）雷蒙·贝尔盖 著. 动脉与椎动脉的外科手术学 [M]. 曲乐丰，陈忠，译. 天津：天津科技翻译出版有限公司，2015.

[4] 中华医学会外科学分会血管外科学组. 颈动脉狭窄诊治指南（2017 版）[J]. 中华血管外科杂志，2017，02（02）：78-84.

[5] 国家卫生计生委脑卒中防治工程编写. 中国动脉瘤性蛛网膜下腔出血诊疗指导规范 [J]. 中国脑血管病杂志，2016，13（7）：384-392.

[6] Brilstra EH，Algra A，Rinkel GJE，et al. Effectiveness of neurosurgical clip application in patients with aneurysmal subarachnoid hemorrhage[J]. J Neurosurg，2002，97（5）：1036-1041.

[7] Kassell NF，Torner JC，Jane JA，et al. The Internatioanl Cooperative Study on the Timing of Aneurysm Surgery，part 2:surgical results[J]. J Neurosurg，1990，73（1）：37-47.

[8] 游潮，刘鸣，于学忠，等. 高血压性脑出血中国多学科诊治指南 [J]. 中华神经外科杂志，2020，（8）:757-770.

[9] 中华医学会神经病学分会，中华医学会神经病学分会脑血管病学组. 中国脑出血诊治指南（2019）[J]. 中华神经科杂志，2019，52（12）：994-1005.

[10] 刘云兰. 脑出血患者急性期血肿扩大的危险因素 [J]. 中国医药指南，2011，（36）：110-111.

[11] 徐运，刘鸣，崔丽英. 中国脑血管病影像应用指南 2019[J]. 中华神经科杂志，2020，53（4）：250-252.

[12] 范存刚，张庆俊. 2015 版 AHA/ASA《自发性脑出血处理指南》解读 [J]. 中华神经医学杂志，2017，16（1）：2-5.

[13] 文婉玲，于瀛，黄清海. 自发性脑出血诊疗指南 - 美国心脏协会 /

美国卒中协会的健康职业者指南 [J]. 中国脑血管病杂志，2015，12（9）：490-504.

[14] 林海峰，白冬松，佟强，等 . 外科治疗高血压脑出血个体化手术入路选择 [J]. 中华神经外科杂志，2014，30（5）：497-499.

[15] 芮女芳，郭雷光 . 用不同的外科方法治疗高血压脑出血的近远期疗效分析 [J]. 中国急救医学，2018，s02:283.

[16] 脑动静脉畸形介入治疗中国专家共识 [J]. 中华神经外科杂志，2017，33（12）：1195-1203.

[17] 仇汉诚，张轶群 . 神经血管疾病复合手术规范专家共识 [J]. 中华医学杂志，2017，97（11）：804-809.

[18] 赵继宗 . 神经外科学 [M]. 北京：人民卫生出版社，2012.

[19] 段国升，朱诚，等 . 神经外科手术学 [M]. 北京：人民军医出版社，2014.

第9章
脑血管介入治疗

第一节 颈动脉狭窄的介入治疗

一、颈动脉狭窄血管成形和支架植入术

动脉粥样硬化性颈动脉狭窄的外科手术治疗（CEA）和血管内介入治疗（CAS）都被证实为安全有效的治疗方法。在手术适应证方面各有优势。并非看到了颈动脉狭窄就需要手术治疗，需要仔细全面的评估。血管彩超检查经济、安全、高效，是筛查、诊断和随访颈动脉狭窄的重要方法。CTA 可以提供众多有用信息，如动脉狭窄程度和部位、斑块性质、侧支循环等。

CAS 的基本方法是在狭窄处用球囊扩张，增加狭窄局部血管内径，而后置入自膨式支架，维持已经扩大的管腔。

（一）CAS 手术适应证

1. 有症状性颈动脉狭窄患者无创影像学检查证实颈动脉狭窄度 ≥ 70% 或血管造影发现狭窄超过 50%，并要求该治疗中心术后 30 d 内各种原因卒中的死亡发生率 ≤ 6%。

2. 无症状性颈动脉狭窄患者无创影像学检查证实 ≥ 70%或血管造影发现狭窄度 > 60%，该治疗中心术后 30 d 内各种原因的卒中死亡发生率 ≤ 3%，致残性卒中的死亡发生率应 ≤ 1%。

3. 颈部解剖不利于 CEA 外科手术的患者，例如颈部放疗史或颈部根治术、CEA 术后再狭窄、继发于肌纤维发育不良的颈动脉狭窄、对侧的喉返神经麻痹，严重的颈椎关节炎、外科手术难以显露的病变、颈动脉分叉位置高、锁骨平面以下的颈总动脉狭窄。

4. CEA 高危患者：心排血量低（心脏射血分数 < 30%），未治疗或控制不良的心律失常，心功能不全；近期心梗病史，不稳定心绞痛；严重慢性阻塞性肺气肿；对侧颈动脉闭塞；串联病变；颈动脉夹层等。

（二）CAS 禁忌证

1. 颈动脉严重长段钙化。

2. 有出血倾向的同侧颅内动静脉畸形或动脉瘤，又不能提前或同时给予治疗。

3. 腔内方法无法到达的病变（主动脉弓分支严重扭曲、无合适导入动脉、主动脉弓解剖特殊）。

4. 严重的神经系统疾患，如病变侧脑功能完全丧失、瘫痪等。

5. 3 个月内发生过颅内出血或 4 周内发生过大面积脑梗死者。

6.严重心、肝、肾功能障碍、对比剂过敏等血管造影禁忌者。

（三）麻醉方式选择

CAS可以在局麻下或全麻进行手术。当患者精神高度紧张，不能很好配合手术治疗；病变复杂、预计手术难度大；Willis环等侧支循环代偿较差；双侧颈内动脉狭窄，需要严格调控血压者可选择全麻进行手术。

（四）脑保护装置

较多的研究已证实使用脑保护装置（embolization protected device，EPD）可以减少CAS围术期脑卒中的发生，推荐有血管条件时常规使用。目前最常用的远端保护装置是保护伞，具有不中断血流等优点，使用时要求狭窄远端具备较好的血管条件，如果狭窄远端血管迂曲成角，无释放位置或可能回收困难，此时可考虑使用近端保护装置。类似球囊的近端保护装置的缺点是需要完全阻断血流，不能用于所有类型的颈动脉狭窄患者。

（五）扩张球囊导管的选择

球囊扩张是CAS术的关键步骤，包括重度狭窄的预扩张和减少残余狭窄的后扩张。对于重度狭窄、侧支循环差、颅内缺血严重的患者，建议选择球囊直径不宜过大，以预防高灌注现象。当颈动脉迂曲成角，系统回撤困难时，可选择短球囊进行后扩张，以利于系统的回收。

（六）支架的选择

颅外颈动脉支架均为自膨式，编织或激光切割制作而成，结构有开环和闭环两种，其网孔面积大小也不同。支架的选择应根据病变的解剖和病理形态特征确定。一般根据颈总动脉的直径选择支架大小，支架直径应等于或略大于颈总动脉直径，长度应覆盖病变两端。对于颈内动脉与颈总动脉管腔直径差距显著者，可考虑选择锥形支架。对于迂曲、钙化严重的病变，建议选择开环支架，以增加支架的贴壁性及径向支撑力；对于伴有较大溃疡、斑块不稳定时建议选择低孔率或闭环支架。已有规格支架长度不够时，可以多支架套叠连接使用。

（七）围术期治疗推荐意见

1. 建议术前至少 4 ～ 5 d 使用阿司匹林（100 ～ 300 mg/d）加氯吡格雷（75 mg/d）进行双联抗血小板治疗；或者在术前 4 ～ 6 h 前服用氯吡格雷（300 ～ 600 mg）。

2. 术后双联抗血小板治疗至少服用 4 周，如果合并冠心病和再狭窄的危险因素建议延长至 3 个月。建议长期服用低剂量阿司匹林（75 ～ 100 mg/d）。对于不能耐受氯吡格雷的患者，可以使用其他抗血小板药物如西洛他唑、沙格雷酯、贝前列素钠、替格瑞洛等替代。

3. 在 CAS 术前，建议使用抗高血压药物有效控制血压。

但对术前 TIA 反复发作，收缩压在 180 mmHg 以内的患者，术前不建议强烈降压，以防止低灌注诱发脑卒中。

4.CAS 围术期出现血流动力学不稳定状态，建议使用血管活性药物维持血压稳定，以减少术后高灌注及脑缺血的风险。术前心率低于 50 次 / 分或有重度房室传导阻滞者，可考虑术中植入临时起搏器。

二、颈动脉狭窄 CAS 术成功的标准

成功标准

1. 残存狭窄＜ 30%。

2. 相关临床症状改善或消失。

3. 无严重并发症发生。

目前，据大宗病例统计，颈动脉支架成形术的技术成功率达 95% ～ 100%，随访 3 ～ 5 年，支架通畅率为 85% ～ 95%。有的患者在 CAS 术后会发生局部内皮增生过度，甚至会导致颈动脉完全闭塞。

三、颈动脉狭窄 CAS 术后的随访

推荐意见

1. 建议分别于术后 1、3、6 和 12 个月定期对患者进行神经系统全面复查，并行颈动脉彩色超声检查。颈动脉彩超是一项经济、高效的随访方法，在门诊即可完成随访。

2. 当怀疑颈动脉支架后再狭窄时，同时进行 CTA 或直

接行血管造影检查。1 年后建议每 6 个月复查 1 次。

第二节　锁骨下动脉狭窄和椎动脉颅外段狭窄的介入治疗

锁骨下动脉狭窄（subclavian artery stenosis，SS）和椎动脉狭窄（vertebral artery stenosis，VAS）随着我国人口老龄化趋势的加剧，其患病率逐年增高。约 25% ～ 40% 的 TIA 或者脑卒中发生在后循环，其中约 20% 的后循环卒中是由颅外椎动脉狭窄（extracranial vertebral arterystenosis，ECVAS）或 SS 引起。VAS 可直接影响后循环的灌注，狭窄部位的易损斑块或血栓也有可能脱落进入椎基底动脉，导致 TIA 或脑卒中。有研究显示，症状性动脉粥样硬化性后循环缺血发生致命性反复性脑卒中的风险很高，特别是在后循环 TIA/ 脑卒中发生后 20 ～ 30 d 内。症状性后循环缺血（包括 ECVAS，SS）患者一年后发生脑卒中或者死亡的风险高达 5% ～ 11%。SS 还会影响同侧上肢的血液供应，从而引发一系列症状或综合征，导致患肢功能障碍甚至截肢。

血管内介入治疗正逐步被作为有指征的 SS 和 ECVAS 患者的首选治疗方式。其主要方法是球囊扩张、球囊扩张式或自膨式支架植入。可以通过股动脉入路或桡动脉入路完成手术。SS 介入手术安全性高、手术简便。ECVAS 以球囊扩张式支架植入为最常用的方法，但术后支架内再狭窄的机会较高。

ECVAS 也可以采用内膜斑块剥脱的方式手术，但外科手术的难度较高。

一、适应证

对于 SS 直径狭窄 ≥ 70% 和（或）跨狭窄收缩压差 ≥ 20 mmHg 者，如伴有下述情况时，建议行血管内介入治疗。

1. 有症状。

2. 无症状但伴有如下任一项者：①计划使用患侧内乳动脉行冠状动脉旁路移植术。②已使用患侧内乳动脉行冠状动脉旁路移植术，如锁骨下动脉近段狭窄导致心肌相应部位缺血；③血液透析患者使用患侧人工动静脉瘘进行透析治疗；④双侧 SS 无法通过上肢血压测量准确反映中心动脉实际血压。

推荐意见

1. 粥样硬化性 ECVAS 动脉狭窄程度 ≥ 70%，如果给予药物治疗后仍出现缺血事件，或者有后循环缺血症状的患者，建议采用血管内介入治疗。

2. 而对于无症状患者，如 ECVAS 严重影响优势侧椎动脉 / 孤立椎动脉血供，或者合并严重的前循环动脉狭窄闭塞病变，提供给后循环侧支可能失代偿，对这些无症状患者可考虑进行血管内介入治疗。

第三节　颅内动脉狭窄的介入治疗

颅内动脉粥样硬化性狭窄（intracranial atherosclerotic stenosis，ICAS）是导致缺血性卒中重要原因之一。不同人种之间差异明显，亚裔人群中颅内动脉粥样硬化性卒中患者占 30% ～ 50%，北美人群中仅有 8% ～ 10%。2014 年中国症状性颅内大动脉狭窄与闭塞研究（chinese intracranial atherosclerosis，CICAS）结果显示中国缺血性卒中或 TIA 患者中颅内动脉粥样硬化发生率为 46.6%，伴有 ICAS 的患者症状更重、住院时间更长，卒中复发率更高，且随狭窄程度的增加复发率升高。

一、术前评估

就目前的各种临床试验的结果来看，颅内动脉粥样硬化性狭窄的手术风险较高，可能并不优于单纯药物治疗，故而通过严格的术前评估筛选能够通过手术获益的患者非常重要。

首先是评估有没有介入手术的适应证，其次是技术细节和手术风险方面的评估。术前评估包括患者临床状况，手术时机，缺血性卒中病因分型，血管情况（狭窄率、位置、长度、形态、成角、斑块性质、钙化分级、血流分级、路径、远端导丝着陆区、病变与分支关系、合并其他血管病变等），脑侧支循环等。

二、血管内治疗

严格规范的药物治疗是 ICAS 治疗的基础方法。血管内治疗是症状性 ICAS 的治疗手段之一，可以在部分谨慎评估过的患者中选择性开展。症状性 ICAS 的血管内治疗手段主要有：球囊血管成形术、球囊扩张式支架置入术、自膨式支架置入术。

（一）适应证

症状性 ICAS 狭窄率 ≥ 70%，强化药物治疗无效或脑侧支循环代偿不良，责任血管供血区存在低灌注的患者，是血管内治疗的适应证。

（二）禁忌证

1. 年龄 > 80 岁或预计生命存活 < 2 年。

2. 合并严重全身系统性疾病或不适合 / 不耐受双联抗血小板药物治疗。

3. 本次卒中或 TIA 发作之前存在严重神经功能障碍（mRS 评分 ≥ 3 分）。

4. 2 周内曾发生严重心肌梗死。

5. 烟雾病、活动期动脉炎、不明原因等非动脉粥样硬化性狭窄。

6. 国际标准化比值 INR > 1.5。

7. 怀孕期女性。

8. 神经内外科医师、神经介入科医师判定不适合行血管内治疗的患者。

（三）推荐意见

除了适应证与禁忌证，如下问题还需要考虑。

1. 临床状况：存在与责任血管相关的严重神经功能障碍（mRS 评分 ≥ 3 分）或影像学检查显示大面积梗死的患者不适合行血管内治疗。

2. 手术时机：ICAS 患者在急性缺血性卒中 2 周后行血管内治疗可能是安全的。

3. 狭窄率：血管狭窄率越高，患者卒中复发的风险越高；狭窄率 ≥ 70% 且存在供血区低灌注的症状性 ICAS 患者可能从血管内干预联合强化药物治疗中获益。

4. 脑侧支循环：术前应用结构影像学和功能影像学方法充分评估脑侧支循环，筛选血流动力学障碍引起缺血症状发作的患者，可能最适合血管内治疗。

第四节　头颈部大血管闭塞所致急性缺血性脑卒中早期血管内介入治疗

可以导致急性缺血性脑卒中的头颈部大血管闭塞可以发生在颈动脉主干、大脑中动脉、椎动脉和基底动脉等脑组织的主要供动脉。其原因有栓塞事件（房颤血栓）、局部动脉狭窄或动脉狭窄合并血栓形成、动脉夹层等。如果脑供血的侧支循环不良，可以导致大面积脑组织供血不足，如果这些大动脉的闭塞不能在短时间内解除，则可能导致大面积脑梗死。因此快速恢复脑灌注就显得至关重要。各种血管内治疗开通脑动脉的方法不断涌现，在经过严格筛查的病例可以取得好的效果。

2015 年发表于新英格兰医学杂志的 5 项随机对照试验，均证明对于合理筛选的大血管闭塞性卒中患者，以支架样取栓装置为主的血管内治疗可带来显著的临床获益。应用弥散加权成像（DWI）或计算机断层扫描灌注成像（CTP）联合临床不匹配治疗醒后卒中和晚就诊卒中患者用 Trevo 装置行神经介入治疗（DAWN）研究和影像评估筛选缺血性卒中患者血管内治疗研究 3（DEFUSE3）的发表将机械取栓时间窗由原来 6 h 扩展到 24 h。基于这些研究结果，结合《急性缺血性脑卒中早期血管内介入治疗流程与规范专家共识》《急性缺血性脑卒中血管内治疗术后监护与管理中国专家共识》，湖北省脑卒中防治中心对缺血性脑卒中早期血管内治疗的病例选择、治疗方式、围术期管理进行规范，为临床医生在血管内治疗急性缺血性脑卒中提供参考依据。

必须注意到，采用血管内技术开通闭塞的头颈部大血管技术成功率在不断提高，但即使动脉开通、脑灌注得到恢复，有相当一部分患者仍无法获益，甚至恶化。因为有的脑梗死已经形成，血管开通无益，甚至转化为脑出血。但这些都不足于让我们放弃开通闭塞的动脉，尽快恢复脑灌注仍是重要而紧迫的任务。

一、适应证和禁忌证

（一）适应证

1. 年龄在 18 岁以上。

2. 大血管闭塞卒中患者应尽早实施血管内介入治疗。前循环闭塞发病 6 h 以内，推荐血管介入治疗；前循环闭塞发病在 6 ～ 24 h，经过严格的影像学筛选，推荐血管介入治疗；后循环大血管闭塞发病在 24 h 以内，可行血管介入治疗。

3. CT 排除颅内出血、蛛网膜下腔出血。

4. 急性缺血性脑卒中，影像学检查证实为大血管闭塞。

5. 患者或法定代理人签署知情同意书。

（二）禁忌证

1. 若进行动脉溶栓，参考静脉溶栓禁忌证标准。

2. 活动性出血或已知有明显出血倾向者。

3. 严重心、肝、肾功能不全。

4. 血糖＜ 2.7 mmo/L 或＞ 22 mmol/L。

5. 药物无法控制的严重高血压。

可参见"第 7 章 脑卒中的急性期治疗"。

二、血管内介入治疗：机械取栓术

使用各种支架样机械取栓装置取栓是目前临床使用时间最长、使用范围最广的血管内治疗方法。

推荐意见

1. 对于急性缺血性脑卒中患者，如满足下述条件，可采用血管内介入治疗：①发病前 mRS 评分为 0 分或 1 分；②明确病因为颈内动脉或大脑中动脉 M1 段闭塞；③年龄 ≥ 18 岁；④ NIHSS 评分 ≥ 6 分；⑤ ASPECTS 评分 ≥ 6 分；⑥动脉穿刺时间能够控制在发病 6 h 内（Ⅰ类推荐，A 级证据）。

2. 对于大脑中动脉 M_1 段及颈动脉闭塞而致急性缺血性脑卒中患者，如发病前 mRS 评分 ＞ 1 分、ASPECTS ＜ 6 分或 NIHSS 评分 ＜ 6 分，在仔细分析获益风险后，可考虑对筛选后的患者进行动脉取栓治疗（Ⅱ类推荐，B 级证据）。

3. 如患者同时满足静脉溶栓与动脉取栓的要求，推荐进行静脉溶栓—动脉取栓桥接治疗模式，不推荐越过静脉溶栓直接进行血管内处理（Ⅰ类推荐，A 级证据），且不应等待观察静脉溶栓的具体疗效（Ⅰ类推荐，B 级证据）。

4. 对于大脑前动脉、椎动脉、基底动脉及大脑中动脉 M_2 段闭塞而致急性缺血性脑卒中患者，在仔细分析获益风险后，可考虑对筛选后的患者进行动脉取栓治疗（Ⅱ类推荐，B 级证据）。

5. 对发病 6 ～ 16 h 内影像学明确为前循环大血管闭塞的急性缺血性脑卒中且符合 DAWN 或 DEFUSE3 标准的患者，推荐血管内介入治疗（Ⅰ类推荐，A 级证据）。

6. 对发病 16 ～ 24 h 内影像学明确为前循环大血管闭塞的急性缺血性脑卒中且符合 DAWN 标准的患者，可采用血管内介入治疗（Ⅱ类推荐，B 级证据）。

7. 各类新式取栓器械可根据患者的具体情况加以选用，但应严格控制适应证（Ⅱ类推荐，B级证据）。

8. 对于同时具备颅内血管闭塞和颅外血管闭塞的串联病变的患者，进行取栓治疗可能是合理的，其具体取栓模式可根据患者病变情况个体化选择（Ⅱ类推荐，C级证据）。

注：DAWN临床影像不匹配标准：（1）年龄 ≥ 80 岁，NIHSS 评分 ≥ 10 分，梗死体积 < 21 ml；（2）年龄 18—79 岁，NIHSS 评分 ≥ 10 分，梗死体积 < 31 ml；（3）年龄 18—79 岁，NIHS 评分 ≥ 20 分，梗死体积 31 ~ 51 ml。DEFUSE3 灌注梗死核心不匹配标准：核心缺血区 < 70 ml，低灌注区与坏死区体积比值 > 1.8 且不匹配区域 > 15 ml。

可参见"第 7 章 脑卒中的急性期治疗"。

三、血管内介入治疗：血栓抽吸技术

在经典的取栓手术中，可配合导引导管内的回抽减少血栓逃逸，增加取栓效率，但受限于导引导管的管径和通过性，通常无法达到闭塞段或抵近血栓位置。近年来，随着中间导管的逐渐普及，衍生出了一次通过直接抽吸（ a direct aspiration first pass technique，ADAPT）技术，这项技术倾向于单用中间导管的抽吸完成血管再通。理论上能够降低支架样取栓器对血管床造成的直接切割和牵拉，降低血管内治疗并发症。对血栓负荷较大的急性栓塞患者，直接抽吸的取栓效果也理应更加出色。即使 ADAPT 技术不能完成直接再通，中间导管内再行机械取栓操作也更加简洁方便。

推荐意见：对部分经过选择的患者，单独采用血管内血栓抽吸技术或搭配其他血管内治疗模式可能是合理的（Ⅱ级推荐，C 级依据）。

四、急性期血管成形术及支架置入术

推荐意见

1. 急性期颅内动脉血管成形术 / 支架置入术可能是介入取栓失败的补救治疗（Ⅲ类推荐，C 级证据）。

2. 颅外段颈动脉或椎动脉血管成形术和 / 或支架置入术可用于急性缺血性脑卒中的血流重建，如治疗颈动脉重度狭窄或夹层导致的急性缺血性脑卒中（Ⅲ类推荐，C 级证据）。但手术并发症比择期手术要高。

五、介入治疗的围术期管理

（一）血压管理的推荐意见

急性缺血性脑卒中患者的血管内治疗围术期血压管理目标值仍不明确。

1. 为防止过度灌注综合征及症状性颅内出血转化，要求术前至术后 24 h 血压控制在 180/105 mmHg 以下（Ⅱ类推荐，B 级证据）。

2. 血管再通成功的患者（mTCI 分级为 2b 级和 3 级），可以控制血压在 140/90 mmHg 以下或较基础血压降低 20 mmHg 左右，但不应低于 100/60 mmHg（Ⅱ类推荐，C 级证据）。

3. 血管再通情况不佳（mTICI 分级≤2a 级）或有血管再闭塞风险的患者，不建议控制血压至较低水平（Ⅰ类推荐，C 级证据）。

（二）抗栓药物应用的推荐意见

目前缺乏急性缺血性脑卒中血管内介入治疗围术期抗栓药物使用的直接证据。

1. 非桥接治疗患者，机械取栓后应常规给予抗血小板药物治疗；如果行急诊支架置入术，术前应予服用负荷剂量抗血小板药物（阿司匹林 300 mg 及氯吡格雷 300 mg）；术后每天联合服用阿司匹林 100 mg 及氯吡格雷 75 mg 至少 1 个月（Ⅰ类推荐，C 级证据）。

2. 桥接治疗患者静脉溶栓后 24 h 内的抗栓治疗是否存在风险尚不明确，对于桥接治疗合并急诊支架置入术的患者，为防止支架内急性血栓形成，静脉溶栓后 24 h 内抗栓治疗安全性尚不明确（Ⅲ类推荐，C 级证据）。

（三）麻醉镇定方式的推荐意见

围术期中普通药物镇定和全身麻醉之间的取舍也是近年的主要关注热点之一。相对而言，普通麻醉具有能及时观察患者神经功能变化、减少肺部感染发病率等优势。而近期包括 An Stroke、SIESTA 在内的若干项单中心随机对照研究则提示，无论在整体预后、并发症的发生率等诸多发面，普通药物镇定与全身麻醉之间无明显优劣。可根据患者本身及导管室具体条件合理选择麻醉方式（Ⅰ类推荐，B级证据）。

第五节　静脉窦血栓形成的介入治疗

CVT 的血管内治疗主要包括局部接触溶栓、球囊扩张成型、机械取栓和血管内支架植入等。临床上有时将两种或以上治疗方法联合使用。

一、静脉窦内直接接触溶栓治疗

目前有非对照病例研究提示静脉窦内直接接触溶栓治疗 CVT 有效的报道。与抗凝治疗相比，尽管局部接触溶栓能较迅速实现血管再通，但出血并发症风险较高，特别是治疗前存在颅内出血的患者。因此，目前并不积极建议在 CVT 患者中使用窦内直接溶栓治疗。然而，脑静脉和静脉窦血栓形成的国际研究（ISCVT）提示直接接触溶栓治疗对重症 CVT 患者可能有益。目前仍缺乏直接接触溶栓治疗的临床研究和证据，以及需要进一步对比其与抗凝治疗的效果。

二、血管内机械取栓术

尽管机械取栓术可以迅速恢复静脉血流，并改善神经功能，但对于其在 CVT 治疗中的地位尚有争议。对抗凝治疗开始后症状持续加重，或经溶栓治疗出现新发症状性出血，或入院时有意识障碍或严重颅内出血的 CVT 患者，在有神经介入条件的医院可以施行机械取栓治疗。实验及临床研究结果显示，CVT 行血管内治疗的时间窗以发病 30 d 内（急性和亚急性患者）为宜。

三、球囊扩张成形术

该方法可一定程度解除静脉窦狭窄，同时球囊压迫局部血栓使之松动，有利于清除窦内血栓。但目前仍缺乏关于该治疗方法疗效和安全性的对照研究。因此，对血栓机化、取栓后效果不佳或合并静脉窦狭窄的患者，可以慎重采用。但应注意操作规范，避免出现静脉窦壁穿孔等并发症。

四、静脉窦内支架植入术

对于规范治疗＞ 6 个月、慢性血栓、局部脑静脉窦狭窄、症状无改善、脑静脉窦远近端压力梯度＞ 10 mmHg（1 mmHg=0.133 kPa）的患者，可考虑静脉窦内支架植入术。但血管内支架术的长期有效性和安全性仍有待进一步评估。静脉窦内支架植入后如何长期抗栓治疗的规范方案，尚未明确。国内多数单位沿用脑动脉内支架植入的方案，即阿司匹林和氯吡格雷联合抗血小板治疗 3 ～ 6 个月后单用阿司匹林或氯吡格雷维持用药。

五、推荐意见

1. CVT 血管内治疗的安全性和有效性有待进一步评估（Ⅲ类推荐，C 级证据）。

2.经足量抗凝治疗无效且无严重颅内出血的重症患者，可在严密监护下慎重实施局部溶栓治疗（Ⅲ类推荐，C级证据；本条为本次修订推荐意见）。

3.对已有颅内出血或其他方法治疗无效的急性或亚急性CVT患者，在有神经介入治疗条件的医院，经导管机械取栓或球囊扩张成形术可以作为可供选择的治疗方法（Ⅲ类推荐，C级证据）。

4.对慢性血栓导致的静脉窦狭窄和颅内高压患者，有条件的医院可严格选择病例，考虑行狭窄部位静脉窦内支架植入术，但长期疗效和安全性仍需进一步评估（Ⅲ类推荐，C级证据）。

5.血管内治疗后的抗栓方案，依治疗措施和患者病情行个体化选择（Ⅲ类推荐，C级证据）。

6.CVT继发硬脑膜动静脉瘘的治疗可参照硬脑膜动静脉瘘的一般原则，但尤应注意脑静脉回流的建立和保护（Ⅱ类推荐，C级证据）。

第六节　颅内动脉瘤的介入治疗

颅内动脉瘤是颅内动脉由于先天发育异常或后天损伤等因素导致局部的血管壁损害，在血流动力学负荷和其他因素作用下，逐渐扩张形成的异常膨出（突起）。人群中颅内动脉瘤的患病率为2%～7%，任何年龄均可发病，40—60岁常见，但其发生率存在明显的地域及种族差异。一项经动脉脑血管造影研究提示亚洲人群中颅内动脉瘤患病率为5% ～ 10%。

颅内动脉瘤一旦破裂出血，致残率和致死率极高，其中10% ～ 15% 的患者来不及就医直接猝死，首次出血病死率高达35%，再次出血病死率则达60% ～ 80%，幸存者亦多有残疾。因此，对于有手术适应证的颅内动脉瘤应积极干预已获得广泛认可。

颅内动脉瘤的手术治疗主要有开颅夹闭和血管内介入治疗两种方法。2002 年发表的国际蛛网膜下腔出血动脉瘤试验（ISAT）结果发现，血管内介入治疗与开颅夹闭相比能够降低残死率，改善临床预后。由此确立了介入治疗在颅内动脉瘤治疗中的地位。

一、介入治疗适应证及推荐意见

适应证及推荐意见

1. 发生破裂出血的动脉瘤均应尽早进行病因治疗，以降低动脉瘤再次破裂出血风险。

2. 症状性未破裂动脉瘤也应尽早治疗，以避免症状继续加重，危及生命。

3. 对于直径≥ 5 mm 的无症状未破裂动脉瘤建议进行干预。若动脉瘤直径＜ 5 mm，应根据动脉瘤的形态、位置、数量和患者情况等综合判断，对于伴有子囊，多发，位于前交通动脉、后交通动脉和后循环，预期寿命＞ 10 年，伴有aSAH 病史，有家族史或需长期口服抗凝、抗血小板药物的动脉瘤患者推荐积极干预。

4. 未治疗的未破裂动脉瘤建议动态随访，随访过程中发现动脉瘤进行性增大、形态改变，建议进行干预。

5. 由于患有未破裂动脉瘤导致患者心理障碍，严重影响工作生活的可适当放宽干预指征，采取更加积极的治疗策略。

6. 动脉瘤的治疗方案（夹闭或介入），应依据患者特点和动脉瘤的特点等多因素考虑后制订。

7. 对于从技术上既可以开颅夹闭又可行介入治疗的动脉瘤患者，推荐首选行血管内介入治疗。

8. 后循环动脉瘤患者、高龄患者（＞70岁）、自发性aSAH分级较差（WFNS分级Ⅴ - Ⅵ）患者以及处于脑血管痉挛期患者应优先考虑介入治疗。

二、介入治疗的技术方法

颅内动脉瘤介入治疗的主要方法包括：微弹簧圈栓塞、支架辅助下微弹簧圈栓塞、血流导向装置（密网支架）、闭塞载瘤动脉、覆膜支架等。

（一）微弹簧圈栓塞术

治疗动脉瘤的最初和最有效的方法。其基本原理是将微导管送入动脉瘤腔中，用可控解脱的微弹簧圈填塞动脉瘤腔，减少血流对薄弱管壁冲击，降低动脉瘤破裂的危险。多数可以达到最终动脉瘤颈内皮化、动脉瘤腔完全闭塞的效果。适用于窄颈的颅内动脉瘤。手术安全、简单、高效。

（二）支架辅助下微弹簧圈栓塞术

采用专用支架将微弹簧圈限制在动脉瘤腔内，而不突入载瘤动脉腔内。适用于宽颈的动脉瘤、夹层动脉瘤、血泡样动脉瘤等。因为动脉内置入了支架，术后有支架内血栓形成致脑梗死的风险。为此，术后需要口服"双抗"药物治疗半年。

（三）血流导向装置（密网支架）

最初被允许用于未破裂巨大动脉瘤，其疗效和安全性明显优于其他治疗方法，尤其是动脉瘤远期闭塞率明显提高。目前其适应证也被逐渐扩展到其他未破裂动脉瘤、夹层动脉瘤、血泡样动脉瘤，甚至是破裂动脉瘤。

（四）闭塞载瘤动脉瘤

最古老的一种治疗动脉瘤的方式，现已很少采用。目前仅用于无法使用其他治疗方法的巨大动脉瘤、末梢动脉瘤。但其动脉瘤闭塞率和防止再次出血的效果好。主要采用可脱球囊、微弹簧圈、微粒和液体栓塞材料。闭塞大的载瘤动脉前，需要通过严格球囊闭塞试验（BOT 试验）。

（五）覆膜支架

采用覆膜直接隔绝动脉瘤颈，对于选择性病例疗效很好。主要用于假性动脉瘤、血泡样动脉瘤、夹层动脉瘤。因为支架较硬，到达动脉瘤处较困难；动脉瘤附近的动脉可能被同时闭塞；这些原因限制了其使用。

第七节　颈动脉夹层的介入治疗

颈动脉夹层（cervical artery dissection，CAD）是指颈动脉内膜在各种原因作用下撕裂形成假腔，血液流入内膜和中膜之间的假腔内导致壁间血肿，继而造成管腔逐渐狭窄甚至闭塞。此外，血液流入动脉中外膜之间，在血流压力作用下向外扩张可形成动脉瘤样改变。颈动脉夹层年平均发病率约为 2.5/10 万～ 3/10 万，是中青年脑卒中的主要原因，占所有青年缺血性脑卒中的 25% 左右。由于颈动脉夹层在中青年人群中致死致残发生率逐渐增高，其治疗方式的选择随着研究进展不断变化。约有 89% 的颈动脉夹层经积极抗凝或双抗药物治疗可在三个月后获得良好的预后，但在合并血流动力学障碍的颈动脉夹层患者中预后欠佳，血管内介入治疗有可能改善颈动脉夹层致急性缺血性脑卒中患者的神经功能和临床预后。

颈动脉夹层由多种因素作用导致，目前病因尚未明确，可能与某些潜在的危险因素有关，如感染、结缔组织病、日常颈部活动、遗传性因素、糖尿病、高血脂、高血压、妊娠和产后等，其中先天性肌纤维发育不良或外伤占较为重要的作用。众多文献指出，相当多的"自发性"夹层患者发病前均遭受过轻微创伤，约占 40%，如乘坐过山车、拉伸、潜水运动，或一些牙科操作。

在上述各种因素影响下，导致动脉壁薄弱，血流冲击造成局部内膜撕裂，血液进入血管壁内。破损的血管壁导致血栓生成因子及内皮因子暴露，与血流结合、凝固形成壁间血肿，进一步造成管腔狭窄甚至闭塞。

颈动脉夹层可导致各种临床症状，其中典型症状为头痛或颈部疼痛、Horner 综合征、脑神经麻痹和局灶性脑缺血症状，甚至出现蛛网膜下腔出血。在某些情况下，视觉障碍、眼交感神经性麻痹和眼球运动性麻痹等眼部表现可为颈动脉夹层的首发症状。也有病例报道了较为罕见症状，包括舌头肿胀、声带瘫痪、幻觉等。

一、药物治疗

（一）溶栓治疗

发病 4.5 h 内运用静脉重组组织纤溶酶原激活物（rt-PA）治疗 CAD 所致急性缺血性卒中是安全的（Ⅱ类推荐，C 级证据）。

（二）抗凝与抗血小板治疗推荐意见

1. 推荐在 CAD 形成的急性期，使用抗血小板或抗凝治疗（Ⅰ类推荐，B 级证据）。

2. 抗血小板或抗凝治疗均可预防症状性 CAD 患者卒中或死亡风险（Ⅰ类推荐，B 级证据）。临床上可结合具体情况选择。CAD 患者出现伴大面积脑梗死、神经功能残疾程度严重（NIHSS 评分＞15）、有使用抗凝禁忌时，倾向使用抗血小板药物；如果夹层动脉出现重度狭窄、存在不稳定血栓、管腔内血栓或假性动脉瘤时，倾向使用抗凝治疗（Ⅲ类推荐，C级证据）。

3. 一般抗凝或抗血小板治疗 3 ～ 6 个月（Ⅱ类推荐，B级证据）。

4. 疗程结束时如仍然存在动脉夹层，推荐长期抗血小板药物治疗（Ⅱ类推荐，C级证据）。

二、血管内介入治疗

既往研究显示，合并大血管闭塞的脑卒中患者，使用常规药物或溶栓治疗，预后较差，需及时开通血管，恢复血流灌注。血管内治疗可以有效重建血管管腔，更快速地缓解症状以及预防假性动脉瘤的形成，减少再发栓塞的风险，预防卒中复发。治疗方法包括经皮球囊扩张血管成形术、血管内颈动脉支架植入术、血管内取栓治疗及动脉溶栓。

CAS 已经逐渐成为目前药物治疗后进一步处理的有效方式。随着介入材料和操作技术的进步，支架成形术也逐渐得到关注，尤其是对于传统药物保守治疗失败、夹层进行性扩大导致的假性动脉瘤或者合并血管狭窄且无法建立有效侧支循环者，均可考虑施行支架成形术。进行血管内支架植入，不仅可以疏通颈动脉夹层继发狭窄的血管，也可通过支架压迫夹层破裂口、对夹层动脉瘤进行栓塞，维持血管正常的解剖结构，减少继发性血栓形成和动脉瘤的扩大破裂的风险，最终促使夹层愈合。

对于颈动脉夹层合并串联性闭塞或血栓栓子脱落导致大

脑中动脉栓塞情况，使用机械取栓治疗可使患者获得较好的预后。一项多中心回顾性分析研究就得出了一致结论，通过Solitaire支架取栓治疗80例颈动脉夹层栓子脱落引起动脉栓塞致急性缺血性脑卒中患者，术后77.5%患者实现血管再通（mTICI 2b/3级），与行药物治疗患者相比发生不良终点事件无统计学差异。

当颈部血管夹层形成动脉瘤破裂引起蛛网膜下腔出血时，可采用夹层动脉近端闭塞、动脉瘤栓塞或动脉瘤夹闭术。

推荐意见

1. 目前缺乏足够的证据推荐在CAD患者中常规开展血管内介入治疗或手术治疗，如在积极药物治疗基础上仍有缺血性事件发生，可考虑血管内介入治疗或手术治疗（Ⅱ类推荐，C级证据）。

2. 血管内介入治疗或手术治疗颈部血管夹层导致缺血性卒中的有效性及安全性有待进一步研究（Ⅱ类推荐，B级证据）。

三、手术治疗

2014年美国心脏协会/美国卒中协会（AHA/ASA）建议仅对颈内动脉夹层而不对椎动脉夹层进行手术修复，通过手术方式切除病变动脉、静脉血管替代、血栓处内膜剥脱术及血管修补术等方式治疗。一项Meta分析表明，动脉内膜剥脱术在治疗颈动脉夹层患者中，可有74%的患者实现血管再通，高于单纯的药物治疗的41.5%再通率，两组之间并发 90 d 死亡率和 sICH 并无差异，由此可见动脉内膜剥脱术可能是一种颈动脉夹层致急性缺血性脑卒中患者治疗方式的选择，但内膜剥脱术为有创操作，风险大，仅在积极药物治疗后仍有脑卒中复发或血管内治疗失败等情况下选择手术治疗。

第八节　脑血管造影术

目前 CT 血管造影（CTA）、MRA 基本能够获得完整的头颈部血管图像，可以发现大部分脑血管病变，建议作为首选的无创检查方法。但是，脑血管造影可以动态观察脑血流和侧支循环，并可同期完成介入治疗，仍是其他检查手段无法替代的重要方法，被认为是脑血管病诊断的"金标准"。脑血管造影术由葡萄牙医生 Egas Moniz 于 1927 年首次在人体成功实施。最初需要直接显露颈动脉或经皮穿刺颈动脉、椎动脉注射对比剂，此后引入经皮动脉穿刺置鞘技术（Seldinger 穿刺法）和 DSA，逐步发展为今天成熟的经皮动脉插管脑血管造影术（以下简称 DSA）。基本方法是穿刺动脉置入动脉鞘，经动脉鞘插入造影管，借助导丝将造影管选择性插入某支动脉，经造影管注入对比剂而获得脑血管影像。最常用的入路是股动脉入路（万能入路），其次是桡动脉入路。

一、适应证与禁忌证

（一）DSA 适应证

DSA 适应症包括以下内容：①怀疑血管本身病变或寻找脑血管病病因；②怀疑脑动静脉病变；③脑内或蛛网膜下腔出血病因检查；④头面部富血性肿瘤术前检查；⑤了解颅内占位病变的血供与邻近血管的关系及某些肿瘤的定型；⑥实施血管介入或手术治疗前明确血管病变和周围解剖关系；⑦急性脑血管病需动脉溶栓或其他血管内治疗；⑧头面部及颅内血管性疾病的治疗后复查；⑨ CTA、MRA 发现有脑血管病变需要进一步确诊者或不能确定排除脑血管病变者，需要DSA 造影做最后确诊。

（二）DSA 禁忌证

DSA 禁忌症包括以下内容：①碘对比剂过敏或不能耐受；②介入器材过敏；③严重心、肝、肾功能不全；④穿刺点局部感染；⑤并发脑疝。特殊情况可经过各方讨论，知情同意采取个体化处理。

二、术前准备

（一）掌握一般情况

DSA 术前应掌握患者的临床资料,包括现病史和既往史,尤其是有无对比剂过敏史。术前对患者进行体检,有助于在术中、术后对比观察神经功能变化。了解股动脉、足背动脉的搏动情况，如有异常建议完善下肢血管超声或 CTA。拟行桡动脉穿刺者，需行桡动脉触诊和 Allen 试验。术前完善患者的血常规、凝血功能、肝肾功能等检测。如果已有血管超声、TCD、CTA、MRA 等血管检查结果，可结合临床资料初步判断责任血管，以便术中着重观察。如果已有主动脉弓结构信息，可在造影前预判可能的解剖变异或路径困难，提前做好介入器材和技术准备。

（二）知情同意

DSA 术前需要向患者及家属充分告知检查的必要性、简要操作过程，造影期间需要配合医生的注意事项、术中术后可能的不适感、可能的并发症及相应处理方案。在取得患者和（或）家属的同意后，签署知情同意书。脑血管造影是一个微创的手术操作，有一定的概率发生手术相关并发症。

（三）药物调整

长期服用抗凝药物的患者，在 DSA 术前如何调整抗凝治疗方案，目前还缺乏研究结论。对于血管内介入操作（如冠状动脉造影及介入治疗、起搏器植入术等），多项研究结果提示继续口服华法林是安全的，并不会增加出血风险。二甲双胍是目前治疗 2 型糖尿病的主要药物之一，本身并非肾毒性药物，与碘对比剂也没有相互作用。二甲双胍主要经肾脏排泄，能抑制肝脏中乳酸转化为葡萄糖，导致乳酸蓄积甚至乳酸酸中毒。一旦发生对比剂肾病，将会产生二甲双胍的累积和潜在的乳酸酸中毒风险，进一步加重肾脏损害。目前美国放射学会、欧洲泌尿生殖放射学会均建议肾功能正常者造影前不必停用二甲双胍。结合我国的相关共识，我们建议：对于肾功能正常的患者，造影前不需要停用二甲双胍，但使用对比剂后应在医生的指导下停用二甲双胍 2～3 d，复查肾功能正常后可继续用药；对于肾功能异常的患者，使用对比剂前 2 d 暂时停用二甲双胍，之后还需停药 2～3 d，复查肾功能正常后可继续用药。

（四）其他

通常在造影手术前会要求患者禁食数小时。股动脉穿刺者建议双侧腹股沟区备皮。如果预计手术时间较长或术后不能配合平卧位排尿，可以提前留置导尿。术前需建立静脉通道。

三、手术流程

（一）术中管理

大多数患者 DSA 术中不需要全身麻醉，少数患者给予最低程度的镇静治疗以缓解患者的紧张情绪即可。可在术前肌肉注射苯巴比妥，或术中静脉注射咪达唑仑/地西泮。术中监测患者的生命体征，包括血压、心率、呼吸、脉氧。

为避免动脉穿刺置鞘处以及血管内的导丝、导管形成血栓，除外活动性脑出血急诊造影等病因外，大部分 DSA 中应给予抗凝药物。通常选择应用普通肝素。成年患者可首先给予半量肝素化（30～40 U/kg）静脉推注，之后每隔 1 h

追加肝素 1000 U。术中经导管持续灌注肝素生理盐水（2 ～ 5 U/ml）。对于刚完成静脉溶栓，准备桥接介入治疗的患者，造影时不再需要肝素静脉推注，但仍应给予持续导管内肝素生理盐水灌洗。

对比剂建议使用非离子型碘对比剂，可显著减少过敏反应和肾毒性。使用前可将对比剂预热至 37℃ 以降低黏稠度。有报道称碘克沙醇和碘海醇在碘含量 140 ～ 150 mg/ml 时仍能获得满意的造影图像。需要控制对比剂用量时，宜将对比剂稀释后使用。

（二）动脉穿刺置鞘

Seldinger 穿刺技术及其改良方法操作简便，损伤小，同期置入血管鞘可避免反复置入造影导管损伤血管，目前已成为 DSA 的基本操作技术。股动脉是脑血管介入诊疗的最常用途径。股动脉不适合穿刺时，也可根据经验选择桡动脉或肱动脉作为穿刺点。相比股动脉，经桡动脉穿刺可降低冠状动脉介入治疗后的穿刺点出血并发症。但尚无对照研究比较血管入路对脑血管造影相关并发症的影响。

桡动脉穿刺置鞘通常选择患者右臂以便于术者操作，根据弓上大血管形态和介入诊疗需要也可选择左侧入路。通常选择桡骨茎突近端 1 ～ 2 cm 桡动脉搏动最明显处为穿刺点。

（三）主动脉弓造影

在 DSA 开展的初期，有观点认为弓上大血管开口处病变可能性低且主动脉弓对比剂用量大，主动脉弓造影可以略去。随着造影技术的进步以及对安全性更高的要求，目前认为主动脉弓造影可以初步评估颅内、外总体的血管情况，便于寻找弓上血管开口和选择合适的导管，为 DSA 提供便利。主动脉弓造影通常使用直径 0.035 英寸（1 英寸 = 2.54 cm）亲水导丝和带侧孔的 Pigtail 导管。采用自动注射的方式，将导管尾端直接连接于 DSA 高压注射器的压力延长管。

（四）选择性血管造影

标准的脑血管造影包括双侧颈内动脉＋双侧椎动脉的四血管造影，有时为明确颅外动脉代偿或排除硬脑膜动静脉瘘等，还需做包括双侧颈外动脉的六血管造影。为减少导丝触碰动脉斑块导致斑块脱落的风险，对于缺血性脑血管病患者通常首先在双侧颈总动脉＋双侧锁骨下动脉的四血管选择性造影，因为颈内动脉开口和椎动脉开口是动脉粥样硬化性狭窄最常见的部位。视动脉狭窄部位决定是否行进一步选择性动脉插管造影。如颈内动脉颅内段及其分支的狭窄、动脉瘤等，需要将造影管插入颈内动脉开口做血管造影。对于颅内血管病变，如动脉瘤、AVM、AVF 等，需要插管到脑动脉做超选择性脑血管造影。

导管头端位于主动脉弓一级分支血管的造影习惯称为选择性血管造影。进入二级甚至三级分支血管时称为超选择性血管造影，如颈内动脉和椎动脉。这些分支血管管径较小，建议在选择性造影的路图指引下将导丝准确送入目标血管，然后将造影导管与目标血管保持同轴，向前送至适宜造影的稳定位置。

操作中需注意：①超选择性造影前需谨慎评估目标血管管径，迂曲程度等，结合超选择性造影的必要性综合判断。若血管开口存在斑块或狭窄，慎行超选择性造影。②超选择性造影目标血管更易受损，推送导丝应轻柔，并结合适度旋转，避免造成血管夹层。③若目标血管存在严重狭窄或动脉瘤，多种投影位置显影效果不佳，可尝试 3D 成像以获得更全面的影像。

四、术后处理

拔鞘后手工按压仍是封闭股动脉穿刺点的最主要方法。可用鱼精蛋白中和肝素后拔出动脉鞘，也可等待肝素代谢清除后拔鞘。按压时，手指着力点位于股动脉穿刺内口或其近端，同时注意显露外口，以便观察有无活动性出血。按压时间一般为 10 ~ 20 min，解除压力后确认外口无渗血，才可将无菌敷料置于内口上，以弹力绷带交叉加压包扎，继续沙袋压迫穿刺点 6 ~ 8 h。压迫过程中定时观察敷料是否干燥，伤口有无渗血肿胀，以及足背动脉的搏动情况，以便及早发现出血等并发症并及时处理。患者平卧位，穿刺侧下肢制动 24 h。

桡动脉穿刺点拔鞘后可使用手工按压或压迫器压迫止血。

脑血管造影术后建议给予"水化"以促进对比剂排泄。

注意观察并记录患者的生命体征，包括头晕、头痛、恶心、呕吐等全身症状，以及失语、肌力下降、癫痫等神经系统症状，并及时处理。

脑血管造影术并发症包括神经系统并发症、局部或周围血管并发症、穿刺点并发症和对比剂并发症等。其中神经系统并发症发生率可达 1.30% ～ 2.63%。患者年龄、基础疾病及手术时间与并发症密切相关。

（李俊　林爱龙　周敬华）

参考文献

[1] 国家卫生计生委脑卒中防治工程委员会. 中国颈动脉狭窄介入诊疗指导规范 [S]. 2015.

[2] 中华医学会外科分会血管外科学组. 颈动脉狭窄诊治指南 [J]. 中华血管外科杂志，2017，2（2）：78-84.

[3] 蒋雄京，邹玉宝. 锁骨下 / 颅外椎动脉狭窄的处理：中国专家共识 [J]. 中国循环杂志，2019，34（6）：523-532.

[4] 李宝民，缪中荣，王拥军，等. 症状性颅内动脉粥样硬化性狭窄血管内治疗中国专家共识 2018[J]. 中国卒中杂志，2018，13（6）：594-604.

[5] 刘新峰，孙文，朱武生，等. 中国急性缺血性脑卒中早期血管内介入诊疗指南 2018[J]. 中华神经科杂志，2018，51（9）：683-691.

[6] 霍晓川，高峰. 急性缺血性卒中血管内治疗中国指南 2018[J]. 中国卒中杂志，2018，13（7）：706-729.

[7] 中华医学会神经外科学分会神经介入学组. 颅内动脉瘤血管内介

入治疗中国专家共识（2013）[J]. 中国脑血管病杂志，2013，10（11）：606-616.

[8] Schievink WI. Spontaneous dissection of the carotid and vertebral arteries[J]. N Engl J Med，2001，344（12）：898-906.

[9] Putaala J，Metso，AJ，Metso TM，et al. Analysis of 1008 consecutive patients aged 15 to 49 with first-ever ischemic stroke: the Helsinki young stroke registry[J]. Stroke，2009，40（4）：1195-1203.

[10] 彭斌. 中国颈部动脉夹层诊治指南 2015[J]. 中华神经科杂志，2015，48（8）：644-651.

[11] Jensen J，Salottolo K，Frei D，et al. Comprehensive analysis of intra-arterial treatment for acute ischemic stroke due to cervical artery dissection[J]. J Neurointerv Surg，2017，9（7）：654-658.

[12] Koge J，Iwata T，Mizuta S，et al. Successful carotid artery stenting of a dissected，highly tortuous internal carotid artery after straightening with a peripheral microguidewire[J]. J Clin Neurosci，2018，53（5）：265-268.

[13] Li S，Zi W，Chen JJ，et al. Feasibility of thrombectomy in treating acute ischemic stroke because of cervical artery dissection[J]. Stroke，2018，49（12）：3075-3077.

[14] Brott TG，Halperin JL，Abbara S，et al. ASA/ACCF/AHA/AANN/AANS/ACR/ ASNR/CNS/SAIP/SCAI/SIR/SNIS/SVM/SVS guideline on the management of patients with extracranial carotid and vertebral artery disease[J]. Stroke，2011，42（8）：e464-540.

[15] Dmytriw AA，Phan K，Maingard J，et al. Endovascular thrombectomy for tandem acute ischemic stroke associated with cervical artery dissection: a systematic review and meta-analysis[J].

Neuroradiology，2020，62（7）：861-866.

[16] 奥斯本 . 脑血管造影诊断学 [M]. 北京：中国医药科技出版社，2001.

[17] 熊晓玲 . 经股动脉穿刺全脑血管造影的护理 [J]. 四川医学，2002，23（2）：220-220.

[18] 马廉亭，潘力 . 脑血管造影仍是诊断脑血管病的金标准 [J]. 中国现代神经疾病杂志，2007，7（5）：413-415.

[19] 中华医学会神经外科分会，中国医师协会神经外科分会，中国医师协会神经内科分会 . 介入神经放射诊断治疗规范Ⅲ（修订稿）[J]. 中国脑血管病杂志，2005（10）：381-384.

第10章
心源性卒中的防治

心源性卒中（cardioembolic stroke，CES）多认为是指来自心脏、静脉及主动脉弓的栓子脱落导致脑动脉栓塞而引起的缺血性脑卒中。研究报道，CES 占全部缺血性卒中的 20%～30%。且相较于其他原因导致的脑卒中，再入院率升高 25%，死亡率升高 34%。主要原因可能是由于血栓负荷相较于动脉粥样硬化更重、病因诊断不及时、无法或未能及时纠正心源性病因导致缺血性卒中事件反复发生等，使 CES 的病情相对更重、预后更差。目前 CES 尚无公认的定义及诊断标准，除类似心房颤动、人工瓣膜血栓脱落、黏液瘤脱落等明确为心脏来源的栓子导致的缺血性脑卒中外，既往许多可能导致心源性卒中的疾病则归类于不明原因脑卒中（cryptogenic stroke，CS）或不明原因栓塞性卒中（embolic strokes of undetermined source，ESUS）。但随着对 CES 认识的加深，有学者提出 A-S-C-O 分类标准，即动脉粥样硬化（atherosclerosis，A）、小血管疾病（small vessel disease，S）、心源性疾病（cardiac disease，C）和其他原因（other causes，O）。依据每种潜在病因的相关程度明确卒中病因诊断。

结合 A-S-C-O 诊断标准及相关文献报道，心源性卒中常见病因主要包括：心房颤动、卵圆孔未闭、急性冠脉综合征、主动脉弓粥样硬化、心力衰竭、风湿性心脏病、人工心脏瓣膜、感染性心内膜炎、扩张性心肌病和心脏黏液瘤等十类。目前，动脉粥样硬化性疾病目前已相对得到较好的知晓率，相较于其他上述病因可在一定程度上做到充分预防、及时诊断及规范治疗。在一些国家和地区，随着动脉粥样硬化性疾病危险因素的知晓率和控制率的提高，脑卒中的整体发病率呈下降趋势，但心房颤动、卵圆孔未闭、心脏瓣膜病及其他病因导致的 CES 发病率比例则逐渐升高。因此，加强我省医务人员对 CES 的认识，提高人民群众对 CES 的知晓率，规范 CES 的预防、筛查、诊断及治疗的标准化尤为必要。为了更好规范临床医师对 CES 的诊疗工作，我们以最新的国内外研究为依据，结合我省实际情况，撰写湖北省心源性脑卒中诊治专家共识，以期促进我省心源性脑卒中的防控与管理。

　　鉴于不同病因导致的 CES 在发病率、知晓率、发病年龄、疾病进程等方面存在不同，本共识着重探讨心房颤动、卵圆孔未闭及其他非动脉粥样硬化性因素导致的心源性脑卒中。

第一节　心房颤动

一、心房颤动与缺血性卒中

　　心房颤动（房颤）是临床最常见的心律失常，随着年龄的增加，房颤的患病率及发病率急剧升高。全球人群房颤发病率达到 0.4%～1.0%，80 岁以上人群发病率高达 8%，我国估计有房颤患者 1 000 万。房颤最大的风险是卒中，有研究显示房颤 5 年卒中发生率高达 20%，卒中后 1 年死亡率达 30%，5 年内有 1/3 患者复发。根据 Framingham 研究结果，非瓣膜病性房颤引起卒中的风险较正常人群高 5 倍，而瓣膜病性房颤患者卒中风险更是高出正常人 17.6 倍。房颤时心脏快速而不规则的收缩容易导致在心房内形成血栓，尤其左心耳血栓是房颤所致栓塞的主要来源，70% 的栓塞发生在脑血管，导致缺血性脑卒中。房颤相关的卒中具有高发病率、高死亡率、高致残率、高复发率、高经济负担等特点，并且呈现逐年增加的特点。房颤相关卒中死亡率 2 倍于非房颤相关的卒中，医疗费用 1.5 倍于非房颤相关卒中。房颤每年造成的危害远大于"三高"，如果房颤不控制，卒中一年内的复发率可达到 30%。因此，预防房颤引起的血栓栓塞事件，是房颤治疗策略中的重要环节。

二、房颤的筛查

（一）筛查的必要性

目前房颤的诊断主要以心电图检查为主，但对于大多数阵发性房颤患者心电图检查存在较大的漏诊率，尤其对于房颤发作频率较少的患者。然而相当一部分无症状性房颤患者不能及时就医诊断，可能错过最佳治疗时机而延误病情，甚至很多病患因为卒中后去医院进行检查才发现房颤。因此，尽快尽早地筛查出房颤患者，再进行及时有效的治疗是预防房颤导致心源性卒中的关键因素。

（二）筛查方法

目前筛查方法（图 10-1）及工具多种多样。

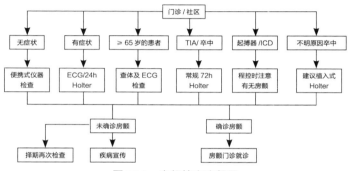

图 10-1　房颤筛查流程图

TIA. 短暂性脑缺血发作；ICD. 埋藏式心律转复除颤器；ECG. 心电图；Holter. 动态心电图

1. 症状询问、脉搏触诊、自动血压测量等等，此类方法虽简便易行，敏感性为 87% ～ 97%，但特异性仅 70% ～ 81%。

2. 单导联心电图，如 Kardia 公司的 ALIVECOR、掌上心电公司的 SnapECG 等，此类产品为目前进行房颤筛查工作的首选工具，具有方便快捷、识别准确、图形可以保存并通过电子邮件发送等优点，其敏感性为 94% ～ 98%，特异性 76% ～ 95%。

3. 多导联心电图,如医院常用的 3 导动态心电图（Holter）、

12 导 Holter 等，结果准确可靠，但费用相对较高、耗时太长，无法进行广泛筛查等问题。

4. 与智能手机、智能手表相结合的智能穿戴设备，可以由筛查对象自行购置，长期监测，其敏感性 98.5%，特异性 91.4%。

5. 植入设备，包含植入式 Holter、永久性起搏器、埋藏式心律转复除颤器（implantable cardioverter defibrillator，ICD）、心脏再同步化治疗（cardiac resynchronization therapy，CRT）等，此类设备可以提示心房高频事件，部分设备可以提供心腔内电图帮助诊断，结果可靠，可以有长达数年的监测时间，但费用昂贵、有手术创伤、无法大面积筛查。

（三）高危人群中筛查房颤

2020 年欧洲房颤指南建议优先在 65 岁以上人群进行房颤筛查，且对于 75 岁以上人群建议每 2 周行一次心电图检查，能够筛查出更多无症状房颤。同时建议在高血压、阵发睡眠呼吸暂停及不明原因卒中的房颤高危人群中筛查房颤，可以应用表 10-1 中的智能工具进行初筛。

表 10-1　不同房颤筛查方法的灵敏度和特异度

项目	灵敏度	特异度
脉搏测量	87～97	70～81
电子血压计监测	93～100	86～92
单导联心电图	84～98	76～95
智能手机 App	91.5～98.5	91.4～100
智能手表	97～99	83～94

三、房颤风险评估

患者在确诊为房颤后，需要进行相关风险评估（图 10-2），主要为分 CHA2DS2- VASc 栓塞风险（见第 15 章）及 HAS-BLED 出血风险（见第 15 章 第五节图）的评估。同时还需要进行综合评估，如进行瓣膜病评估，决定手术方式及使用何种口服抗凝药物治疗；进行肥胖评估，决定是否需要进行房颤的上游治疗；进行肾功能评估以决定采用何种抗凝药物治疗以及药物的剂量调整等。

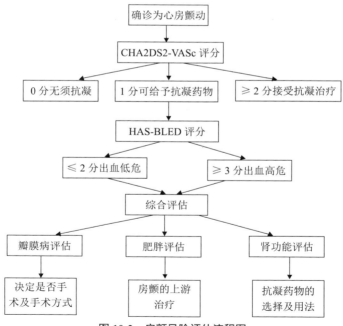

图 10-2 房颤风险评估流程图

四、房颤抗凝治疗

推荐意见

1. 男性 CHA2DS2-VASc ≥ 2 分、女性 ≥ 3 分，推荐口服抗凝药。

2.CHA2DS2-VASc=1 分（男性），CHA2DS2-VASc=2 分（女性），根据个体化特点和患者意愿决定是否抗凝治疗。

3. 合并中重度二尖瓣狭窄或机械瓣膜置换的推荐使用华法林（INR2.0 ～ 3.0 或更高）。

4. 房颤初始抗凝治疗优先推荐新型口服抗凝药。

5. 不单纯使用抗血小板药物预防卒中。

五、房颤合并 PCI 的抗凝治疗

房颤合并冠心病需要接受 PCI 治疗的患者，在临床上很常见。其抗栓治疗既需要考虑支架内血栓风险，又要兼顾出血风险，对于临床医生而言是一种挑战。目前已有临床研究探讨了单一抗血小板药物加一种口服抗凝药物在术后持续服用一年，然后改用单独口服抗凝药物的安全性，其结果并没有增加冠脉事件的发生率（图 10-3）。

六、经皮导管消融治疗预防缺血性卒中

导管消融降低房颤负荷在多项临床研究中得到证实。近几年一些研究发现导管消融可以降低卒中发生风险。Jarman 等研究发现导管消融可使房颤患者的病死率、卒中 / 短暂性

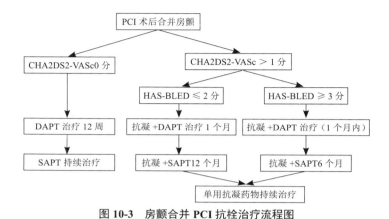

图 10-3　房颤合并 PCI 抗栓治疗流程图

PCI：冠脉支架植入术 DAPT：双联抗血小板治疗，SAPT：单抗血小板治疗

脑缺血发作（TIA）和心力衰竭的发生率显著降低。

推荐意见

1. 症状性阵发性房颤患者，若经至少一种抗心律失常药物治疗后效果不佳可推行导管消融，不经药物治疗直接行导管消融也是可以考虑的。

2. 症状性持续性房颤患者，无论之前是否接受过抗心律失常药物治疗均可进行导管消融。

3. 对于长病程持续性房颤患者，在应用抗心律失常药物治疗之前或之后均可考虑行导管消融。

4. 伴有心力衰竭、肥厚型心肌病或年龄 > 75 岁的房颤患者，在应用抗心律失常药物之前或之后均可考虑行导管消融。

5. 伴有快慢综合征的房颤患者，导管消融可作为起搏器植入的合理替代治疗。

6. 无症状的房颤患者可考虑应用导管消融，但需要与患者进行充分的沟通，因为导管消融对于无症状患者的获益尚不确定。

七、经皮左心耳封堵术

左心耳由于其特殊的生理结构成为非瓣膜性房颤患者血栓好发部位，约 90% 心房血栓来自左心耳。左心耳封堵装置通过封堵左心耳可避免心房血栓脱落导致心源性脑卒中，多项研究证实左心耳封堵可作为卒中高危且不能长期抗凝治疗的一种替代策略。

推荐意见

1. 有脑卒中预防指征的非瓣膜性房颤患者，当抗凝及抗血栓药物完全禁忌时，首先考虑左心耳心外膜封堵；如果患者经 2 ~ 4 周的抗血栓治疗，可考虑心内膜植入左心耳封堵器。

2. 不愿意或不能长期口服抗凝药物的患者。

3. 口服抗凝药物无效或在有效抗凝治疗下仍出现血栓栓塞事件。

4. 导管消融后左心耳隔离的患者。

5. 在出血和卒中风险高的房颤患者中进行导管消融术联合左心耳封堵术，两者有共同的手术入路，可减少手术创伤。

八、房颤的外科治疗

外科治疗房颤的技术评估在成人心脏外科手术非常重要，常在瓣膜手术或再血管化手术中同期进行，但也有时作为孤立手术在临床中使用。2017 STS 外科治疗房颤临床实践指南将外科消融房颤基础手术分为心房开放手术（二尖瓣修复或置换）、心房闭合手术 [主动脉瓣置换、冠状动脉旁路移植术（CABG）和主动脉瓣置换联合 CABG] 和孤立性房颤手术三类。

（一）二尖瓣手术同期外科消融房颤

这类手术很容易完成外科消融手术径路，为同期行外科消融房颤提供机会。大量研究报道，二尖瓣手术同期行外科消融手术，6 个月至 1 年的房颤转复率为 75%～ 85%。

（二）主动脉瓣或（和）CABG 同期外科消融房颤

主动脉瓣置换或（和）CABG 术患者中没有心内结构性病变患者，外科手术时不需要切开心房，因此，如果增加外科消融房颤手术需要额外增加心脏切口。早期研究报道 CABG 术同期行迷宫Ⅲ外科消融房颤手术，5 年的窦性心律维持率在 98%。

（三）孤立性外科消融房颤

孤立性外科消融房颤指征主要为存在房颤的症状但拒绝

Ⅰ或Ⅲ类抗心律失常药物，但在临床中，大多数患者在行外科消融房颤之前尝试经皮导管消融未成功。有研究显示，只要谨慎操作，孤立性外科消融房颤手术效果和"切和缝"的迷宫Ⅲ手术效果相同。近期还有部分医生尝试进行了外科手术联合内科介入手术的杂交术式，亦获得了不错的手术效果，对于长程持续性房颤的治疗开辟了一条新的思路。

九、脑卒中后患者的抗凝治疗

缺血性脑卒中发生后是否继续使用抗凝药物取决于梗死面积大小和脑卒中的严重程度，目前推荐的抗凝方法是 1-3-6-12 d 原则（图 10-4）。

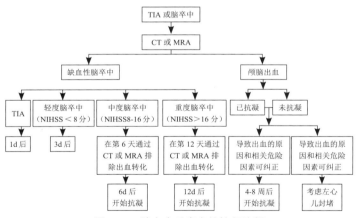

图 10-4　脑卒中后患者的抗凝流程

TIA. 短暂性脑缺血发作；CT. 电子计算机断层扫描；MRA. 磁共振血管造影；NIHSS. 美国国立卫生研究院卒中量表；d. 天

第二节　卵圆孔未闭

一、PFO 与缺血性卒中

卵圆孔为胚胎时期维持生理性分流的左心房间隔孔道。胎儿出生前，卵圆孔为沟通胎儿左右心腔，维持胎儿血液循环的必要通道之一。出生后，随着胎儿肺阻力和右心房压降低，左心房压逐渐高于右心房压，压力阶差使卵圆瓣紧贴于继发隔并逐渐融合，导致卵圆孔功能性关闭，并随融合过程逐渐转为解剖学封闭。若 3 岁之后卵圆孔仍未闭合，则称为卵圆孔未闭（patent foramen ovale，PFO）。

目前，PFO 的发病率尚无明确流行病学数据。有早期研究提示起发病率约为 25%。2020 年的一项研究发现，健康人群中尸检、经食管超声心动图声学造影（contrast transesophageal echocardiography，c-TEE）、经颅多普勒超声声学造影（contrast transcranial doppler ultrasonography，c-TCD）以及经胸超声心动图声学造影（contrast transthoracic echocardiography，c-TTE）的 PFO 检出率分别为 24.2%、23.7%、31.3% 和 14.7%。我省武汉亚洲心脏病医院单中心对 111 例健康人群行筛查时，c-TCD 筛查阳性率约为 45.95%（51/111）。

PFO 与脑卒中的相关研究最早发表于 1988 年，两项独立的研究结果均指出缺血性脑卒中患者中 PFO 的检出率显著高于对照组。早期研究因相关性不足普遍认为与 PFO 相关的缺血性脑卒中应归类为 CS。近年来常可见 PFO 与 CS 的相

关研究。2018 年 Jeffrey 等指出，美国每年有 1.8 万中青年的
CS 与 PFO 有关。最新一项研究发现，在 CS 组中，PFO 的
检出率是健康对照组的 3.1 倍。一项 Meta 分析显示相较于药
物治疗，经导管封堵 PFO 的患者，特别是伴有中到大量 RLS
的患者，CS 的复发率显著降低。因此，越来越多的证据表
明特定情况下的 PFO 可能为缺血性脑卒中的独立危险因素。
2020 年《JAMA Neurol》杂志的一篇文章指出，有必要重新
审视 PFO 与缺血性脑卒中的关系，并提出 PFO 相关性卒中
的概念。依本共识前言所述，目前认为 PFO 伴原位血栓形成、
PFO 伴卒中发生前近期内的肺栓塞（pulmonary embolism，
PE）/ 深静脉血栓（deep venous thrombosis，DVT）为 CES
的明确病因，PFO 伴房间隔膨出瘤（atrial septal aneurysm，
ASA）以及与非卒中发生前近期内的 PE/DVT 则很可能与卒
中发生相关，并归类为心源性卒中范畴。

二、PFO 相关 CES 的发病机制

（一）右向左分流与反常栓塞

部分 PFO 患者鉴于左心房压力略高于右心房压，因此
卵圆瓣在压力阶差作用下可覆盖封闭卵圆孔。但当右心房
压力短暂性或持续性升高时，类似功能性瓣膜的卵圆瓣被
向左心房侧推开，导致房水平出现右向左分流（R-L shunts，
RLS）。除部分 PFO 患者静息状态下即可出现右向左分流外，
大部分患者则需在做 Valsalva 动作或打喷嚏、用力咳嗽及用

力排便等类似 Valsalva 动作时，逆转左右心房压力阶差，开放卵圆孔导致右向左分流。静息状态下的右向左分流可能与卵圆孔大小及活动度过大、肺动脉高压、三尖瓣反流等原因有关。

RLS 可导致本存在于静脉系统的静脉血栓、未经肺血管床灭活的血管活性物质进入体循环。可能是导致 PFO 相关 CES 的最主要机制。

反常栓塞是指血栓通过右到左的分流从全身静脉循环转移到动脉循环，并可能导致脑卒中、心肌梗死或周围性栓塞。通常，静脉源性血栓通过右心进入肺循环，并被困在肺动脉 - 小动脉－毛细血管树中。但由于 PFO 导致的 RLS，使罪魁祸首的静脉源性血栓可到达体循环系统。1985 年，Nellessen 等首次用超声证实了 PFO 处骑跨血栓。2015 年武汉亚洲心脏病医院张刚成教授报道一例外科手术中血栓骑跨在卵圆窝处。这些均成为因反常栓塞导致 PFO 相关 CES 的直接证据。

（二）原位血栓形成

有学者认为由于 PFO 的开放，左心房内血流可于卵圆孔处局部形成涡流，导致左心房血栓形成。同时开放的卵圆孔内由于血流淤滞、涡流形成等原因，亦可导致卵圆孔内原位血栓形成。2021 年，我国学者通过 OCT 发现了未闭塞的卵圆孔内原位血栓形成的影像学证据。

（三）其他

本应在肺循环中代谢分解的某些神经体液因子，通过未闭的卵圆孔直接未经代谢降解进入体循环系统，并发挥其生化功能，可导致神经系统损伤及症状。已有相关研究发现如P 物质、5- 羟色胺、NO 等递质可能参与 PFO 患者的偏头痛发作过程。此外，也有部分研究指出 PFO 与脑卒中及头痛等相关神经系统疾病携带相近易感基因，因此可见共病现象。

三、PFO 相关 CES 的诊断

（一）临床表现

临床上无其他卒中危险因素的 55 岁以下人群，如突然出现的缺血性脑卒中应警惕 PFO 导致 CES 的可能。常见的临床线索为：①长时间的空中旅行或驾驶；②长期制动；③脑梗死前有类似 Valsalva 动作，如打喷嚏、剧烈咳嗽、用力排便后、游泳或抬重物等；④中心静脉置管后出现脑栓塞症状；⑤同时出现体循环和肺循环栓塞；⑥其他线索包括有长期反复偏头痛和反复 TIA 发作和呼吸睡眠暂停综合征病史等。

（二）反常栓塞风险（Risk of Paradoxical Embolism，RoPE）评分

RoPE 评分（表 10-2）有助于判断卒中与 PFO 的相关性。RoPE 评分 0 ～ 3 分，几乎不考虑 PFO 为其病因；PFO 在缺血性卒中病因中的作用，5 分为 34%，6 分为 62%，而 9 ～ 10 分则为 88%。RoPE 评分 > 6 分则可认为卒中与 PFO 具有相关性。RoPE 评分不但能用于判断 PFO 与卒中的相关

性，同时也能够预测行经导管 PFO 封堵术患者的手术收益情况。2020 年的一项研究显示，在 RoPE ＜ 7 的分组中（n=912），封堵组患者卒中复发的概率为 1.37（每 100 患者 / 年），而在 RoPE ≥ 7 的患者中（n=1221），封堵组卒中复发的概率仅为 0.30。

表 10-2　RoPE 评分

项目	分数
既往无高血压病史	1
既往无糖尿病病史	1
既往无卒中、TIA 病史	1
无吸烟史	1
皮层梗死	1
年龄	
18—29 岁	5
30—39 岁	4
40—49 岁	3
50—59 岁	2
60—69 岁	1
≥ 70 岁	0
总计	0 ～ 10

（三）影像学检查

1. 颅脑影像学评估

脑卒中发作时颅脑影像学特征亦有助于判断 PFO 与 CS

的关联。一项对比房颤与 PFO 导致脑卒中的研究发现，PFO 所致卒中更常发生单一皮质梗死（34.2% vs. 3.1%）或多发的、小的（＜ 15 mm）散在病变（23.1% vs. 5.9%），且多位于椎基底动脉区域为 44.4%（44.4% vs. 22.9%）；相比之下，房颤所致卒中更常发生大的皮质—皮质下梗死或在多循环区域存在额外的融合性病变（＞ 15 mm）。在一个 CS 和明确 PFO 患者的大数据库中，证实浅表分布的卒中与 PFO 的存在相关（OR=1.54，$P < 0.001$）。

2. 超声学检查评估

TTE 受限于诸如体型、肺气过多、切面位置等因素，可能无法有效观察到开放的卵圆孔，即便加入彩色多普勒技术，仍可能漏诊 PFO。检查过程中嘱患者行 Valsalva 动作有助于提高检出率。经胸超声心动图声学造影（c-TTE）则可通过肘静脉匀速注射激活生理盐水，观察心尖四腔切面的静息状态下及 Valsalva 动作后内左心系统内有无微泡显影及显影数量。明确患者有无 RLS 并明确分流量的大小。如微泡出现于 3 ～ 5 个心动周期内，则考虑心内分流。如超过 5 个心动周期，则考虑肺内异常分流。按静止的单帧图像上左心腔内出现的微泡数量将 RLS 分级，0 级左心腔内没有微泡，无 RLS；Ⅰ级：左心腔内 1 ～ 10 个微泡 / 帧，为少量 RLS；Ⅱ级：左心腔内 10 ～ 30 个微泡 / 帧，为中量 RLS；Ⅲ级：左心腔内可见＞ 30 个微泡 / 帧，或左心腔几乎充满微泡，则为大量 RLS。C-TTE 受影响因素较多，但其诊断右向左分流的特异性为 97% ～ 100%。

鉴于 TTE 局限性，TEE 可有效避免体型、肺气、切面等干扰因素，清晰显示房间隔的结构，明确有无 PFO，是目前诊断 PFO 的"金标准"和首选方法。经食管超声心动图声学造影（c-TEE）原理与 c-TTE 相同，但检查过程中，患者由于操作过程中较为痛苦，可能难以配合，导致 RLS 检出率和分流量均低于 c-TTE。

经颅多普勒声学造影（c-TCD）是通过在静息状态及 Valsalva 动作后注射激活生理盐水，观察颅脑循环出现气泡的多少判断 RLS。c-TCD 微泡数量分级双侧标准为：0 级为没有微栓子信号，无 RLS；Ⅰ 级为 1 ～ 20 个微泡信号（单侧 1 ～ 10 个），为少量 RLS；Ⅱ 级为 ≥ 20 个微泡信号（单侧 ≥ 10 个）、非雨帘状，为中量 RLS；Ⅲ 级为栓子信号呈雨帘状或瀑布样，为大量 RLS。c-TCD 缺点在于难以区分 RLS 的来源。但诊断 RLS 敏感性为 68% ～ 100%，特异性为 65% ～ 100%。

3. 推荐意见

（1）对于考虑 PFO-CES 的患者，应行包括脑血管影像学、动态/长程心电图等检查详细评估，排除其他原因导致的缺血性脑卒中。

（2）对于疑诊 CES 的患者，应结合患者临床特征及 RoPE 评分评估 PFO 导致缺血性脑卒中可能。

（3）临床医生建议采用 c-TCD 检查作为对 RLS 的筛选评估，如阴性可排除 PFO。如阳性可能仍需行 TTE/TEE 检查，以排除心源性栓塞的其他发病机制。

（4）对于考虑为 PFP-CES 的患者，在 TTE 检查同时采用 c-TTE 检查，评估静息及 Valsalva 动作后的 RLS 程度。

（5）对于考虑行经导管 PFO 封堵术的患者，应行 TTE/TEE 检查，以评估 PFO 的形态、位置、大小、长度及其他解剖特点。

四、PFO 相关 CES 的筛查

PFO 为导致缺血性脑卒中的病因之一，但 PFO 的高发病率却与卒中，特别是非老年患者卒中的发病率不成正比，因此并非所有的 PFO 患者均为卒中的高危患者。考虑到 PFO 导致的卒中多发生于中青年人群，对个人、家庭及社会造成的负担更重。因此在人群中开展高危 PFO 的筛查工作尤为必要。

结合大量既往研究及我省多中心经验，目前公认的高危 PFO 的解剖特征为：PFO 合并 ASA、PFO 较大、PFO 有静息 RLS 或大量 RLS、长隧道 PFO、PFO 合并欧式瓣＞10 mm 或合并希阿里氏网。多项研究认为，PFO 越大、RLS 分流量越多，反常栓塞的发生率也越高。直径＞4 mm 的 PFO，TIA 和缺血性脑卒中发生或复发危险性均明显增加。合并 ASA 为 PFO 导致卒中的另一危险因素。Mas 等的前瞻性队列研究发现，单纯 PFO 患者发生再发性脑卒中或 TIA 的可能性为 6.0%，而如果合并 ASA，其发病率则高达 15.6%。合并 ASA 的 PFO，其通道开放频率增加、开放直径更大，下腔静脉的血流可直接流向 PFO，促进右向左分流量增多。

还有研究证实，静息状态下的 RLS、长隧道型 PFO（≥ 8 mm）、欧式瓣冗长及合并希拉里式网均可导致脑血管事件发生及复发概率升高。

上述高危因素可通过问诊、RoPE 评分及影像学检查等多种手段进行评估筛查。筛查对象为已确诊 PFO 但未出现神经系统疾病临床表现的患者，以及已出现缺血性脑卒中 /TIA 等神经系统疾病但尚需明确病因的患者。结合我省各地区医疗条件及检查水平，建议经验丰富的医务人员开展筛查工作，推广 c-TCD、TTE/c-TTE 作为首选的筛查手段，同时应由心脏科及神经科医生联合评估。

问诊为筛查的首要手段，通过问诊明确患者年龄、临床表现、疾病史等，通过问诊结果带入 RoPE 评分，判断由于 PFO 导致神经系统疾病的可能性大小。同时，对于已出现神经系统症状的患者，应详细询问患者发病前有无久坐、制动病史，每次发病前有无咳嗽、憋气、潜水等类似 Valsalva 动作导致右心房压升高。心脏超声检查（TTE/TEE）可直接对房间隔进行观察，明确有无 PFO，但受限于静息状态下 PFO 可能成关闭状态，c-TCD 及 c-TTE 可作为明确诊断及判断 RLS 分流量大小的"金标准"。神经系统影像学检查（如 CT/ 增强 CT，MRI/MRA，脑血管数字减影血管造影检查等）可用于排除动脉粥样硬化、脑血管畸形、血管夹层等其他病因。同时，鉴于房颤的发病率逐年升高，因此尚需对无房颤病史的患者排除房颤的可能性，对存在房颤病史的患者评估房颤导致脑卒中的可能性。心电图、动态心电图、长程心电

图及经食管 / 心内电生理检查可明确患者有无房颤。心脏超声（TTE/TEE）、增强 CT 等检查可明确患者有无左心耳内血栓形成。

推荐意见

1.PFO-CES 筛查人群应包括已确诊为缺血性脑卒中但缺乏明确易患因素的患者，以及存在 PFO，但尚未发生卒中事件需明确卒中风险的人群。

2.c-TCD 可作为筛查 PFO-CES 的首选辅助检查，根据检查结果判断是否需进一步检查。

3. 筛查工作由包含至少一名神经科医生及一名心脏科医生在内的团队合作完成。

五、PFO 相关 CES 的治疗

结合相关国内外指南，推荐对 PFO 相关性 CES 患者采取如图 10-5 所示的诊疗流程。

（一）经皮介入 PFO 封堵治疗

目前共有 6 项大型随机对照研究比较经皮介入 PFO 封堵治疗与单纯药物治疗评估对复查缺血型脑卒中的预防作用。6 项研究平均随访时间 2 ～ 5.9 年，入组例数 120 ～ 980 例（共计 3560 例）。各单项研究的长期随访结果均显示，关闭 PFO 有利于预防缺血性卒中的再发，且相较药物治疗未增加大出血风险。对所有 6 个随机对照试验的 Meta 分析表明，目前我国批准使用的封堵器（Amplatzer PFO 封堵器或类似的双盘样封堵装置）可显著降低复发性缺血性卒中的发生率，但须警惕术后早期短暂性房颤的可能。

具体经皮介入 PFO 封堵术的器械选择、手术步骤及围术期管理可参考《2015 卵圆孔未闭处理策略中国专家建议》及《卵圆孔未闭预防性封堵术中国专家共识》（2017）。简单描述为：穿刺股静脉行常规右心导管检查后，尝试以合适的导管自上腔静脉沿房间隔下滑至卵圆窝处，待可观察到导管头端出现"落空感"时，通过旋转调整导管通过卵圆孔至左心房，并逐渐调整、推送导管至左上肺静脉。对部分患者，上述操作步骤可能难以直接通过卵圆孔，故必要时需更

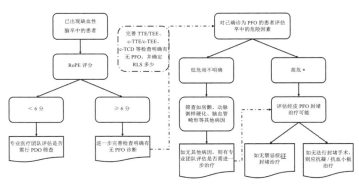

图 10-5　PFO 相关性 CES 诊疗流程

*. 解剖学高危：① PFO 合并 ASA；② PFO 有静息 RLS 或大量 RLS；③大型或长隧道型 PFO；④ PFO 合并欧式瓣＞ 10 mm；⑤ PFO 合并希阿里氏网；⑥ PFO 伴原位血栓形成

病因学高危：①卒中发生前近期内的 PE/DVT；②合并易栓倾向（抗磷脂综合征、蛋白 C/S 缺乏等）；③卒中发生前存在明确导致右心房压升高的诱因；④长期反复偏头痛或反复 TIA 病史

换合适的导管、导丝反复操作。不建议穿刺房间隔完成封堵治疗。待导管至左上肺静脉后选择 0.035 英寸的长加硬导丝（260 mm）建立股静脉→右心房→卵圆孔→左心房→肺静脉输送轨道。选择合适大小的封堵装置及配套输送系统，沿输送轨道置入封堵器。经超声确认封堵器形态位置良好，且无增多的心包积液后，可释放封堵装置。释放后，仍需超声确认。术后建议短期给予阿司匹林及氯吡格雷双联抗血小板治疗后，改为阿司匹林单药抗血小板治疗 6～12 个月。若合并由需长期口服抗凝 / 抗血小板药物治疗的情况（如持续性房颤、冠心病、DVT 等），则长期抗凝 / 抗血小板治疗。

（二）药物治疗

不推荐对全部 PFO 患者预防性行抗凝 / 抗血小板治疗。对于明确为 PFO 导致的 CES，且患者拒绝性封堵治疗或存在手术禁忌，则建议行抗凝 / 抗血小板治疗。尽管有研究表明口服抗凝药（OAC）预防卒中复发效果可能优于抗血小板。但因同时存在更高的出血风险，因此目前对于选择抗凝或抗血小板治疗何种更优尚无明确结论。考虑国人对抗凝药导致的出血风险可能高于欧美人群，因此，建议无法或拒绝行 PFO 封堵治疗的患者采用抗血小板治疗。

（三）推荐意见

1. 年龄为 14—60 岁，未发现其他卒中发病机制的缺血性脑卒中患者，经检查诊断为 PFO 并伴有中重度 RLS 的患者，建议行经导管 PFO 封堵术。

2. 年龄为 60—65 岁、传统卒中风险因素（如高血压、糖尿病、高脂血症或吸烟等）少、全面评估（包括持续心电监测是否存在房颤）后没有发现其他卒中机制的 PFO 并伴有中重度 RLS 的患者，建议行经导管 PFO 封堵术。

3. 封堵 PFO 围术期并发症如心房颤动、心包填塞和肺栓塞等非常罕见，不影响对封堵器植入的建议水平。

4. 对于存在手术指征，但不能／不接受 PFO 封堵术的患者，临床医生应建议抗凝或抗血小板治疗，如服用阿司匹林或抗凝药（华法林或 NOAC）。

5. 对于那些可能适合 PFO 封堵但因被怀疑或已经证实具有高凝性（明确的血栓形成，无明显诱因的 DVT，或不明原因 PE）而需要长期抗凝治疗的患者，临床医生应告知患者，不能确定联合抗凝治疗的 PFO 封堵术的疗效。

第三节　其他

一、急性冠脉综合征

急性心肌梗死患者住院期间缺血性卒中发生率约为 1.11%，1 年内约为 2.14%。如合并左心室附壁血栓者，缺血性卒中的发生率则升高至 11%。前壁心肌梗死后，出现左心室收缩功能减退可导致左心室附壁血栓发生率显著升高。有研究表明，对于为合并附壁血栓的急性冠脉综合征（acute coronary syndrome，ACS）患者联合使用阿司匹林及华法林（控制 INR 2.0 ～ 3.0）可显著降低死亡及缺血性卒中风险，但同时也导致出血风险的升高。

推荐意见： 对于 ACS 合并左心室附壁血栓的患者推荐加用华法林抗凝治疗，治疗 6 个月后根据影像学复查结果制订进一步治疗方案。

二、主动脉弓粥样硬化

直径≥ 4 mm 的斑块或复杂性斑块显著增加缺血性卒中发生率，同时加重卒中复发风险。主要依赖主动脉增强 CT 完善检查，同时可同期完成颈动脉增强 CT，明确有无颈动脉粥样硬化。抗动脉粥样硬化治疗有效。

推荐意见

1. 对于大的或复杂的主动脉弓粥样硬化，应启动他汀治疗。

2. 抗血小板基础上联合抗性治疗（华法林或 NOAC）或许可降低卒中及外周动脉栓塞风险。

三、心肌病及心力衰竭

不伴有房颤的心肌病合并心力衰竭的患者，卒中的年发病率为 1% ～ 2%，主要的危险因素为左心室收缩功能严重减低（EF ＜ 40%）以及近期急性心力衰竭。随机对照研究发现，对于无房颤的合并心衰的心肌病患者，无论华法林的抗凝治疗或阿司匹林 / 氯吡格雷的抗血小板治疗，相较于安慰剂组均不改善的主要临床终点事件。对于窦性心率的左心收缩功能不全的患者，华法林抗凝治疗相较于阿司匹林抗血小板治疗，对患者的全因死亡、卒中或出血的临床复合终点无明显改善。

推荐意见

对于不合并房颤、无既往脑卒中病史、卒中传统危险因素较少且无心腔内血栓证据的射血分数减低的心力衰竭患者均不推荐常规抗凝或抗血小板治疗。

四、心脏瓣膜病

不同类型的心脏瓣膜病导致脑卒中的风险有所差异，一方面部分瓣膜病（如二尖瓣狭窄或反流）可导致房颤的发生进而加重缺血性卒中风险；另一方面瓣膜疾病本身也可能导致瓣膜或腱索血栓形成并脱落导致栓塞事件。同时，人工心脏瓣膜表面，特别是机械瓣膜表现，易形成血栓，导致CES。

推荐意见

1. 对于合并房颤的心脏瓣膜病应给予抗凝治疗。

2. 对于不合并房颤的二尖瓣狭窄患者，如既往卒中病史或影像学提示左心房血栓形成，应予华法林治疗；如心脏超声可见左心房自发显影或左心房明显扩大，应予抗凝治疗。

3. 中重度二尖瓣或狭窄患者应尽早行瓣膜手术治疗。

4. 不推荐无房颤的二尖瓣脱垂及反流患者常规接受抗凝

治疗。

5. 心脏瓣膜手术，特别是经导管瓣膜手术过程中，应积极预防医源性 CES 的发生。

6. 无房颤的生物瓣植入术后至少华法林抗凝 3 个月。

7. 机械瓣植入术后的患者应终生华法林抗凝治疗，并规律监测。

8. 机械瓣植入术后患者，规律服用华法林并规范监测 INR 的情况下，可联合低剂量阿司匹林（75 ～ 100 mg/d）以进一步降低栓塞风险，特别是合并动脉粥样硬化的患者。

9. 经导管主动脉瓣置入术（TAVR）的患者，建议联合使用阿司匹林（75 ～ 100 mg/d）和氯吡格雷（75 mg/d）3 ～ 6 个月，后长期阿司匹林治疗。

10. NOAC 不推荐用于瓣膜植入术后患者的抗凝治疗。

五、感染性心内膜炎

感染性心内膜炎（IE）患者易出现脑栓塞，主要为菌栓脱落导致的栓塞事件。主要危险因素包括赘生物大小、二尖瓣受累、金黄色葡萄球菌感染，以及抗感染治疗不及时等。由于导致栓塞的栓子并非血栓，因此抗凝治疗效果不佳，且会加重出血特别是颅内出血的风险，因此不建议 IE 患者常规抗凝治疗。

推荐意见

1. 对于确诊的感染性心内膜炎患者因尽早抗感染治疗，必要时应结合微生物培养结果选用合适抗生素。

2. 感染性心内膜炎赘生物直径 > 10 mm 且活动度较大者，特别是累及二尖瓣前叶者，应考虑尽早手术；已发生卒中，经影像学检查证实无颅内出血且患者无严重神经系统症状者，应尽早手术。

六、心脏黏液瘤及其他心脏肿瘤

心脏良性肿瘤如黏液瘤、乳头状弹力纤维瘤以及恶性肿瘤如横纹肌肉瘤等，均可能导致 CES 的发生。主要机制为瘤体完全或部分脱落，瘤体表面血栓形成并脱落，以及因肿瘤导致心内涡流形成心内血栓并脱落。心房黏液瘤继发栓塞的发生率为 30% ～ 40%。约半数的心脏乳头状弹力纤维瘤患者会出现卒中或 TIA。手术切除肿瘤是目前彻底解决此类疾病的最佳治疗手段。

推荐意见

1. 对于确诊的心脏黏液瘤患者建议手术切除治疗。

2. 对于瘤体直径 > 1 cm 或有明显临床症状的心脏乳头状弹力纤维瘤的患者应行手术切除治疗。

（张刚成　鲁志兵）

参考文献

[1] Bogiatzi C，Hackam DG，McLeod AI，et al. Secular trends in ischemic stroke subtypes and stroke risk factors[J]. Stroke，2014，45（11）：3208-3213.

[2] Bjerkreim AT，Khanevski AN，Thomassen L，et al. Five-year readmission and mortality differ by ischemic stroke subtype[J]. Journal of the Neurological Sciences，2019，403: 31-37.

[3] Hart RG，Diener HC，Coutts SB，et al. Embolic strokes of undetermined source: the case for a new clinical construct[J]. Lancet Neurol，2014，13（4）: 429-438.

[4] Amarenco P，Bogousslavsky J，Caplan LR，et al. New approach to stroke subtyping: the A-S-C-O（phenotypic）classification of stroke[J]. Cerebrovasc Dis，2009，27（5）: 502-508.

[5] 刘广志，胡荣，彭丹涛. 心源性卒中诊断中国专家共识（2020）[J]. 中华老年医学杂志，2020，39（12）: 1369-1378.

[6] Chiang CE，Okumura K，Zhang S，et al. 2017 consensus of the Asia Pacific Heart Rhythm Society on stroke prevention in atrial fibrillation[J]. J Arrhythm，2017，33（4）: 345-367.

[7] Bekwelem W，Connolly SJ，Halperin JL，et al. Extracranial systemic embolic events in patients with nonvalvular atrial fibrillation : incidence，risk factors，and outcomes[J]. Circulation，2015，132（9）: 796-803.

[8] Flegel KM，Shipley MJ，Rose G. Risk of stroke in non-rheumatic atrial fibrillation[J]. Lancet，1987，1（8532）: 526-529.

[9] Kirchhof P，Benussi S，Kotecha D，et al. 2016 ESC Guidelines for the Management of Atrial Fibrillation Developed in Collaboration With EACTS[J]. Rev EspCardiol（Engl Ed），2017，70（1）: 50.

[10] Kaasenbrood F，Hollander M，Rutten FH，et al. Yield of screening for atrial fibrillation in primary care with a hand-held，single-lead electrocardiogram device during influenza vaccination[J]. Europace，2016，18（10）: 1514-1520.

[11] Tieleman RG，Plantinga Y，Rinkes D，et al. Validation and clinical use of a novel diagnostic device for screening of atrial fibrillation[J]. Europace，2014，16（9）：1291-1295.

[12] Chan NY，Choy CC. Screening for atrial fibrillation in 13122 Hong Kong citizens with smartphone electrocardiogram[J]. Heart，2017，103（1）：24-31.

[13] Nemati S，Ghassemi MM，Ambai V，et al. Monitoring and detecting atrial fibrillation using wearable technology[J]. Annu Int Conf IEEE Eng Med Biol Soc，2016: 3394-3397.

[14] Chan PH，Wong CK，Poh YC，et al. Diagnostic performance of a smartphone-based photoplethysmographic application for atrial fibrillation screening in a primary care setting[J]. J Am Heart Assoc，2016，5（7）：e003428.

[15] Turakhia MP，Ullal AJ，Hoang DD，et al. Feasibility of extended ambulatory electrocardiogram monitoring to identify silent atrial fibrillation in high-risk patients: the Screening Study for Undiagnosed Atrial Fibrillation（STUDY-AF）[J]. Clin Cardiol，2015，38（5）：285-292.

[16] Surapaneni P，Safadi A，Contractor T，et al. Device-detected atrial fibrillation-perils and pitfalls: an update[J]. Cardiol Clin，2016，34（2）：299-306.

[17] Baibars M，Kanjwal K，Marine JE. AF detected on implanted cardiac implantable electronic devices: is there a threshold for thromboembolic risk?[J]. Curr Treat Options Cardiovasc Med，2014，16（3）：289.

[18] Turakhia MP，Ziegler PD，Schmitt SK，et al. Atrial fibrillation burden and short-term risk of stroke: case-crossover analysis

of continuously recorded heart rhythm from cardiac electronic implanted devices[J]. Circ Arrhythm Electrophysiol, 2015, 8（5）: 1040-1047.

[19] Hindricks G, Potpara T, Dagres N, et al. 2020 ESC uidelines for the diagnosis and management of atrial fibrillation developedin collaboration with the European Association for Cardio-Thoracic Surgery（EACTS）[J]. Eur Heart J, 2021, 42（5）: 373-498.

[20] Jarman JW, Hunter TD, Hussain W, et al. Mortality, stroke, and heart failure in atrial fibrillation cohort safter ablation versus propensity-matched cohorts[J]. Pragmat Obs Res, 2017, 8: 99-106.

[21] LisetteI S, Maarse M, Martin J, et a1. The WATCHMAN left atrial appendage closure device for patients with atrial fibrillation: current status and future perspectives[J]. Expert Rev Med Devices, 2020, 17（7）: 615-626.

[22] Osmancik P, Herman D, Neuzi IP, et a1. Left atrial appendage closure versus direct oral anticoagulants in high—risk patients with atrial fibrillation[J]. J Am Coll Cardiol, 2020, 75（25）: 3122-3135.

[23] Osmancik P, Tousek P, Herman D, et al. Interventional left atrial appendage closure vs novel anticoagulation agents in patients with atrial fibrillation indicated for long-term anticoagulation （PRAGUE-17study）[J]. Am Heart J, 2017, 183: 108-114.

[24] Badhwar V, Rankin JS, DamianoJr RJ, et al. The Society of Thoracic Surgeons 2017 Clinical Practice Guidelines for the Surgical Treatment of Atrial Fibrillation[J]. Ann Thorac Surg, 2017, 103（1）: 329-341.

[25] Saxena A, Dinh DT, Reid CM, et al. Does preoperative atrial fibrillation portend a poorer prognosis in patients undergoing

isolated aortic valve replacement? A multicentre Australian study[J]. Can J Cardiol, 2013, 29 (6): 697-703.

[26] Windecker S, Meier B. Patent foramen ovale and atrial septal aneurysm: when and how should they be treated[J]. ACC Current Journal Review, 2002, 11 (3): 97-101.

[27] Koutroulou I, Tsivgoulis G, Tsalikakis D, et al. Epidemiology of patent foramen ovale in general population and in stroke patients: A Narrative Review[J]. Front Neurol, 2020, 11: 281.

[28] Lechat P, Mas JL, Lascault G, et al. Prevalence of Patent Foramen Ovale in Patients with Stroke[J]. New England Journal of Medicine, 1988, 318 (18): 1148-1152.

[29] Webster M, Smith HJ, Sharpe DN, et al. Patent foramen ovale in young stroke patients[J]. The Lancet, 1988, 2 (8601): 11-12.

[30] Irschwell DL, Turner M, Thaler D, et al. Cost-effectiveness of percutaneous patent foramen ovale closure as secondary stroke prevention[J]. J Med Econ, 2018, 21 (7): 656-665.

[31] Riaz H, Khan MS, Schenone AL, et al. Transcatheter closure of patent foramen ovale following cryptogenic stroke: An updated meta-analysis of randomized controlled trials[J]. Am Heart J, 2018, 199: 44-50.

[32] Elgendy AY, Saver JL, Amin Z, et al. Proposal for updated nomenclature and classification of potential causative mechanism in patent foramen ovale–associated stroke[J]. JAMA Neurology, 2020, 77 (7): 878-886.

[33] Nellessen U, Daniel WG, Matheis G, et al. Impending paradoxical embolism from atrial thrombus: Correct diagnosis by transesophageal echocardiography and prevention by surgery[J].

Journal of the American College of Cardiology，1985，5（4）：1002-1004.

[34] Xiaoke S，Dingyang L，Gangcheng Z，et al. First direct evidence of a Patent Foramen Ovale（PFO）: a large thrombus straddling the foramen ovale[J]. European Heart Journal，2016，37（9）: 782.

[35] Chaowu Y，Hua L. Preliminary investigation of in situ thrombus within patent foramen ovale in patients with and without stroke[J]. JAMA，2021，325（20）: 2116-2118.

[36] Wilmshurst P，Nightingale S. The role of cardiac and pulmonary pathology in migraine: A hypothesis [J]. Headache，2006，46（3）: 429-434.

[37] Kanwar SM，Noheria A，Desimone CV，et al. Coincidental impact of transcatheter patent foramen ovale closure on migraine with and without aura-a comprehensive meta-analysis[J]. Clin Trials Regul Sci Cardiol，2016，15（3）: 7-13.

[38] Wilmshurst PT，Pearson MJ，Nightingale S，et al. Inheritance of persistent foramen ovale and atrial septal defects and the relation to familial migraine with aura[J]. Heart，2004，90（11）: 1315-1320.

[39] 张玉顺，朱鲜阳，孔祥清，等 . 卵圆孔未闭预防性封堵术中国专家共识 [J]. 中国循环杂志，2017，32（225）: 5-10.

[40] Thaler DE，Ruthazer R，Wwermar C，et al. Recurrent stroke predictors differ in medically treated patients with pathogenic vs. other PFOs[J]. Neurology，2014，83（3）: 221-226.

[41] Kent DM，Saver JL，Ruthazer R，et al. Risk of Paradoxical Embolism（RoPE）-estimated attributable fraction correlates with the benefit of patent foramen ovale closure: an analysis of 3 trials[J]. Stroke，2020，（10）: 3119-3123.

[42] Kim BJ，Sohn H，Sun BJ，et al. Imaging characteristics of ischemic strokes related to patent foramen ovale[J]. Stroke，2013，44（12）: 3350-3356.

[43] Thaler DE，Ruthazer R，Di Angelantonio ED，et al. Neuroimaging findings in cryptogenic stroke patients with and without patent foramen ovale[J]. Stroke，2013，44（3）: 675-680.

[44] Freeman JA，Woods TD. Use of saline contrast echo timing to distinguish intracardiac and extracardiac shunts: failure of the 3-to5-beat rule[J]. Echocardiography，2008，25（10）: 1127-1130.

[45] 杜亚娟，张玉顺，成革胜，等. TTE 结合 cTTE 在成人 PFO 诊断及分流方向判定中的应用 [J]. 中国超声医学杂志，2014，9: 800-803.

[46] Zuber M，Cuculi F，Oechslin E，et al. Is transesophageal echocardiography still necessary to exclude patent foramen ovale?[J]. Scand Cardiovasc J，2008，42（3）: 222-225.

[47] Martín M，Secades S，Campos AG，et al. Patent foramen ovale and stroke: rethinking the need for systematic transesophageal echocardiography[J]. Minerva Med，2012，103（5）: 413-414.

[48] Schuchklenz HW，Weihs W，Hoener S，et al. The association between the diameter of a patent foramen oval and the risk of cerebrovascular events. Am J Med，2000，109（6）: 456-462.

[49] Hanna JP，Sun JP，Furlan AJ，et al. Patent foramen Ovale and brain-infarct:echocardiographic predictors，recurrence and prevent[J]. Stroke，1994，25（4）: 782-786.

[50] Mas JL，Arquizan C，Lamy C，et al. Recurrent cerebrovascular events associated with patent foramen ovale，atrial septal aneurysm，or both[J]. N Engl J Med，2001，345（24）: 1740-1746.

[51] Rigatelli G，Dell'Avvocata F，Cardaioli P，et al. Permanent right-to-left shunt is the key factor in managing patent foramen ovale[J]. J Am Coll Cardiol，2011，58（21）：2257-2261.

[52] Schneider B，Hofmann T，Justen MH，et al. Chiari's network: normal anatomic variant or risk factor for arterial embolic events?[J]. J Am Coll Cardiol，1995，26（1）：203-210.

[53] Furlan AJ，Reisman M，Massaro J，et al. Closure or medical therapy for cryptogenic stroke with patent foramen ovale[J]. N Engl J Med，2012，366（11）：991-999.

[54] Carroll JD，Saver JL，Thaler DE，et al. Closure of patent foramen ovale versus medical therapy after cryptogenic stroke[J]. N Engl J Med，2013，368（12）：1092-1100.

[55] Meier B，Kalesan B，Mattle HP，et al. Percutaneous closure of patent foramen ovale in cryptogenic embolism[J]. N Engl J Med，2013，368（12）：1083-1091.

[56] Mas JL，Derumeaux G，Guillon B，et al. Patent foramen ovale closure or anticoagulation vs. antiplatelets after stroke[J]. N Engl J Med，2017，377（11）：1011-1021.

[57] Søndergaard L，Kasner SE，Rhodes JF，et al. Patent foramen ovale closure or antiplatelet therapy for cryptogenic stroke[J]. N Engl J Med，2017，377（11）：1033-1042.

[58] Saver JL，Carroll JD，Thaler DE，et al. Long-term outcomes of patent foramen ovale closure or medical therapy after stroke[J]. N Engl J Med，2017，377（11）：1022-1032.

[59] Lee PH，Song JK，Kim JS，et al. Cryptogenic stroke and high-risk patent foramen ovale: the DEFENSE-PFO trial[J]. J Am Coll Cardiol，2018，71（20）：2335-2342.

[60] Elgendy AY，Elgendy IY，Mojadidi MK，et al. New-onset atrial fibrillation following percutaneous patent foramen ovale closure: a systematic review and meta-analysis of randomised trials[J]. EuroIntervention，2019，14（17）：1788-1790.

[61] 张玉顺，朱鲜阳，蒋世良，等．卵圆孔未闭处理策略中国专家建议 [J]. 心脏杂志，2015，27（4）：373-379.

[62] Agarwal S，Bajaj NS，Kumbhani DJ，et al. Meta-analysis of transcatheter closure versus medical therapy for patent foramen ovale in prevention of recurrent neurological events after presumed paradoxical embolism[J]. JACC Cardiovasc Interv，2012，5: 777–789.

[63] Orgera MA，O'Malley PG，Taylor AJ. Secondary prevention of cerebral ischemia in patent foramen ovale: systematic review and meta-analysis[J]. South Med J，2001，94: 699-703.

[64] Kitsios GD，Dahabreh IJ，Dabrh AMA，et al. Patent foramen ovale closure and medical treatments for secondary stroke prevention: A systematic review of observational and randomized evidence[J]. Stroke，2012，43: 422–431.

[65] Patti G，Pelliccia F，Gaudio C，et al. Meta-analysis of net long-term benefit of different therapeutic strategies in patients with cryptogenic stroke and patent foramen ovale[J]. Am J Cardiol，2015，115: 837–843.

[66] Sandercock PAG，Gibson LM，Liu M. Anticoagulants for preventing recurrence following presumed non-cardioembolic ischaemic stroke or transient ischaemic attack[J]. Cochrane Database Syst Rev，2009，2009（2）：CD000248.

[67] Witt BJ，Ballman KV，Bmwn RD Jr，et al. The incidence of stroke after myocardial infarction:a meta-analysis[J]. Am J Med，2006，

119（4）：354.e1-9.

[68] vaitkus PT，Barnathan ES. Embolic potential，prevention and management of mural thrombus complicating anterior myocardial infarction: a meta-analysis[J]. J Am Coll Cardiol，1993，22（4）：1004-1009.

[69] Oshemv AB，Borovik-Raz M，Aronson D，et al. Incidence of early left ventricular thrombus after acute anterior wall myocardial infarction in the primary coronary intervention era[J]. Am Heart J，2009，157（6）：1074-1080.

[70] Solheim S，Seljeflot I，Lunde K，et al. Frequency of left ventricular thrombus in patients with anterior wall acute myocardial infarction treated with percutaneous coronary intervention and dual antiplatelet therapy[J]. Am J Cardiol，2010，106（9）：1197-1200.

[71] Schwalm JD，Ahmad M，Salehian O，et al. Warfarin after anterior myocardial infarction in current era of dual antiplatelet therapy: a randomized feasibility trial[J]. J Thromb Thrombolysis，2010，30（2）：127-132.

[72] Andreotti F，Testa L，Biondi-Zoccai GG，et al. Aspirin plus warfarin compared to aspirin alone after acute coronary syndromes: an updated and comprehensive meta-analysis of 25307 patients[J]. Eur Heart J，2006，27（5）：519-526.

[73] DiTullio MR，Russo C，Jin Z，et al. Aortic arch plaques and risk of recurrent stroke and death[J]. Circulation，2009，119（17）：2376-2382.

[74] Mackensen GB，Ti LK，Philips-Bute BG，et al. Cerebral embolization during cardiac surgery: impact of aortic atheroma burden [J]. Br J Anaesth，2018，121（3）：656-661.

[75] Cleland JG，Findlay I，Jafri S，et al. The warfarin/Aspirin Study in Heart failure（WASH）: a randomized trial comparing antithrombotic strategies for patients with heart failure[J]. Am Heart J，2004，148（1）: 157-164.

[76] Massie BM，Collins JF，Ammon SE，et al. Randomized trial of warfarin，aspirin，and clopidogrel in patients with Chronic Heart failure: the Warfarin and Antiplatelet Therapy in Chronic Heart Failure（WATCH）trial[J]. Circulation，2009，119（12）: 1616-1624.

[77] Cokkinos DV，Haralahopoulos GC，Kostis JB，et al. Efficacy of antithrombotic therapy in chronic heart failure: the HELAS study[J]. Eur J Heart Fail，2006，8（4）: 428-432.

[78] Homma S，Thompson JL，Pullicino PM，et al. Warfarin and aspirin in patients with heart failure and sinus rhythm[J]. N Engl J Med，2012，366（20）: 1859-1869.

[79] Whitlock RP，Sun JC，Fremes SE，et al. Antithrombotic and thrombolytic therapy for valvular disease: Antithrombotic Therapy and Prevention of Thrombosis，9th ed: American College of Chest Physicians Evidence-Based Clinical Practice Guidelines[J]. Chest，2012，141（2 suppl）: e576S-e600S.

[80] Avierinos JF，Brown RD，Foley DA，et al. Cerebral ischemic events after diagnosis of mitral valve prolapse: a community-based study of incidence and predictive factors[J]. Stroke，2003，34（6）: 1339-1344.

[81] Benjamin EJ，Plehn JF，D'Agostino RB，et al. Mitral annular calcification and the risk of stroke in an elderly cohort[J]. N Engl J Med，1992，327（6）: 374-379.

[82] Bonow RO，Carabello BA，Chatterjee K，et al. 2008 Focused

update incorporated into the ACC/AHA 2006 guidelines for the management of Patients with valvular heart disease: a report of the American College of Cardiology/American Heart Association Task Force on Practice Guidelines（Writing Committee to Revise the 1998 Guidelines for the Management of Patients With valvular Heart Disease）[J]. Circulation，2008，118（15）: e523-661.

[83] Cannegieter SC，Rosendaal FR，Briet F. Thromboembolic and bleeding complications in patients with mechanical heart valve prostheses[J]. Circulation，1994，89（2）: 635-641.

[84] Thuny F，Di Salvo G，Blliard O，et al. Risk of embolism and death in infective endocarditis: prognostic value of echocardiography: a prospective multicenter study[J]. Circulation，2005，112（1）: 69-75.

[85] Cabell CH，Pond KK，Peterson GE，et al. The risk of stroke and death in patients with aortic and mitral valve endocarditis[J]. Am Heart J，2001，142（1）: 75-80

[86] Vilacosta I，Graupner C，San Roman JA，et al. Risk of embolization after institution of antibiotic therapy for infective endocarditis[J]. J Am Coll Cardiol，2002，39（9）: 1489-1495.

[87] Mylonakis E，Calderwood SB. Infective endocarditis in adults[J]. N Engl J Med，2001，345（18）: 1318-1330.

[88] Reynen K. Cardiac myxomas[J]. N Engl J Med，1995，333（24）:1610-1617.

[89] Howard RA，Aldea GS，Shapira OM，et al. Papillary fibroelastoma: increasing recognition of a surgical disease[J]. Ann Thorac Surg，1999，68（5）: 1881-1885.

第 11 章
脑卒中诊疗的中医建议

　　脑卒中属于中医"中风"范畴，基本病机是阴阳失调、气血逆乱，其病位在心脑，与肝肾密切相关。历代医家对中风的形成各有立论，其病理因素可归纳为"气、血、痰、火、瘀、湿、食"，其病理性质多属本虚标实，不外乎"虚、火、风、痰、气、血"六端，肝肾阴虚为其根本，最终以血脉受损为发病之关键。中风根据病位浅深及病情轻重分为中经络和中脏腑，两者最主要的辨证要点为有无意识障碍，中经络虽有半身不遂、口眼歪斜、言语不利，但无意识障碍，而中脏腑则有意识障碍、肢体不用。在中风的中医药治疗方面，中医是以整体观念和辨证论治为原则，以未病先防、既病防变为特色，不论是中药汤剂、中成药及中药针剂的使用，还是针灸推拿等治疗，均有良好的疗效，可不同程度的改善患者的神经功能缺损症状，均能从整体上调整身体的机能，促进神经功能的恢复。

第一节　脑卒中（中风病）诊断标准

一、病名诊断标准

参照国家中医药管理局脑病急症协作组《中风病诊断与疗效评定标准》进行诊断。

- 主症：偏瘫、神识昏蒙、言语謇涩或不语、偏身感觉异常、口舌歪斜。
- 次症：头痛、眩晕、瞳神变化、饮水发呛、目偏不瞬、共济失调。

急性起病，发病前多有诱因，常有先兆症状；发病年龄多在 40 岁以上。

具备两个主症以上，或一个主症两个次症，结合起病、诱因、先兆症状、年龄即可确诊；不具备上述条件，结合影像学检查结果亦可确诊。

二、分期标准

- 急性期：发病 2 周以内，神志不清者可延长至发病 4 周。
- 恢复期：发病 2 周至 6 个月。
- 后遗症期：发病 6 个月以后。

三、病类诊断标准

病类诊断标准见表 11-1。

表 11-1 诊断标准

症状	分级	说明
神识	正常：0 分 嗜睡：3 分 迷蒙：5 分 神昏：7 分 昏愦：9 分	评分：病类诊断是各项最高分相加而成，满分为 52 分 诊断： 1～13 分为轻型； 14～26 分为普通型； 27～39 分为重型； 40 分以上为极重型
语言	正常：0 分 构音不清：1 分 语句不全：3 分 字词不清：4 分 失语：6 分	
面瘫	无：0 分 轻瘫：1 分 全瘫：2 分	
眼症	二目上吊：2 分 目偏不瞬：4 分	
上肢瘫	无：0 分 上举力弱：1 分 上举过肩：2 分 上举不到肩：4 分 最多可略摆动：5 分 不能动：6 分	
指瘫	无：0 分 力弱：1 分 握拳伸指不全：2 分 略动：4 分 全瘫：5 分	

（续　表）

症状	分级	说明
下肢瘫	无：0 分 抬高 45° 以上：1 分 抬高不足 45°：2 分 摆动平移：4 分 略动：5 分 不能动：6 分	评分：病类诊断是各项最高分相加而成，满分为 52 分 诊断： 1 ～ 13 分为轻型； 14 ～ 26 分为普通型； 27 ～ 39 分为重型； 40 分以上为极重型
趾瘫	无：0 分 力弱：1 分 伸屈不全：2 分 略动：4 分 全瘫：5 分	
其他症状	瞳神异常：7 分 抽搐：7 分 呕血便血：8 分 二便自遗：8 分 目合口开：8 分 鼻鼾息微：8 分 脉微欲绝：9 分 手撒肢冷：9 分	

第二节　中风病（脑卒中）急性期的治疗

一、缺血性中风急性期的西医治疗原则

确诊为急性缺血性中风的患者，如符合溶栓、介入治疗指征时，经绿色通道进行溶栓或桥接治疗等；如存在溶栓、介入治疗禁忌证时，按内科专科治疗指南实施相关治疗，并

注意调节血压、血糖及病因筛查、血管评估等。

具体治疗可参照《第7章：脑卒中的急性期治疗》执行。

推荐意见：所有医院（包括中医院）都应遵循卒中心建设标准，做好急诊绿色通道相关工作。如首诊的医疗机构技术或硬件条件无法进行溶栓、介入等治疗时，需迅速联系转诊至高级卒中心，最大程度缩短患者开始治疗的时间，提高静脉或动脉溶栓、取栓等治疗的比例，最大程度减轻患者残疾程度和降低死亡率。

二、出血性中风急性期的西医治疗原则

确诊为急性出血性中风的患者，应常规持续生命体征监测（包括血压监测、心电监测、氧饱和度监测等）和定时神经系统评估，密切观察病情及血肿变化，定时复查头部 CT 等；保持安静，稳定血压，防止继续出血。根据情况，适当降低颅内压，防止脑水肿，维持水电解质、血糖、体温平衡；同时加强呼吸道管理及护理，预防及防止各种颅内及全身并发症。

具体治疗可参照《第7章脑卒中的急性期治疗》执行。

推荐意见：确诊为急性脑实质出血并经评估有手术指征者，应立即进行外科治疗。

1. 出现神经功能恶化或脑干受压的小脑出血者，无论有无脑室梗阻致脑积水的表现，都应尽快手术清除血肿。

2. 对于脑叶出血超过 30 ml 且距皮质表面 1 cm 内的患者，可考虑标准开颅术清除幕上血肿或微创手术清除血肿。

3. 发病 72 h 内、血肿体积 20 ～ 40 ml、GCS ≥ 9 分的幕上高血压脑出血患者，在有条件的医院，经严格选择后可应用微创手术联合或不联合溶栓药物液化引流清除血肿。

4. 40 ml 以上重症脑出血患者由于血肿占位效应导致意识障碍恶化者，可考虑微创手术清除血肿。

三、中风病急性期的中医治疗原则

（一）中医治疗原则

中风病急性期多以标实证候为主，以风、火、痰、瘀证候要素为主，根据临床表现注意辨别病性属风、火、痰、瘀的不同。若素有头痛、眩晕等症，突然出现半身不遂，甚或神昏、抽搐、肢体痉强拘急，属内风动越；平素性情急躁易怒，面红目赤，口干口苦，发病后甚或项背身热，躁扰不宁，大便秘结，小便黄赤，舌红苔黄则多属火热为患；素来形肥体丰，病后咯痰较多或神昏，喉中痰鸣，舌苔白腻，属痰浊壅盛为患；若素有头痛，痛势较剧，舌质紫暗，多属瘀血为患。

中风病各期的证型的具体处方用药可参照本文第三部分。如中风急性期需要溶栓，或出现神昏、发热等并发症，可参照下文的应急措施。

（二）中药与急性脑梗死溶栓治疗

1.溶栓前

有回顾性研究显示，溶栓前是否服用活血化瘀类中药对发病 90 d 的 mRS 评分无影响，急性缺血性脑卒中患者进行重组人组织型纤溶酶原激活物（rt-PA）溶栓前使用活血化瘀类中药并未增加 rt-PA 溶栓的出血风险。

2. 溶栓联合用药

在发病时间 6 h 内的急性脑梗死患者，严格排除禁忌证后，在溶栓治疗的基础上联合使用中药，能起到协同增效的作用，不仅能更好地改善患者神经功能损伤，还可以降低溶栓后再闭塞风险、降低溶栓后出血转化发生率。重组人组织型纤溶酶原激活物（rt-PA）静脉溶栓可酌情考虑联合使用的中药包括：补阳还五汤、羚角钩藤汤、复元汤、牛黄熄风胶囊、生脉注射液、醒脑静注射液；尿激酶溶栓可酌情考虑联合使用的中药包括加味通窍活血汤、银杏二萜内酯葡胺注射液、含三七皂甙成分的中成药。

3. 溶栓后

对于静脉溶栓后的急性脑梗死患者，辨证使用中药可显著改善症状、神经功能缺损，降低炎性反应，如痰热腑实证患者，可选用星蒌承气汤加味治疗。

（三）各种并发症的应急措施

1. 神昏

（1）辨证属于闭证者治宜醒脑开窍：对脑卒中合并意识障碍并辨证为痰热内闭证的患者，在常规治疗的基础上应用安宫牛黄丸，可以改善患者意识水平，疗程 10 ～ 14 d。对于急性出血性脑卒中合并意识障碍的患者，在严格排除禁忌证后，联合使用醒脑静注射液可以改善患者昏迷程度。

阴闭症见神昏，肢体松懈，瘫软不温，甚则四肢逆冷，面白唇暗，痰涎壅盛，舌质暗淡，舌苔白腻，脉沉滑或沉缓；当予苏合香丸含化或鼻饲，1 粒 / 次，每 8 小时一次。

（2）辨证属于脱证或亡阴亡阳之先兆者治宜扶正固脱：亡阳者症见大汗淋漓，汗凉不黏，四肢厥冷，口不渴，喜热饮，呼吸微弱，舌白润，脉微欲绝或脉浮细弱无力；可酌情使用参附注射液 20 ～ 100 ml 加入 5% ～ 10% 葡萄糖注射液 250 ～ 500 ml 静脉滴注，每日 1 次；独参汤酌量分次鼻饲，以症状缓解为度。

亡阴者症见汗出过多而黏，手足温，喜冷怕热，皮肤灼热，舌干口燥，呼吸气粗，舌红而干，舌苔薄黄而干，脉洪大无力；可酌情使用生脉注射液 20 ～ 60 ml 加入 5% 葡萄糖注射液 250 ～ 500 ml 静脉滴注，每日 1 次；生脉散酌量分次鼻饲，以症状缓解为度。

2. 发热

根据证候、病机的不同而分别采用有针对性的治法，给予口服或鼻饲相应的中药汤剂或中成药，不拘次数，热退为度。实火宜清，虚火宜补。属实者，宜以解郁、活血、除湿为主，适当配伍清热。属虚者，则应益气、养血、滋阴、温阳，除阴虚发热可适当配伍清退虚热的药物外，其余均应以补为主。对虚实夹杂者，则宜兼顾之。

3. 喉中痰鸣

雾化吸入具有化痰功效的中药汤剂或中成药，每日 1 ～ 2

次；在中医辨证的基础上加用具有化痰功效的中药汤剂或中成药口服或鼻饲。

4. 大便不通

在中医辨证的基础上口服或鼻饲加减承气汤等，每 3 小时 1 次，中病即止；承气汤灌肠或承气汤药饼敷脐，每日 1 次。

5. 黑便

暂禁食，口服或鼻饲云南白药胶囊 0.25 ～ 0.5 g 或生大黄粉 3 g 或白及粉 3 g，每日 3 次。

6. 呃逆

在中医辨证的基础上加用具有理气和胃、降逆止呃功效的中药汤剂或中成药口服或鼻饲。

7. 二便失禁

在中医辨证的基础上加用具有通便或固涩功效的中药汤剂或中成药口服或鼻饲。

8. 癫痫

癫痫发作期或癫痫持续状态先用西药缓解控制发作，静脉注射苯二氮䓬类药物或肌肉注射巴比妥类药物；待症状缓解，则在中医辨证的基础上加用具有健脾化痰、补益肝肾、养心安神功效的中药汤剂，或中成药口服或鼻饲。

9. 褥疮

破溃皮肤用黄连膏（阳证）或水调冲和散（阴证）外敷。

第三节　中风病（脑卒中）的中医药治疗

一、辨证论治

对于中医而言，辨证论治是精髓。通过对四诊（望、闻、问、切）所收集的症状、体征以及其他临床资料进行分析、综合，辨清疾病的原因、性质、部位以及邪正之间的关系，进而概括、判断属于何证，再进行遣方用药。国家中医药管理局脑病急症协作组制订的中风的诊断标准，结合中风中经络、中脏腑之别，将中风证治分类归纳如下。

（一）中经络

1. 风痰入络证

（1）证候：半身不遂，头晕目眩，指趾麻木，口舌歪斜，舌强语謇，体丰舌胖，舌质黯红，苔薄白而腻，脉弦滑。

（2）治法：活血涤痰，熄风通络。

（3）方药：真方白丸子加减。

2. 风阳上扰证

（1）证候：半身不遂，偏身麻木，口舌歪斜，舌强语謇，面红如醉，脑中热痛，口苦咽干，心烦易怒，尿赤便干，舌质红或兼绛，苔薄黄，脉弦长有力。

（2）治法：平肝熄风、滋阴潜阳。

（3）方药：天麻钩藤饮加减。

3. 阴虚风动证

（1）证候：半身不遂，偏体麻木，口舌歪斜，舌强语謇，烦躁失眠，眩晕耳鸣，手足心热，舌红少苔或无苔，脉细弦或细数。

（2）治法：育阴熄风、潜阳化瘀。

（3）方药：镇肝熄风汤加减。

4. 气虚血瘀证

（1）证候：半身不遂，口舌歪斜，口角流涎，言语謇涩或不语，偏身麻木，面色㿠白，气短乏力，心悸，自汗，便溏，手足肿胀，舌质暗淡，舌苔薄白或白腻，脉沉细、细缓或细弦。

（2）治法：益气活血，化瘀通络。

（3）方药：补阳还五汤加减。

5. 肝肾亏虚证

（1）证候：半身不遂，患侧僵硬拘挛、语言謇涩、口眼歪斜、头痛头晕、耳鸣、舌红苔黄，脉弦数有力。

（2）治法：滋阴潜阳，活血通络。

（3）方药：左归丸合地黄饮子加减。

需要注意的是，脑出血急性期时慎用川芎、红花、银杏、三七等活血药，禁用水蛭、虻虫、斑蝥、莪术及三棱等破血消癥药。

（二）中脏腑

1. 痰热腑实证

（1）证候：半身不遂，口舌歪斜，言语謇涩或不语，偏身麻木，腹胀便干便秘，头晕目眩，咯痰或痰多，舌质暗红或暗淡，苔黄或黄腻，脉弦滑或偏瘫侧脉弦滑而大。

（2）治法：清热化痰，通腑开窍。

（3）方药：桃仁承气汤加减。

2. 痰火瘀闭证

（1）证候：突然昏倒，不省人事，牙关紧闭，口噤不开，两手握固，大小便闭，肢体强痉，颜面潮红，呼吸短粗，大便干燥，口臭身热，躁动不安，唇舌红，苔黄腻，脉弦滑数。

（2）治法：清热化痰，辛凉开窍。

（3）方药：羚角钩藤汤加减配合鼻饲安宫牛黄丸。

3. 痰浊瘀闭证

（1）证候：素体阳虚，突发神昏，半身不遂，肢体松懈，瘫软不温，甚则四肢逆冷，面白唇暗，痰涎壅盛，舌质暗淡，舌苔白腻，脉沉滑或沉缓。

（2）治法：温阳化痰，辛温开窍。

（3）方药：涤痰汤加减配合鼻饲苏合香丸。

4. 脱证

（1）证候：突然神昏或昏愦，肢体瘫软，手撒肢冷汗多，重则周身湿冷，二便失禁，舌痿，舌质紫暗，苔白腻，脉沉缓、沉微。

（2）治法：益气回阳固脱。

（3）方药：参附汤合生脉散加减。

二、中成药治疗

中成药（traditional chinese medicine patent prescription）是在中医理论指导下，以中草药为原料，经制剂加工制成各种不同剂型的中药制品，包括丸、散、膏、丹等各种剂型。是我国历代医药学家经过千百年医疗实践创造、总结的有效方剂的精华。因其方便安全有效等优点，已成为我国临床医生防治中风病经常使用的药物，尤其是不少西医医生临床中也经常使用。

（一）改善神经功能缺损

1. 缺血性脑卒中

对于缺血性脑卒中患者，以活血化瘀类为代表的中成药可以更好地改善神经功能缺损，宜早使用。可参考使用的中成药包括三七类制剂（血塞通软胶囊、三七通舒胶囊、复方血栓通胶囊、血栓通注射液、血塞通注射液等）、银杏叶类制剂（银杏叶提取物注射液、银杏内酯注射液、银杏叶滴丸等）、丹参类制剂（复方丹参滴丸、注射用丹参多酚酸盐、复方丹参注射液等），以及其他（通心络胶囊、脑脉泰胶囊、醒脑静注射液、灯盏花素氯化钠注射液、磷酸川芎嗪注射液、红花注射液等）。

消栓肠溶胶囊补气活血通络，为古代经典名方"补阳还五汤"的原方（无加减味）现代工艺制剂，制备工艺为国家级发明专利，肠溶剂型优于大多数同类品种，具备完善的基础药理学和临床试验循证证据，得到了众多专家共识和指南的推荐，对缺血性脑血管疾病具有明确的疗效和高安全性，在全国范围内作为常规治疗药物应用于临床。

若患者因消化道出血，不能耐受常规抗血小板药物，也可考虑使用具有活血作用的中成药，如三七或其制剂。目前多种中成药的疗效在临床中得到了肯定，如血塞通软胶囊，以我国名贵中药材云南道地药材三七为原材料，临床上广泛应用于心脑血管疾病的预防与治疗，获多个中西医临床诊疗规范和指南推荐，包括《中国脑卒中合理用药指导规范》（国家卫生健康委脑卒中防治工程委员会，2019）、《冠心病稳定型心绞痛中医诊疗指南》（中华中医药学会心血管病分会，2019）、《糖尿病周围神经病变中医临床诊疗指南》（中华中医药学会糖尿病分会，2017）等。

2. 出血性脑卒中

对于出血性脑卒中，包括手术和非手术患者，也有研究显示，在严格排除药物禁忌证后，在常规治疗的基础上加用活血化瘀类中药可以更有效地缩小血肿体积与减轻血肿周围水肿，用药时机需结合患者的血肿扩大情况与再出血风险等因素进行综合评估。还有其他如补阳还五汤及通腑类方剂（加味星蒌承气汤、星蒌通腑汤、大黄通腑汤、化痰祛瘀通腑汤、通腑醒神汤、通腑开窍汤、化痰通腑汤、菖蒲郁金汤、通腑醒神口服液、祛痰通腑颗粒等）均可以更好地改善患者神经功能缺损，用药时机宜早。

（二）抗抑郁

对于脑卒中后抑郁患者，在常规抗抑郁治疗的基础上联合应用疏肝解郁类中药（疏肝解郁胶囊、解郁丸、逍遥散、柴胡疏肝散等），可以更好地改善患者抑郁症状。

三、针灸治疗

针灸治疗通过调整阴阳、醒脑开窍、化痰通络、平肝熄风而达到治疗脑卒中的目的。针灸治疗的超早期干预在疗效、神经功能恢复等方面具有突出的临床价值；另一方面，当前有效证据表明，针刺在提高患者溶栓的治疗效果及安全性方面具有一定的优势，但溶栓时应避开重要脏腑、重要血管附近的穴位针刺。针灸治疗的原则应遵循辨证论治及经络理论，根据不同分期及证候选择穴位及行针手法，多在病情稳定时进行。

（一）中经络

重在疏通经络、行气活血。以针刺为主，平补平泻。

主穴：内关、三阴交、极泉、尺泽、委中。

配穴：证属风、火、痰盛者加太冲、太溪、丰隆、合谷、曲池、内庭；证属气虚血瘀加足三里、气海；证属阴虚风动加太溪、风池；半身不遂者取曲池、合谷、阳陵泉、足三里、外关、昆仑、环跳等主穴，口角㖞斜者取颊车、地仓、下关、攒竹等主穴，语言謇涩者取廉泉、哑门、金津、玉液、列缺等主穴，吞咽困难者取水沟、风池、金津、玉液及廉泉。

（二）中脏腑

重在醒脑开窍。闭证兼开窍启闭，只针不灸，用泻法；脱证兼回阳固脱，重用灸法，用补法。

主穴：水沟、百会、内关、大椎、足三里。

配穴：闭证加十二井穴、合谷、太冲；脱证加关元、气海、神阙（隔盐灸）。

四、推拿

推拿治疗具有疏通经络、行气活血、强筋骨等功效。根据辨证论治原则，结合肢体功能缺损程度和状态进行推拿治疗，使用不同手法以增加关节活动度、缓解疼痛、抑制痉挛和进行被动活动等，常用手法包括揉法、捏法，也可配合其他手法如弹拨法、叩击法、擦法等。

五、中药熏蒸

主要针对中风病常见的并发症如肩手综合征、偏瘫痉挛状态等，以辨证论治为原则，予活血通络的中药为主加减，对患肢进行局部熏蒸，每日 1 次。

六、其他中医治疗

如头针、穴位贴敷、埋针、刺络放血、拔罐等疗法可酌情选用。

第四节　中药汤剂及中成药使用注意事项

1. 单纯应用中药汤剂及中成药治疗时，需结合合理的生活方式。

2. 使用中成药时应根据病情选择适合剂型，如针剂主要用在急性期、恢复期，吞咽困难者一般不用胶囊剂型。

3. 瘀血是缺血性中风的基本证候要素，活血化瘀法是各证型的基础治疗，可贯穿于缺血性中风先兆、急性期、恢复期、后遗症期治疗始终。

4. 功效不同的中药汤剂及中成药，可在辨证论治理论指导下联合配伍应用。同类中成药应避免同时应用，或者分阶段交替使用。

5. 中成药与西药合理联合应用，可起到协同增效的作用。

6. 中西药针剂联合应用时，应避免直接混合使用；中西药口服制剂联合应用时，应间隔半小时以上。

7. 使用中成药针剂应密切观察，积极防治过敏反应；凡需要长期服用中成药者一般都需要 3 ～ 6 个月复查疗效及安全性指标，评估病情，调整方案。

（王　非　张京兰）

参考文献

[1] 杨鹏飞，张永巍，解炯 . 脑卒中院前急救诊疗指导规范 [J]. 中华医学杂志，2018，98（39）：3138-3147.

[2] 中国中西医结合学会神经科专业委员会 . 中国脑梗死中西医结合诊治指南（2017）[J]. 中国中西医结合杂志，2018，38（2）：136-144.

[3] 高维，王建伟，郭蓉娟.《中国缺血性中风中成药合理使用指导规范》解读 [J]. 中华中医药杂志，2020，35（2）：581-584.

[4] 邹忆怀，马斌. 脑出血中医诊疗指南（中华中医药学会 2011）[J]. 中国中医药现代远程教育，2011，9（23）：110-112.

[5] 国家中医药管理局脑病急症协作组. 中风病诊断与疗效评定标准（试行）[J]. 北京中医药大学学报，1996，19（1）：55-56.

[6] 丁元庆，胡春雨，徐胤聪，等. 中风病因当代研究汇释 [J]. 山东中医药大学学报，2020，44（6）：606-611.

[7] 高长玉，吴成翰，赵建国，等. 中国脑梗死中西医结合诊治指南（2017）[J]. 中国中西医结合杂志，2018，38（2）：136-144.

[8] 龚立，贲智敏，王明哲，等. 活血化瘀类中药对急性缺血性脑卒中患者静脉溶栓疗效的影响 [J]. 上海中医药大学学报，2019，33（5）：17-21.

[9] 张继伟，乔天慈，吴宏赟. 中药对急性缺血性脑卒中静脉溶栓增效作用的研究进展 [J]. 中国中医急症，2021，30（4）：749-752.

[10] 路永坤，杨海燕，刘向哲，等. 补阳还五汤佐治超早期脑梗死患者对静脉溶栓后出血性转化的影响 [J]. 中国中药杂志，2019，44（8）：1696-1703.

[11] 周尊奎. 阿替普酶静脉溶栓联合牛黄熄风胶囊治疗急性脑梗死疗效观察 [J]. 现代中西医结合杂志，2018，27（25）：2813-2815.

[12] 刘琼，林惠昌，彭观球. 羚角钩藤汤加减联合阿替普酶静脉溶栓治疗 48 例急性缺血性脑卒中患者的回顾性分析 [J]. 四川中医，2018，36（11）：132-135.

[13] 陈观太，陈旭明，宁观林. 复元汤在超早期溶栓治疗急性期脑梗死中的应用价值 [J]. 海南医学，2019，30（8）：34-36.

[14] 张卫国，王素洁，刘海燕. 生脉注射液对轻中度脑梗死超时间窗 rt-PA 溶栓患者预后的影响 [J]. 中国药房，2016，27（21）：

2918-2920.

[15] 董桂英，余剑波，黄文凤，等．醒脑静注射液辅助治疗阿替普酶静脉溶栓后脑梗死患者的恢复效果研究 [J]. 中华中医药学刊，2019，37（6）：1455-1458.

[16] 张怀忠．三七皂甙联合静脉溶栓治疗急性脑梗死的作用机制及临床疗效 [J]. 中国实用医刊，2013，40（12）：28-29.

[17] 赵钢见，李书生，潘广，等．加味通窍活血汤联合尿激酶静脉溶栓治疗急性缺血性脑卒中患者的临床效果 [J]. 河南医学研究，2021，30（3）：513-515.

[18] 于国华，赵立伟，张福鼎，等．尿激酶静脉溶栓联合中药银杏二萜内酯葡胺治疗急性脑梗死患者的临床疗效 [J]. 中国药物经济学，2021，16（2）：59-62+65.

[19] 陈艳，王温，李滨．星蒌承气汤加味治疗急性脑梗塞（痰热腑实证）静脉溶栓后的临床观察 [J]. 四川中医，2020，38（7）：137-139.

[20] 廖文静，冯曼莎，倪小佳，等．安宫牛黄丸治疗卒中合并意识障碍的系统评价与 Meta 分析 [C]. 2018 年中国中西医结合学会第 12 届循证医学会议，2018.

[21] 张芬，郑艳，庄凤娟．醒脑静注射液联合盐酸纳洛酮注射液治疗急性脑出血伴昏迷患者疗效的 Meta 分析 [J]. 中国医药导报，2017，14（23）：13-17.

[22] 中风症候学与临床诊断研究组．《中风病诊断与疗效评定标准》的临床检验报告 [J]. 北京中医药大学学报，1996，19（1）：57-59.

[23] Li HQ，Wei JJ，Xia W，et al. Promoting blood circulation for removing blood stasis therapy for acute intracerebral hemorrhage:a systematic review and meta-analysis[J]. Acta Pharmacol Sin，2015，

36（6）：659-675.

[24] 周粤湘，倪小佳，朱庆斌，等 . 活血化瘀类中药干预高血压脑出血术后患者的疗效及安全性的系统评价 [C]. 中华中医药学会脑病分会 2019 年学术年会暨全国中医脑病国医大师暨名家学术经验传承研讨会论文汇编，2019.

[25] 郑欢 . 通腑法治疗急性缺血性脑卒中疗效的 Meta 分析 [D]. 武汉：湖北中医药大学，2016.

[26] Zeng LF，Cao Y，Wang L，et al. Role of medicinal plants for liver-Qiregulation adjuvant therapy in post-stroke depression: a systematic review of literature[J]. Phytother Res，2017，31（1）：40-52.

[27] 傅勤慧，裴建，刘李静，等 . 针刺在急性缺血性脑卒中溶栓治疗中的作用 [J]. 中华针灸电子杂志，2018，7（1）：10-14.

[28] 张智慧，张新昌，倪光夏 . 针刺联合溶栓治疗急性脑梗死的疗效及安全性的 Meta 分析 [J]. 针刺研究，2021，46（5）：431-444.

[29] 王文婷，薛梅，杨琳，等 . 三七总皂苷基于花生四烯酸代谢通路保护胃黏膜和增强阿司匹林抗血小板作用的实验研究 [J]. 中西医结合心脑血管病杂志，2019，17（9）：1315-1320.

第 12 章
脑卒中康复与护理

第一节　脑卒中康复

脑卒中康复是经循证医学证实的对降低致残率最有效的方法，是卒中组织化管理中不可或缺的关键环节。在参照循证医学证据的同时，充分遵循个体化治疗的原则，选择合适的治疗手段及治疗药物。

一、卒中的功能障碍和康复治疗

（一）运动功能障碍的康复

脑卒中患者病情稳定后应尽早启动康复治疗。脑卒中患者的康复训练强度要考虑到患者的体力、耐力和心肺功能等具体情况，在条件许可的情况下适当逐渐增加训练强度。

1.肌力训练

对于瘫痪重的脑卒中患者，尽早进行偏瘫肢体康复训练，包括被动康复训练和主动康复训练，在康复过程中针对相应肌肉给予适当的渐进式抗阻训练，它是一种进行的肌力逐渐强化训练方式。同时可结合肌电生物反馈疗法进行康复治疗功能电刺激治疗。

2. 痉挛的防治

卒中偏瘫患者卧床时偏瘫肢体摆放于功能位，应早期积极进行站立训练及步行训练。卒中后痉挛状态治疗的原则是以提高功能任务为主要目的，其治疗方法是阶梯式的。治疗痉挛首选无创的治疗方法，对运动功能训练疗效不好，特别是全身性肌肉痉挛的患者，建议使用口服抗痉挛药物。对局部肌肉痉挛影响功能和护理的患者，建议使用肉毒素局部注射治疗，以缓解痉挛。

3. 步态障碍的康复

脑卒中患者病情稳定后，在允许的情况下尽快离床，借助器械积极进行抗重力肌训练、患侧下肢负重支撑训练、患侧下肢迈步训练及站立重心转移训练，以尽早获得基本步行能力。应用综合步态分析系统对偏瘫步态进行客观分析，制订精细化的步行康复训练，有条件借助下肢机器人、减重装置、矫形器等辅助步行能力的恢复。

4. 运动功能障碍的康复训练方法

建议根据卒中患者具体的功能障碍特点，制订个体化的治疗方案来提高康复治疗效果。

（二）感觉障碍的康复

感觉障碍患者康复训练包括躯体感觉、视觉和听觉等方面的康复，可采用特定感觉训练和感觉关联性训练以提高其触觉和肌肉运动知觉等感觉能力，例如使用各种感觉刺激进行康复；使用虚拟现实环境来改善感知觉功能；代偿性扫视训练可考虑用于改善视野丧失后的功能缺损。

（三）认知障碍和情绪障碍的康复

提倡对脑卒中患者早期认知和情绪障碍进行评估及筛查，做到早期发现并及时综合干预的治疗原则。综合干预包括对已知危险因素的干预和预防，药物治疗和康复治疗。进行认知、心理及其他相关功能评定，应用乙酰胆碱酯酶抑制药来改善卒中后认知功能。出现卒中后抑郁或情绪不稳的患者可以使用选择性 5- 羟色胺再摄取抑制药等抗抑郁治疗或心理治疗。康复治疗应该个体化，并需要一个长期的目标，以尽可能地使患者能够恢复一些生活能力，如自我照料、家庭和经济管理、心理平衡以及重归工作岗位等。

（四）语言交流障碍

由言语治疗师对存在交流障碍的卒中患者从听、说、读、写、复述等几个方面进行评价，给予针对性的语音和语义障碍进行治疗。卒中早期可针对患者听、说、读、写、复述等障碍给予相应的简单指令训练、口颜面肌肉发音模仿训练、复述训练，口语理解严重障碍的患者可以试用文字阅读、书写或交流板进行交流。卒中后交流障碍的患者应早期开始语言功能障碍的康复，适当增加语言康复训练强度。除言语治疗师外，患者应克服心理障碍，在家属积极鼓励并配合下进行语言障碍训练。

（五）吞咽困难康复与营养管理

饮水试验可以作为卒中患者误吸危险的筛选方法之一。建议有饮水试验阳性临床检查结果的患者使用 V-VST（容积黏度吞咽测试）进一步检查评估。有 1/3 ～ 1/2 的误吸患者为隐匿性误吸，即饮水试验结果可能为阴性，需要及时发现，并进行相应仪器检查以明确诊断。通过筛查发现有误吸风险后，患者不应经口进食、进水，应进一步进行临床系统评估。

对有吞咽困难的患者，建议应用口轮匝肌训练、舌运动训练、增强吞咽反射能力的训练、咽喉运动训练、空吞咽训练、冰刺激等方法进行吞咽功能训练。也建议采用改变食物性状和采取代偿性进食方法（如姿势和手法等）改善患者吞咽状况。也可考虑将针刺作为延髓麻痹患者吞咽困难的一种辅助治疗方法。改良导管球囊扩张技术相对安全可靠，成本低廉，操作简单，患者依从性高，大量临床实践表明疗效肯定，但要严格掌握适应证，避免误用及滥用。NMES、tDCS以及 rTMS 的益处尚不确定。经充分评估后确认为环咽肌痉挛的吞咽障碍患者，由技术成熟的专业人员局部注射 A 型肉毒素可能获得良好的效果。

对脑卒中吞咽困难患者应执行口腔卫生管理方案，以降低脑卒中后吸入性肺炎风险。对于不能安全吞咽的患者，应在脑卒中发病 7 d 内开始肠内营养（管饲）。可通过使用鼻胃管进行短期（2 ～ 3 周）的营养支持。对于不能安全吞咽的慢性期脑卒中患者，或需长期胃肠营养的脑卒中患者，应放置经皮胃造口管。

（六）尿便功能障碍

推荐对尿失禁或尿潴留的患者通过膀胱超声扫描或排尿后间歇性导尿记录膀胱容量来评估尿残留情况。如果病史、体格检查及非侵入性检查无法充分反映尿道功能障碍，则应考虑尿流动力学检查。推荐急性脑卒中患者在入院后 24 h 内拔除留置的导尿管。如果仍需使用，推荐使用有抗菌作用的导尿管如银合金涂层导尿管，而且也应尽早拔除。

应根据脑卒中患者尿失禁不同原因选择相应的治疗方案：①对于意识障碍或功能性尿失禁的患者推荐定时 / 提示排尿训练；②对于逼尿肌过度活动的尿失禁患者，首先考虑行为学治疗（包括膀胱训练、冲动抑制等）、盆底肌训练和饮水管理；当上述治疗效果不佳时可加用抗胆碱能药物，但使用时应注意其便秘和认知损害等不良反应；A 型肉毒素及 NMES 治疗疗效尚存争议，可作为个体化治疗方案中的一种选择；③对于逼尿肌功能低下和充溢性尿失禁患者，行为学治疗和盆底肌训练同样有效，同时应考虑间歇性导尿或留置尿管。

脑卒中后立即出现尿潴留的患者，发病 6 ～ 12 个月内应避免手术治疗（即经尿道前列腺切除术），首选保守治疗方法。通常可以通过清洁间歇导尿或留置尿管处理，并使用坦索罗辛或多沙唑嗪等 α 受体阻滞剂作为辅助治疗。对住院的急性期脑卒中患者要进行肠道功能评估，包括两项内容：①大便硬度、排便频率和时间（包括脑卒中发病前）；②脑卒中发病前肠道疾病治疗史。建议为尿便障碍的脑卒中患者制订和执行膀胱、肠道的训练计划。

二、卒中后继发障碍的康复

卒中患者由于疾病造成的长期卧床、营养障碍、制动、活动受限或在治疗中的废用、误用及护理不当等情况，引起皮肤破损、压疮、骨质疏松、关节挛缩、偏瘫性肩痛、肩手综合征、肩关节半脱位、深静脉血栓、卒中后中枢性疼痛等继发障碍。针对不同继发障碍进行早期评估、早期预防和早期康复治疗。

（一）日常生活能力和生活质量的康复

推荐应用 Barthel 指数及改良版 Barthel 指数评估卒中患者的日常生活能力，该评估适合应用于治疗的各阶段，包括入院后的初评、治疗中的复评及随访。对 ADL 能力欠缺的患者应该早期康复、作业治疗、强制性运动疗法、虚拟现实康复训练、功能电刺激、重复经颅磁刺激等方法来改善日常生活能力。除患者主动 ADL 训练外，建议家属给予脑卒中患者更多的关心和支持，加强康复护理，多进行居家康复，以提高患者的生活质量。另外对某些特殊职业需针对康复训练。

（二）其他康复措施

1. 康复工程和手术矫形。

2. 中医在卒中后康复中有一定的应用价值。中医结合现代康复方法治疗卒中是普遍接受的观点，中药、针灸在治疗偏瘫、吞咽障碍、失语症等方面有一定治疗效果。

3. 先进技术机器人逐渐应用于卒中后患者，训练开始得越早，步态恢复得越好。机器人设备在卒中后步态康复中对下肢力量和运动功能的有效性逐渐得到临床证实。使用治疗的时机、频率和强度还需进行进一步的临床研究。

4. 冲击波、经颅直流电刺激技术、VR 虚拟现实技术、高压氧等也对卒中后恢复有积极作用。

第二节　脑卒中护理

一、急救与病情观察

（一）脑卒中的急救

1. 脑卒中的院前急救

（1）快速评估：使用"中风 120"或"BEFAST"评估系统对患者进行卒中的早期识别。

（2）观察意识、瞳孔，监测生命体征变化。

（3）对卒中筛查呈阳性和（或）高度怀疑为脑卒中的患者应迅速转移到最近的能够实施静脉 rt-PA 溶栓治疗的医疗机构。

2. 转运中

（1）患者在急救后生命体征基本平稳，完成患者及家属知情同意。

（2）持续心电监护，密切观察病情，异常及时给予处理。

（3）现场搬运患者方法正确，为避免车辆颠簸等可能造成的损伤，患者体位和担架均应很好地固定，保持患者的身体平衡，严防跌落。

（4）转送昏迷、呕吐患者应去枕平卧、保持头偏向一侧，防止呕吐物误入气道引起窒息。禁止来回转动头部。

（5）测量手指血糖、异常及时给予处理。

（二）病情观察

1. 体温

体温是影响脑卒中患者预后的主要因素之一，温度波动范围控制在 36.0 ～ 37.2℃，可提高患者的远期存活率和生存质量。

（1）脑卒中患者入院 48 h 内，至少每 4 小时监测 1 次体温。

（2）对体温升高的患者应寻找和处理发热原因，如存在感染应给予抗感染治疗。对体表温度＞ 38℃的患者应给予解热降温措施。

（3）使用冰袋、冰毯等物理降温时，应防止冻伤的发生。

2. 脉搏与心率监测

（1）脑卒中患者新入院 24 h 内进行心电图检查，评估心率及心律。

（2）对于重症或接受血管管内治疗的脑卒中患者，需要持续 24 h 及以上的心电监护。

（3）脑卒中合并心房颤动患者，测量脉搏时首选桡动脉，应双人同时测量脉搏与心率。

3.呼吸监测

（1）观察呼吸的频率、节律、深浅度。

（2）必要时吸氧，应维持氧饱和度＞94%。无低氧血症患者不需常规吸氧。

（3）气道功能严重障碍者应给予气道支持（气管插管或切开）及辅助呼吸。

（4）伴有 $PaCO_2$ 变化的重症患者，应动态监测血气分析。

（5）重症脑卒中伴舌后坠患者，可使用口咽通气道或改变体位来保持气道通畅。

4.血压监测

密切监测患者的血压变化，将血压控制在目标范围内，控制范围见血压管理。

5.瞳孔

（1）严密观察瞳孔的大小、形状、对光反射的灵敏程度。

（2）观察瞳孔可根据 GCS 评分来确定观察频次，对于重度、中度、轻度意识障碍患者可分别采取每15分钟、30分钟、60～120分钟观察一次瞳孔的变化。

6.意识

（1）重症患者至少每2小时观察一次意识状态，发现意识改变，及时通知医生处理。

（2）建议应用 GCS 进行脑卒中患者意识障碍的评估。

（3）掌握患者出现意识障碍时容易伴随的症状与体征，早期发现患者的病情变化。

7. 颅高压

（1）发现患者出现剧烈头痛、呕吐、血压升高、脉搏缓慢、呼吸不规则时，提示患者颅高压出现脑疝，应通知医生紧急进行抢救。

（2）抬高床头 30°，保持颈部和躯干轴线，通过增加静脉回流来降低颅内压。

（3）保持呼吸道通畅，及时清除口鼻腔分泌物，必要时行气管插管，翻身叩背吸痰时避免过度刺激。

（4）遵医嘱给予脱水降颅压，应用 20% 甘露醇后需观察颅内压变化，记录脱水剂使用后半小时的尿量，记录 24 h 出入量。防止甘露醇应用后引起肾功能损害、心功能不全、电解质紊乱等。

（5）躁动患者遵医嘱给予适当镇静。

8. 神经功能

注意观察患者神经功能缺损症状，如肌力、吞咽功能、语言功能等的变化情况。

二、用药护理

（一）脱水降颅压药物

使用 20% 甘露醇脱水治疗时，要保证快速输注，100 ml 在 8 ～ 12 min 内快速滴完；使用前对光检查有无结晶、沉淀、絮状物；同时保证静脉通道的通畅，防止血栓性静脉炎及外渗引起的组织水肿、皮肤坏死，同时注意观察有无电解质紊乱及肾功能的变化。

使用甘油果糖注意调节滴速，250 ml 需滴注 1 ～ 1.5 h，500 ml 需滴注 2 ～ 3 h，滴注过快易发生溶血，出现血红蛋白尿。使用期间注意观察有无电解质紊乱及肾功能的变化。

（二）抗血小板聚集药物

1. 硫酸氢氯吡格雷片

【用法用量】口服每天一次，每次 50 ～ 75 mg。

【药理作用】抗血小板聚集，预防和减缓动脉粥样硬化斑块形成。

【不良反应】出血倾向。

【注意事项】注意观察出血倾向；CYP2C19 基因监测慢代谢者不适用。

2. 阿司匹林

【用法用量】口服每天一次。每次 100 ～ 300 mg。肠溶片宜在空腹时服用。

【药理作用】抗血小板聚集，预防和减缓动脉粥样硬化斑块形成。

【不良反应】出血倾向；消化道出血；升高尿酸；胃肠道反应。

【注意事项】注意出血倾向和胃肠道症状的观察；痛风和哮喘患者慎用。

3. 替罗非班

【用法用量】遵医嘱使用微量泵静脉泵入，须根据患者公斤体重计算推注剂量和推注速率。使用时暂停口服阿司匹林和硫酸氢氯吡格雷片，在替罗非班停药前 4 ～ 6 h 开始叠加使用口服抗血小板聚集药物。

【药理作用】急性缺血性脑卒中患者抗血小板聚集治疗。

【不良反应】出血倾向。

【注意事项】近一年内出血、凝血功能障碍、血小板异常等患者慎用。使用时注意出血倾向的观察。

（三）溶栓药物（阿替普酶）

目前临床常用的溶栓药物阿替普酶（rt-PA）是一种纤维蛋白酶原激活剂。

【用法用量】遵医嘱按 0.9 mg/kg 总剂量，将 10% 总量的药物 1 min 内静脉推注，剩余 90% 总量的药物使用微量泵 60 min 内泵完。

【药理作用】急性脑梗死溶栓治疗。

【不良反应】出血倾向，警惕脑出血的发生。

【注意事项】此药不可用于高危出血倾向的患者。使用过程中不能与其他药物混用，不能与其他药物用于同一输液瓶内，也不能与其他药物应用同一输液管道。使用药物进行急性缺血性脑卒中溶栓治疗时，注意监测生命体征、神志瞳孔及 NIHSS 评分。

（四）抗凝药物

1. 华法林钠片

【用法用量】口服。遵医嘱根据 INR 调整用量，维持

INR 2.0 ～ 3.0。

【药理作用】抗凝，一般用于血栓形成与发展、栓塞事件的预防。

【不良反应】各种出血，尤其是泌尿系统和消化系统。

【注意事项】严格掌握适应证，在无凝血酶原测定条件时，切不可滥用。治疗期间严密观察病情，并根据凝血酶原时间INR调整用药；老年人或月经期慎用；肝肾功能异常、严重高血压、凝血功能障碍伴出血倾向、活动性溃疡、外伤、先兆流产、近期手术者和妊娠期等禁用。

2. 利伐沙班

【用法用量】口服。每日一次，每次 10 ～ 20 mg。

【药理作用】治疗成人深静脉血栓形成（DVT）和肺栓塞（PE）；用于具有一种或多种危险因素（如充血性心力衰竭、高血压、年龄＞ 75 岁、糖尿病、卒中或短暂性脑缺血发作病史）的非瓣膜性房颤成年患者血栓事件预防。

【不良反应】出血倾向。

【注意事项】临床明显活动性出血者禁用；具有大出血显著风险的病灶或病情禁用；伴有凝血功能异常和临床相关出血风险的肝病患者禁用；孕妇及哺乳期患者禁用。

3. 达比加群酯

【用法用量】成人推荐口服胶囊每日 2 次，每次 1 粒（110 mg 或 150 mg）。

【药理作用】适用于先前曾有卒中、短暂性脑缺血发作或全身性栓塞；左心室射血分数＜ 40%，伴有症状的心力衰竭；治疗和预防急性深静脉血栓形成（DVT）和（或）肺栓塞（PE），以及预防相关死亡；预防复发性深静脉血栓形成（DVT）和（或）肺栓塞（PE），以及预防相关死亡。

【不良反应】出血，消化道反应。

【注意事项】服用时请勿打开胶囊。重度肾功能不全、临床活动性出血或合并大出血风险的疾病者禁用。

（五）降脂药物（他汀类药物）

【用法用量】口服每天一次，每次 10 ～ 20 mg。

【药理作用】降低总胆固醇和低密度脂蛋白，还能升高高密度脂蛋白，稳定动脉粥样硬化斑块。

【不良反应】肝损害，肌肉酸痛，胃肠道反应等。

【注意事项】有活动性肝病或不明原因转氨酶升高者禁用；用药期间注意监测肝功能、肌酸激酶、血脂。

三、血压管理

脑卒中发病率、死亡率的上升与血压升高关系密切，高血压是脑卒中的主要危险因素，控制高血压是预防脑卒中的关键。常用的各类抗高血压药物均可以作为控制脑卒中患者血压的治疗选择，多数脑卒中患者需要抗高血压药物的联合使用。

1. 缺血性脑卒中后 24 h 内血压升高的患者应谨慎处理。应先处理紧张、焦虑、疼痛、恶心、呕吐及颅内压增高等情况。若血压持续升高至收缩压≥ 200 mmHg 或舒张压≥ 110 mmHg

时，可予以降压治疗，并严格观察血压变化。

2. 准备溶栓及桥接血管内取栓者，血压应控制在收缩压 < 180 mmHg、舒张压 < 100 mmHg。

3. 急性缺血性脑卒中患者血管再通后，血压应控制低于基础血压 20 ～ 30 mmHg，但不应低于 90/60 mmHg。

4. 卒中后病情稳定，若血压持续 ≥ 140/90 mmHg，无禁忌证，可于起病数天后恢复使用发病前服用的降压药物或开始启动降压治疗。

5. 脑出血患者的血压应综合管理，分析血压升高的原因，再根据血压情况决定是否进行降压治疗。对于收缩压 150 ～ 220 mmHg 的脑出血住院患者，在没有急性降压禁忌证的情况下，数小时内降压至 130 ～ 140 mmHg 是安全的。对于收缩压 > 220 mmHg 的脑出血患者，在密切监测血压的情况下，持续静脉输注药物控制血压可能是合理的，收缩压目标值为 160 mmHg。

6. 加强患者病情观察，注意倾听患者主诉，警惕主动脉夹层、血容量减少、心排血量减少等原因导致的脑卒中后低血压发生，如发生脑卒中后低血压应配合医师积极寻找和处理病因，必要时可采取扩容升压措施。

四、血糖管理

糖尿病不仅是缺血性脑卒中患者发病 6 个月发生死亡或生活依赖的独立危险因素，而且也严重影响出血性脑卒中患者的功能预后，使患者短期和长期死亡率均增加。

1. 为患者制订个体化血糖控制目标和降血糖方案，推荐 HbAlc 治疗目标为＜ 7%。

2. 血糖超过 10 mmol/L 可遵医嘱给予胰岛素降血糖治疗。应加强血糖监测，将高血糖患者血糖控制在 7.8 ～ 10.0 mmol/L。

3. 血糖低于 3.3 mmol/L 时，可遵医嘱给予 10% ～ 20% 葡萄糖口服或注射治疗，目标是达到正常血糖值。

五、血脂管理

血脂指血清总胆固醇（TC）、脂蛋白（LCL）及甘油三酯（TG）。血脂异常是缺血性脑卒中 /TIA 的主要危险因素。定期检查血脂是血脂异常防治和心脑血管疾病防治的主要措施。

1. 对有动脉硬化证据的缺血性卒中 /TIA 患者胆固醇降低目标值为 LDL-C ＜ 100 mg/dl（2.6 mmol/L），而伴有多种危险因素的极高危患者目标值为 LDL-C ＜ 70 mg/dl（1.8 mol/L）或较基础值下降≥ 50%。

2. 血脂异常明显受饮食及生活方式的影响，饮食治疗和生活方式改善是治疗血脂异常的基础措施。患者良好的生活方式包括：减少饱和脂肪酸（＜总量的 7%）和胆固醇（＜ 200 mg/d）的摄入，选择能加强降低低密度脂蛋白胆固醇（LDL-C）效果的食物，如植物固醇（2 g/d）和可溶性黏性纤维（10 ～ 25g/d），戒烟，减轻体重，增加有规律的体力活动等。

3. 他汀类药物可引起的肝酶异常，通常为一过性的，停药或减量后多可恢复，对于有肾功能损害的患者，应恰当选择他汀类药物的剂量。

4. 治疗过程中应严格监测药物的不良反应及患者服药的依从性。

5. 为及时发现血脂异常，建议 20—40 岁成年人至少每 5 年检测 1 次血脂，40 岁以上男性和绝经期女性每年监测血脂，脑血管病高危人群建议定期（每 6 个月）监测血脂。

六、吞咽障碍的护理

吞咽障碍是指由于下颌、双唇、舌、软腭、咽喉、食管等器官结构和（或）功能受损，不能安全有效地把食物输送到胃内。吞咽障碍在脑卒中患者中的发生率为 22% ～ 65%，可引起误吸、吸入性肺炎、营养不良、脱水等并发症，甚至恶化疾病的转归，增加病死率和致残率。因此，对脑卒中吞咽障碍的管理十分重要。

1. 吞咽障碍的筛查与评估

脑卒中患者在入院 24 h 内进食或饮水前应进行吞咽障碍筛查，常用的吞咽障碍筛查工具包括进食评估调查工具 -10（EAT-10）、反复唾液吞咽测试、改良洼田饮水试验。

2. 对吞咽障碍的患者需进行营养风险的筛查

当营养风险筛查评分（NRS-2002）总评分 ≥ 3 分时即存在营养风险，护理人员应联系营养师进行全面的营养状况评估，制订营养支持方案并落实实施。

3. 吞咽困难进食途径

护理人员应根据患者吞咽功能、营养状态与医师、治疗师、营养师建议，为患者选择不同的进食途径，包括持续性经胃管或鼻肠管注食，间歇性经口 / 鼻至胃或食管注食，治疗性经口进食。对于长期留置胃管的患者，可以考虑经皮内镜下胃造口术（PEG）。

4. 持续置管注食的护理

（1）基本原则：①床头持续抬高＞ 30°；②营养液量从少到多，即首日 500 ml，尽早（2 ～ 5 d 内）达到全量；③速度从慢到快，即首日肠内营养输注 20 ～ 50 ml/h，次日起逐渐加至 80 ～ 100 ml/h，约 12 ～ 24 h 内输注完毕；④应用营养泵控制输注速度；⑤管道每 4 h 用 20 ～ 30 ml 温水冲洗 1 次，每次中断输注或给药前后均用 20 ～ 30 ml 温水冲洗管道。

（2）持续置管注食相关并发症的干预策略：呕吐或腹胀时减慢输注速度和（或）减少输注总量，同时寻找原因并对症处理，仍不缓解时改为肠外营养。出现腹泻（稀便＞ 3 次 / 天或稀便＞ 200g/d）可减慢输注速度和（或）减少输注总量，予以等渗营养配方，严格无菌操作，注意抗菌药物相关腹泻的诊断、鉴别诊断和治疗。出现便秘（0 次 /3 天）时注意加强补充水分，选用含有不可溶性膳食纤维营养配方，必要时予以通便药物、低压灌肠或其他排便措施。上消化道出血（隐血试验证实）临时加用质子泵抑制药。血性胃内容物＜ 100 ml 时，继续全量全速或全量减速（20 ～ 50 ml/h）喂养，每天进行胃液隐血试验 1 次，直至连续 2 次正常；血性胃内容物＞ 100 ml 时，暂停喂养，必要时改为肠外营养。

5. 间歇性置管注食的护理

间歇性置管可使消化道维持正常的生理功能，促进吞咽功能的恢复，手法简单、安全，且不会对皮肤黏膜造成压迫，避免长期置管所致的呃逆及反流性疾病等，减轻了重病感，不影响患者的吞咽训练及日常活动。护理重点包括置管操作的标准化，可培训家属和患者学会插管；管饲流质食物的种类应注意合理搭配；注食量较持续置管相比，可适当增加；注食频率根据患者营养和消化情况确定，一般为每天 4～6 次。

6. 治疗性经口进食的护理

当脑卒中患者经过吞咽评估后存在吞咽障碍，通过直接摄食训练，可以安全有效地经口进食时，称之为治疗性经口进食。

（1）进食体位：一般让患者取躯干 30° 仰卧位，头部前屈，辅助者位于患者健侧。

（2）进食姿势：吞咽时还要注意选择合适的进食姿势改善或消除吞咽误吸症状，主要的吞咽姿势有转头吞咽、侧头吞咽、低头吞咽及仰头吞咽。

（3）食物的性状和质地：应根据吞咽障碍的程度及阶段，本着先易后难的原则来选择，容易吞咽的食物特征为密度均一，有适当的黏性，松散且爽滑，通过咽及食管时容易变形、不易在黏膜上残留。

（4）一口量和进食速度：正常人液体为 1～20 ml，浓稠泥状食物 3～5 ml，布丁或糊状 5～7 ml，固体 2 ml。

（5）口腔清洁：吞咽障碍患者因唾液分泌减少或增多，口腔内自净能力下降、食物残渣存留、定植菌不能有效清除，更易导致误吸。常用的口腔护理方法包括：含漱法、传统口腔护理、负压冲洗式刷牙法、冷热口腔刷洗等。

（6）注意要养成良好的进食习惯，最好定时、定量、能坐起来不要躺着，能在餐桌上不要在床边进食。

7. 误吸的防护

（1）对于管饲的患者，确保喂养管位置正确，注食时尽量选择坐位或半卧位，注意胃残余量监测，及时清除口腔内分泌物，避免口腔残留物导致再次误吸或下行感染。

（2）当患者从管饲过渡到治疗性经口进食阶段，护士必须严格把控、谨慎地逐步调整治疗计划。尤其注意在进食环境、进食姿势和体位、一口量、食物选择和调配、喂食中误吸防护等方面进行把控。

（3）窒息紧急处理：吞咽障碍的患者床边应常规备有负压吸引装置。在患者进餐时，应注意辨识窒息的先兆并及时给予有效处理，如海姆利克急救法等。

七、运动障碍的护理

早期脑卒中偏瘫患者的肢体多为弛缓性瘫痪，脑卒中患者由于运动功能损害的持续存在，常常导致关节发生挛缩，易出现肩关节半脱位，发生率为 17% ～ 81%。由于患者的体位摆放或活动不当还可诱发加重肩痛、肩－手综合征、肢体肿胀、废用综合征、压疮等并发症的发生。

1. 体位摆放

（1）健侧卧位：健侧在下，患侧在上，头部垫枕，患侧上肢伸展位，使患侧肩胛骨向前向外伸，前臂旋前，手指伸展，掌心向下；患侧下肢取轻度屈曲位，放于长枕上，患侧踝关节不能内翻悬在枕头边缘，防止足内翻下垂。

（2）患侧卧位：患侧在下，健侧在上，头部垫枕，患臂外展前伸旋后，患肩向前拉出，以避免受压和后缩，肘伸展，掌心向上；患侧下肢轻度屈曲位放在床上，健侧屈髋屈膝向前放于长枕上，健侧上肢放松，放在胸前的枕上或躯干上。

（3）仰卧位：头部垫薄枕，患侧肩胛和上肢下垫一长枕，上臂旋后，肘与腕均伸直，掌心向上，手指伸展位，整个上肢平放于枕上；患侧髋下、臀部、大腿外侧放垫枕，防止下肢外展、外旋；膝下稍垫起，保持伸展微屈。

2. 肢体活动

脑卒中卧床期患者应坚持肢体关节活动度训练，尽早在护理人员的帮助下渐进性地进行体位转移训练。早期以锻炼上肢的伸肌和下肢的屈肌为活动原则；活动幅度和频率的选择依病情逐渐增加。

（1）急性期康复护理：急性期进行体位与良肢位的摆放；偏瘫侧肢体进行被动活动，运动时由上到下、由健侧肢体到患侧肢体、由近及远，有顺序地进行肢体的内收、伸展、主动、抗阻训练，活动时注意从大关节开始过渡到小关节，动作轻柔缓慢。

（2）恢复期康复护理：恢复期患者可以在康复师指导下

在床上活动、坐起、坐位训练，逐步到站立及站立平衡、迈步训练。①床上活动：在床上进行翻身训练、桥式运动等。②坐位训练：患者病情稳定就应尽早进行床上坐位训练，先进行床上坐位训练，再进行床边坐位训练，最后进行坐位平衡训练及坐位时身体重心转移训练。③坐到站起平衡训练：指导患者双手交叉，让患者屈髋、身体前倾，重心移至双腿，然后抬臀站起动作。④站立平衡训练：完成坐到站起动作后，可对患者一次进行扶站、平衡杠内站立、独自站立以及单足交替站立的平衡训练。⑤迈步训练：学习平衡杠内患腿向前迈步时，要求患者躯干伸直，用健手扶栏杆；重心移至健腿，膝关节轻度屈曲。

3. 常见并发症的护理

（1）肩关节半脱位：治疗上应注意矫正肩胛骨的姿势，早期良好的体位摆放，同时鼓励患者经常用健手帮助患臂做充分的上举活动。在活动中禁忌牵拉患肩，肩关节及周围结构不应有任何疼痛，如有疼痛表明某些结构受到累及，必须立即改变治疗方法和治疗强度。①预防：坐位时，患侧上肢可放在轮椅的扶手或支撑台上，或采取其他良好的肢位；站立时可用肩托，防止重力作用对肩部的不利影响。②被动活动：在不损伤肩关节及周围组织的情况下，维持全关节无痛性被动活动，避免牵拉患肢，而引起肩痛和半脱位。

（2）肩—手综合征：多见于脑卒中发病后 1～2 个月内，偏瘫性肩痛是成年脑卒中患肢最常见的并发症之一。表现为突然的手部肿痛，下垂时更明显，皮温增高，掌指关节、腕关节活动受限等症状。①预防措施：避免上肢手外伤、疼痛、过度牵张、长时间垂悬，已有水肿者应尽量避免患手静脉输液。②正确的体位摆放：早期应保持正确的坐卧姿势，避免长时间手下垂。卧位时患肢抬高，坐位时把患侧上肢放在前面的小桌上或扶手椅的扶手上。③患侧手水肿：护理人员可采用手指或末梢向心加压缠绕：用 1～2 mm 的长线，从远端到近端，先拇指，后其他四指，最后手掌手背，直至腕关节上。④主被动运动：加强患臂被动和主动运动，以免发生手的挛缩和功能丧失。

（3）废用综合征：是在急性期长期卧床，限制主动性活动的结果。限制活动使肌肉萎缩、骨质疏松、神经肌肉的反应性降低、心肺功能减退等而形成严重的"废用状态"。正确的康复护理和训练，尽早应用各种方法促进患侧肢体功能的恢复，利用健侧肢体带动患侧肢体进行康复训练，可防止或减缓健侧废用性肌萎缩的发生，还能促进患侧肢体康复。

八、言语功能障碍的护理

护理临床研究发现，70% 左右的脑卒中患者都会伴有一定程度的语言障碍。其中最常见的是失语和构音障碍。早期康复护理能有效促进脑卒中语言功能障碍患者康复。

1. 失语症的护理

（1）脑卒中早期失语症患者的康复目标主要是促进交流的恢复，帮助患者制订交流障碍的代偿方法，以及教育患者周围的人，促进其与患者积极交流、减少对患者的孤立、满足患者的愿望和要求。早期可针对患者听、说、读、写、复述等障碍给予相应的简单指令训练、口颜面肌肉发音模仿训练、复述训练，口语理解严重障碍的患者可以试用文字阅读、书写或交流板进行交流。

（2）命名性失语训练的重点是口语、命令、文字和称呼，可用生活中常用的物品给患者看，并让其说出名称和用途，逐渐过渡到较少见的物品，同时还要注意反复强化已掌握的词汇。

（3）运动性失语，主要是发音转换训练、文字和构音训练，由简单到复杂，让患者用喉部发"啊"音，然后再说常用单字，如"吃""喝""好"到"吃饭""喝水""好人"等单词，也可出示卡片，让患者读出上面的字，会说的词多了，再练习简单的语句，他人说上半句，患者说下半句，慢慢过渡到说整句话，然后再训练说复杂的句子，最后可让患者读简单的文章。

2. 构音障碍的护理

轻度至中度构音障碍的患者治疗时可依据构音器官评定的结果，按照呼吸→喉→腭和腭咽区→舌体→舌尖→唇→下颌运动的顺序，一步一步地进行。构音器官评定结果越低的部位即是构音训练的重要部位。可采用构音改善、克服鼻音化、克服费力音、语调训练、音量训练等方式进行训练；重度构音障碍时，可通过手法、图片板等方式进行训练。

3. 注意事项

（1）训练的时间安排上，应该根据患者的状态决定，状态差时可提前结束，状态好时可以适当延长训练时间。

（2）训练时要注意环境、选择适宜的器材以及需要根据患者的不同失语类型进行针对性的训练。

（3）确保交流手段：利用手势、笔谈、交流板等交流工具建立非语言交流的方式，确保现存状态下可能的交流。

（4）要充分理解患者，尊重患者的人格，让患者对自身障碍有正确的认识。

（5）注意心理治疗，增强患者自信心。

九、并发症的预防

（一）肺部感染的预防

呼吸系统感染是卒中患者最常见的并发症。主要包括卒中相关肺炎（SAP）、吸入性肺炎（AP）、机械通气并发呼吸机相关肺炎（VAP）。卒中患者建议尽早识别呼吸系统感染高危因素，应立刻实施相关预防措施。

1. 需关注患者的体位摆放（床头抬高≥ 30°）、体温监测、口腔清洁等方面。

2. 应全面评估患者的吞咽功能、神经功能（NIHSS 评分）、活动能力等，并注意识别发热、咳嗽、呼吸异常、血象异常等肺部感染表现。

3. 对于吞咽功能障碍患者，应结合患者吞咽障碍评估的结果，选择安全进食途径，预防误吸的同时，保证患者营养。

4. 自理能力缺陷患者，在安全的前提下尽早开展康复锻炼，早期肢体的康复训练能帮助卒中患者尽早站立，扩大活动范围，避免长期卧床。

5. 对出现疑似肺部感染的患者，应积极采取治疗措施：排痰训练如翻身拍背法，体位引流，胸部叩击与震颤等。

6. 对非人工气道和建立人工气道的卒中患者常规使用雾化祛痰，可有效预防和治疗呼吸系统感染发生。

7. 鼓励清醒患者进行深呼吸及有效咳嗽锻炼。

（二）泌尿系统感染预防

1. 尿失禁患者

尽量避免留置尿管，对男性患者可使用集尿器、保鲜袋或纸尿裤处理，女性患可垫护垫或穿纸尿裤，对有尿失禁的患者应注意会阴部皮肤的护理，及时更换尿垫、尿裤、集尿裤等，每天用温水清洗会阴，保持会阴部清洁干燥，防止臀红、湿疹等。

2. 尿潴留患者

给予留置导尿，但时间最好不超过 1 周，后期可改为间歇性清洁导尿和膀胱功能训练等。留置尿管期间，建议多饮水，每天冲洗会阴，引流袋应低于膀胱水平位置放置，防止尿液反流，不宜常规预防性使用抗生素，不常规行膀胱冲洗，并根据产品说明书按时更换尿管和尿袋。拔出尿管的最佳时机应在膀胱完全充盈，有强烈尿意时拔管，可降低尿路感染的发生率。

（三）便秘的预防

1. 养成晨起后和餐后定时排便的习惯。

2. 每天摄入 1.5 ～ 2.0 L 水，鼓励下床活动。

3. 多进食高纤维含量的食物，避免进食过少或食物过于精细，导致对结肠刺激减弱。

4. 积极治疗原发疾病，避免便秘的发生。

5. 出现负面情绪时，及时调整心理状态。

6. 避免使用与便秘相关的药物。

7. 对于有习惯性便秘的患者，须告知医生及时使用缓泻剂或开塞露通便，必要时行灌肠处理。

（四）下肢深静脉血栓的预防

1. 风险评估。对每一位脑卒中患者均需运用 Caprini 评分量表进行 VTE 风险评估，高风险患者每 3 天评估 1 次，中低危患者每周评估 1 次。

2. 常规对患者及家属进行深静脉血栓防治知识的宣教。鼓励患者多饮水、勤翻身、早期功能锻炼、下床活动、做深呼吸及咳嗽动作等。

3. 指导患者进行双下肢主动屈趾和背屈运动、足踝的旋转运动，股四头肌长收缩运动等，收缩与放松各 10 s，10 次为一组，每天 4 ～ 5 组。

4. 可采取穿戴梯度压力弹力袜、使用间歇充气加压装置及静脉足底泵进行物理预防，促使下肢静脉血流加速，减少血液滞留，降低下肢深静脉血栓的发生。

5. 对于高风险的患者在基础预防及物理预防的基础上，可根据医嘱进行药物预防。

6. 加强对患者肢体的观察，若出现一侧肢体肿胀，应报告医生进行下肢血管超声的检查，及时排查有无下肢深静脉血栓形成。

7. 一旦发现有下肢深静脉血栓形成，应抬高肢体高出心脏水平 20 ～ 30 cm 水平，禁止挤压、揉搓、按摩、热敷等。

（五）压力性损伤的预防

1. 评估

使用 Braden 危险因素评估表、Waterlow 危险因素评估表或 Norton 危险因素评估表对压力性损伤危险因素进行评估，高危患者每天评估 1 次，中低危患者每 3 天评估 1 次、病情变化随时评估记录。

2. 加强翻身

要求至少每 2 小时翻身 1 次，每次间隔时间至少 15 min，以达到组织减压的目的，翻身侧卧时为使皮肤承受的压力最小应采用 30°侧卧位。翻身后可采用三角翻身垫、马鞍形翻身垫等帮助患者保持翻身后体位。

3. 使用减压设施

包括空气床垫、凝胶床垫、水床垫、泡沫或海绵减压垫、羊皮减压垫等。

4. 用物选择

床单、衣裤的材质不佳，与皮肤接触时摩擦力增大，导致皮肤擦伤或温度升高，进而诱发皮肤压疮。因此，患者的床单、衣裤应该选择柔软、吸水的面料，避免选用亚麻类面料。

5. 保持床单位清洁平整

及时整理床单位，保持床单位清洁、平整。

6. 搬动患者的注意事项

搬运患者时避免拖、拉、拽、扯等动作。若患者体重过重，可采用 2 人、3 人或 4 人搬运法。搬动过程中注意保护患者皮肤，尽量减少摩擦力。

7. 若已发生压力性损伤可使用新型敷料

美皮康敷料、软聚硅酮泡沫敷料、水胶体泡沫敷料、软硅胶多层泡沫敷料、3M 无刺激屏障膜等。使用敷料时应注意敷料的面积应大于病变面积，一般情况下，敷料应 5 ～ 7 d 更换，当敷料潮湿、卷边或粘贴不牢固时随时更换。复杂伤口可请伤口造口师会诊，在专家指导下进行伤口处理。

十、心理和情感障碍的护理

脑卒中是一种严重影响患者生理功能、生活行为和生存质量的慢性身心疾病，卒中后患者存在不同程度的功能障碍，加之脑卒中患者疾病本身病程长，反复住院，治疗周期长，致死率、致残率和复发率较高，使其产生巨大的心理压力和经济负担，极易产生情绪和社会功能障碍，直接影响预后。

因此，护理人员要主动与患者进行沟通，了解其心理状态，认真倾听患者的想法，及时解决患者遇到的问题，增加患者的信任感。根据患者及其家属的接受能力与文化程度，为患者详细讲解有关脑卒中疾病的知识，康复过程中需要注意的事项，使患者对疾病产生正确的认识。

1. 根据卒中后患者的病情及体力情况，可以采用坐卧式"六字诀"功法练习，将意念、气息和动作协调统一，可以改善患者心情低落、抑郁、焦虑等负性情绪。

2. 可以采用五行音乐疗法，五行音乐疗法可有效改善患者的焦虑、抑郁情绪，提高其希望水平，减弱或消除疾病对患者造成的身心痛苦；可以采用正念减压，不对自己的情绪、想法、病痛等身心现象作价值判断，接受现状，愿意如实地观照当下自己的身、心现象。

3. 可以采用认知行为疗法，指导患者自己分析，存在哪些不合理的认知，正确的认知应该是什么，还可以让患者写日记做自我分析和训练；还可以采用渐进式肌肉放松疗法和情绪释放疗法，帮助患者释放消极情绪、抚平心理创伤。

十一、健康教育

1. 普及脑卒中的识别与救治知识。如何快速识别脑卒中；脑卒中最有效的治疗方式；脑卒中发病的相关因素等。

2. 指导患者规律服药，并注意观察药物的不良反应与不良反应，并根据药物的不良反应定期复查相关指标。

3. 做好基础疾病及脑卒中危险因素的管控，定期监测血压、血糖、血脂等，并控制在达标范围。

4. 引导患者建立健康的生活方式，纠正麻痹的态度和信念。

（1）饮食与营养：建议多吃蔬菜水果，适量进食谷类、牛奶、豆类和肉类等，使能量的摄入和消耗达到平衡。成人每日盐的摄入量 < 6 g；钾的摄入量 > 4.7 g；鱼类的摄入量 120 ～ 200 g。

（2）运动：成年人每次活动时间 ≥ 30 min、每周总时间 ≥ 150 min、中老年和高血压患者进行体力活动之前，应考虑进行心脏应激检查，制订个性化运动方案。

（3）控制体重：对于超重和肥胖者应该制订减肥计划：坚持低热量饮食（800 ～ 1500 kcal）；每周进行 200 ～ 300 min 的高强度体育锻炼；至少每周检测 1 次体重；持续坚持减肥计划 > 6 个月。

（4）戒烟：对于有心脑血管疾病危险的吸烟者来说，应以戒烟为目标，而使其认识到戒烟的益处，并积极鼓励其戒烟，努力提高戒烟意愿。

（5）限制饮酒：建议高血压患者不宜饮酒，如果饮酒，则每日酒精摄入量男性 < 25 g，女性 < 15 g。饮酒是甘油三酯升高的非常重要的危险因素，对于高血脂人群应严格限制酒精摄入。

5. 提高患者的依从性，落实脑心健康管理师的定期访视制度，坚持持续督导。

6. 持之以恒地进行康复锻炼。

（龚道恺　王芙蓉　杨花蓉）

参考文献

[1] 彭斌，吴波 . 中国急性缺血性脑卒中诊治指南 2018[J]. 中华神经科杂志，2018，51（9）：666-682.

[2] 张通，赵军，白玉龙，等 . 中国脑血管病临床管理指南（节选版）——卒中康复管理 [J]. 中国卒中杂志，2019，14（8）：823-831.

[3] 王毅，赵耀瑞 . 卒中后神经源性膀胱诊治专家共识 [J]. 中国卒中杂志，2016，11（12）：1057-1066.

[4] 国家卫生健康委脑卒中防治工程委员会 . 中国脑卒中防治指导规范（2021 版）. [EB/OL]. [2021-09-01]（2021-08-27）http://www.nhc.gov.cn/yzygj/s3593/202108/50c4071a86df4bfd9666e9ac2aaac605.shtml

[5] 中国卒中学会，卒中后吞咽障碍管理专家委员会 . 卒中患者吞咽障碍和营养管理的中国专家共识 [J]. 中国卒中杂志，2013，12（8）：973-983.

[6] 汪凯，董强，郁金泰，等 . 卒中后认知障碍管理专家共识 2021[J]. 中国卒中杂志，2021，16（4）：376-389.

[7] Winstein C J，Stein J，Arena R，et al. Guidelines for Adult Stroke Rehabilitation and Recovery: A Guideline for Healthcare Professionals From the American Heart Association/American Stroke Association[J]. Stroke，2016，47（6）：e98-e169.

[8] Calabrò RS，Sorrentino G，Cassio A，et al. Robotic-assisted gait rehabilitation following stroke: a systematic review of current guidelines and practical clinical recommendations[J]. Eur J PhysRehabil Med，2021，57（3）：460-471.

[9] Manning M，MacFarlane A，Hickey A，et al. Perspectives of people with aphasia post-stroke towards personal recovery and living successfully: A systematic review and thematic synthesis[J]. PLoS

One，2019，14（3）：e0214200.

[10] Chien WT，Chong YY，Tse MK，et al. Robot-assisted therapy for upper-limb rehabilitation in subacute stroke patients: A systematic review and meta-analysis[J]. Brain Behav，2020，10（8）：e01742.

[11] 中国急性缺血性脑卒中早期血管内介入诊疗指南 2018[J]. 中华神经科杂志，2018，51（9）：683-689.

[12] 董强，郭起浩，罗本燕，等．卒中后认知障碍管理专家共识 [J]. 中国卒中杂志，2017，12（6）：519-531.

[13] 窦祖林．吞咽障碍评估与治疗 [M]. 第 2 版．北京：人民卫生出版社，2018.

[14] 黄晓琳，燕铁斌．康复医学 [M]. 第 6 版．北京：人民卫生出版社，2021.

[15] 郑彩娥，李秀云．实用康复护理学 [M]. 第 2 版．北京：人民卫生出版社，2018.

[16] 张通，赵军．中国脑卒中早期康复治疗指南 [J]. 中华神经科杂志，2017，50（6）：405-412.

[17] 中华医学会，中华医学会杂志社，中华医学会消化病学分会，中华医学会全科医学分会，中华医学会《中华全科医师杂志》编辑委员会，消化系统疾病基层诊疗指南编写专家组．慢性便秘基层诊疗指南（2019 年)[J]. 中华全科医师杂志，2020，19（12）：1100-1107.

[18] 吴欣娟，李真，曹晶，等．住院脑卒中患者卧床常见并发症与出院后生活质量的相关性研究 [J]. 中华护理杂志，2019，54（10）：1445-1449.

[19] 南鹤，李爽．新冠肺炎期间老年脑卒中患者并发重症肺炎病原菌分析及其影响因素 [J]. 中国老年学杂志，2020，40（14）：2993-2996.

[20] 任之珺，夏欣华，程安琪，等 . 力学因素致压力性损伤的预防新进展 [J]. 护理研究，2017，31（10）：1167-1170.

[21] 张素秋，宋江莉，胡晋平，等 . 护士在全民健康管理中的作用探讨 [J]. 中国护理管理，2021，21（5）：656-658.

[22] 王秀峰 . 健康中国战略背景下强化全民健康管理的若干思考 [J]. 中华健康管理学杂志，2020，14（2）：105-109.

[23] 翁艳秋，张玲娟，饶东，等 . 脑卒中急救专科护士定位与岗位职责的质性研究 [J]. 中华现代护理杂志，2019，（21）：2645-2648.

[24] 高春鹏，胡叶文，巢宝华，等 . 脑心健康管理师培训实践 [J]. 中华医院管理杂志，2021，37（2）：144-146.

[25] 周雨诗，朱晓萍，尹小兵，等 . 综合卒中中心护理质量评价指标的研究进展 [J]. 中华现代护理杂志，2019，（27）：3560-3564.

[26] 楼敏，王伊龙，李子孝，等 . 中国卒中中心建设指南 [J]. 中国卒中杂志，2015，10（6）：499-507.

[27] 肖书萍，陈东萍，熊斌 . 介入治疗与护理 [M]. 第 3 版 . 北京：中国协和医科大学出版社，2021.

第13章
脑卒中防治相关救治流程

第一节　院外救治流程（图13-1）

具体院外救治流程详见院前急救部分。

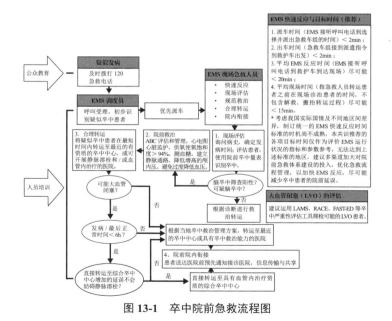

图 13-1　卒中院前急救流程图

第二节　院内救治流程

一、缺血性卒中的院内救治流程

（一）缺血性卒中的管理总流程（图13-2和图13-3）

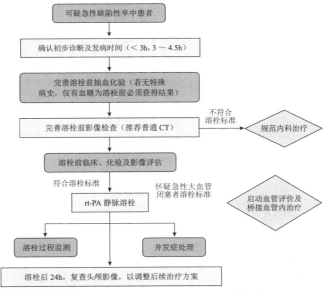

图 13-2　发病 4.5h 内缺血性卒中患者静脉溶栓部分管理流程

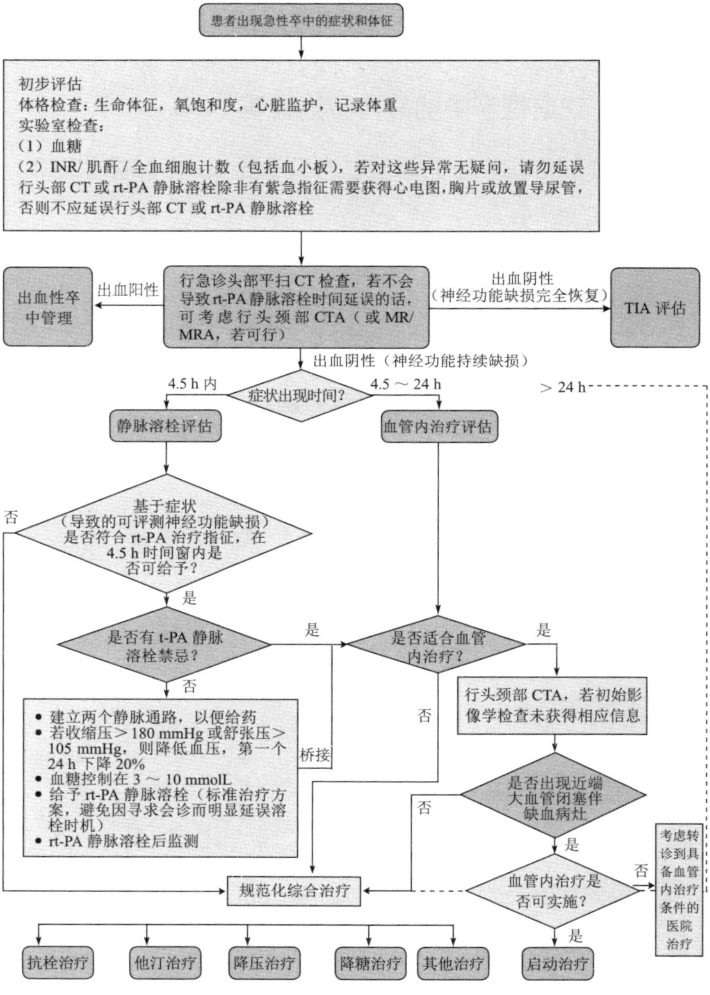

图 13-3　缺血性卒中患者急性期管理流程

（二）AIS 血管内治疗救治流程（图 13-4）

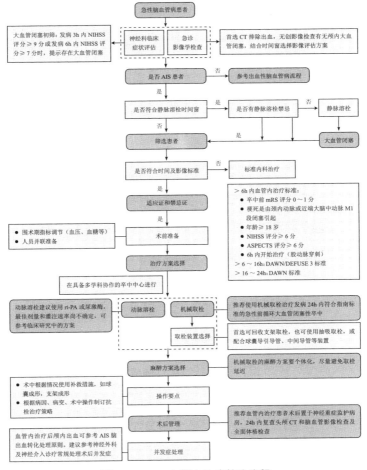

图 13-4 AIS 血管内治疗救治流程

（三）抗血小板治疗的管理总流程（图 13-5）

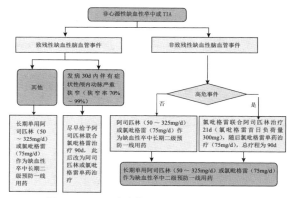

图 13-5　AIS 患者抗血小板聚集治疗流程

（四）并发症的管理总流程（图 13-6 和图 13-7）

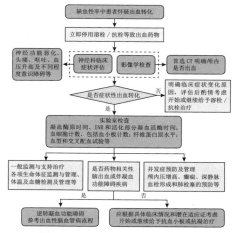

图 13-6　AIS 出血转化处理流程

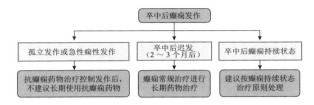

图 13-7　卒中发病后 24h 内首次癫痫发作处理流程

（五）隐源性卒中的管理总流程（图 13-8）

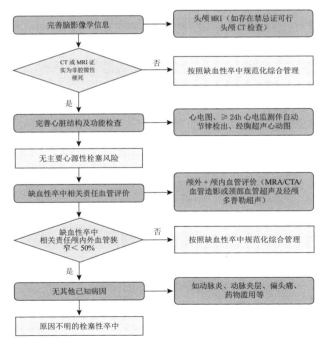

图 13-8　原因不明的栓塞性卒中诊断流程

（六）血压、血脂的管理总流程（图13-9和图13-10）

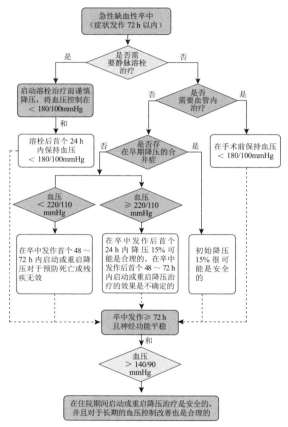

图13-9　AIS发病72h内血压管理

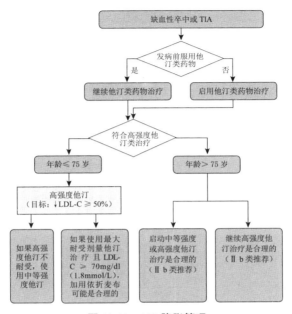

图 13-10　AIS 降脂管理

（七）后循环缺血性卒中的管理总流程（图13-11）

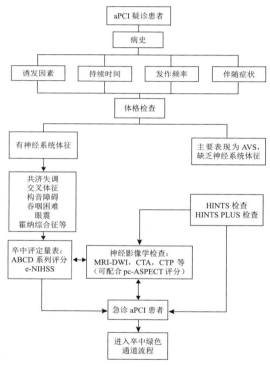

图 13-11　急性后循环缺血性卒中早期识别与评估流程

二、出血性卒中的院内救治流程

（一）脑出血的管理总流程（图 13-12 至图 13-14）

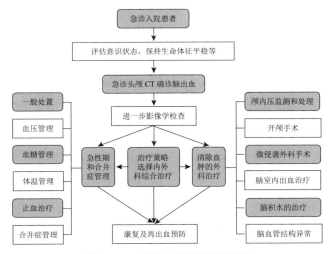

图 13-12　脑出血患者管理总流程

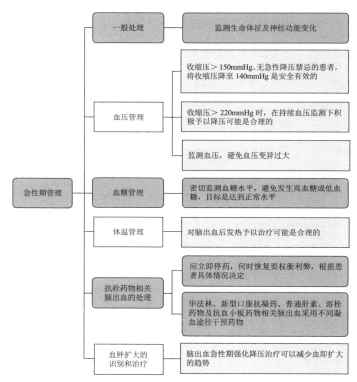

图 13-13　脑出血急性期管理流程

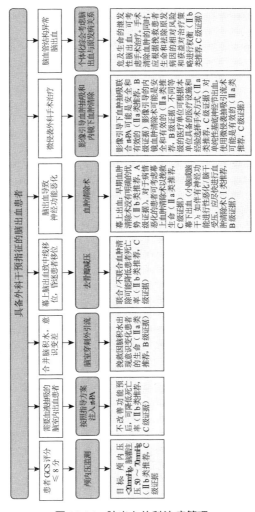

图 13-14 脑出血外科治疗管理

（二）蛛网膜下腔出血的管理总流程（图 13-15 和图 13-16）

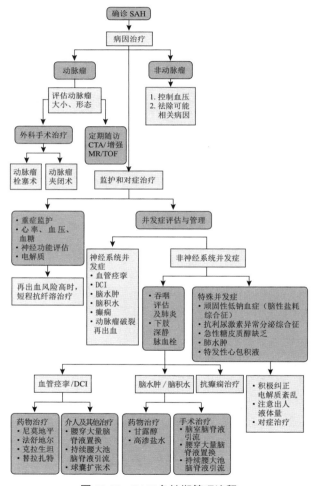

图 13-15　SAH 急性期管理流程

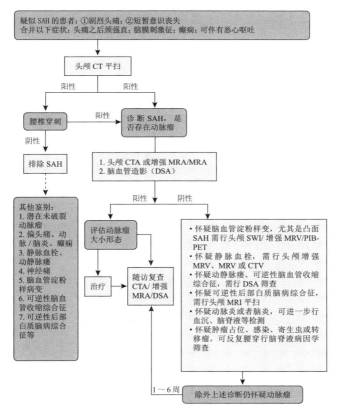

图 13-16　急性发病疑似 SAH 患者的临床诊断流程

（三）院内卒中的处置流程（图13-17）

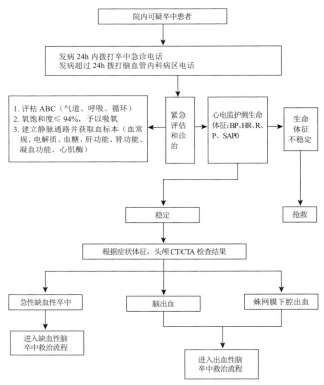

图 13-17　院内发生急性卒中处理流程图

（四）急性缺血性卒中再灌注治疗过程中的质量改进环节与质控建议（图 13-18）

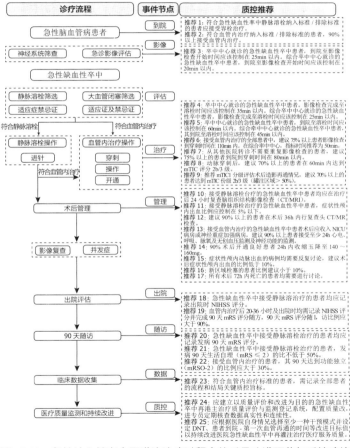

图 13-18　急性缺血性卒中再灌注治疗过程中的质量改进环节与质控建议

第14章
脑卒中防治相关工作制度

一、卒中中心工作人员职责

（一）卒中中心主任

全权负责卒中中心的管理，指导制订卒中中心的建设计划及其相关决策，调动医院所有资源保证卒中中心正常有效的运行。

（二）卒中中心副主任

协助中心主任负责卒中中心的日常工作的运转管理、医疗质量与安全管理以及工作效率的评估，对中心主任负责。

（三）卒中中心医疗总监

主要负责卒中中心的临床业务工作，对中心副主任负责。

（四）卒中中心行政总监

协助中心主任，负责卒中中心的行政管理和资源协调工作，协助医疗总监组织相关救治工作。对中心主任、副主任和医疗总监负责。

（五）卒中中心急救医护人员

具体负责卒中患者的诊断评估，治疗、抢救、转运和监护等，对中心医疗和行政总监及协调员负责。

（六）卒中中心辅助诊断人员

按卒中诊疗流程和时间节点的要求负责卒中患者的辅助检查和报告。

二、卒中中心行政管理制度

1. 实行卒中中心主任负责制，由医院业务院长担任主任，主要职责为领导卒中中心的人员、设备调配，并主持卒中中心的管理、业务工作会议，为卒中中心质量与安全的直接责任人。

2. 实行卒中中心救治工作总负责制度，由卒中中心医疗总监承担具体的技术工作，救治小组成员中神经内科、神经外科医师、影像超声科等科室的相关人员为各自技术领域的责任人，在医疗总监的具体指挥下，承担卒中诊疗相关专业工作。

3. 实行以制度管人管事的工作秩序，严格执行建立卒中救治的流程、路径与工作规范，遵循医院制订的医疗质量和安全管理的相关制度及各级各类人员岗位职责。

4. 实行严格的考核评估制度，工作质量的考核评估遵循相关疾病诊疗指南、技术操作规范及临床路径，工作行为考核评估遵循国家和省卫生计生行政部门制订的医务人员工作准则与职业守则，业务能力考核评估遵循国家和省级卫生计生行政部门制订的医务人员技术能力考核办法和医院下达的工作质量与工作数量指标综合考评。

5. 实行岗位责任制，明确卒中中心工作流程岗位及各岗位的职责、工作质量标准，并在一段时间内明确岗位专人。

三、卒中中心质量控制制度

1. 建立卒中中心质量管理组织，配备兼职人员负责质量管理工作。

2. 卒中中心每年修订质量管理方案，并配套制订岗位质量管理考核办法，考核结果与岗位人员的晋升晋级与绩效考核挂钩，切实落实质量管理"一票否决"。

3. 卒中中心质量管理的目标、指标、措施、效果评价等内容只针对岗位与患者的评价，与科室及个人的职位职称不挂钩，真正实现"同岗同责"。

4. 卒中中心质量考核与各相关科室的质量考核活动协同开展，纳入医院年度质量考核总体目标，实行"一人双考"，即列为卒中中心工作人员在卒中中心与所在科室双重考核，以卒中中心的考核为主。

5. 卒中中心至少每季度召开一次质量管理评议会，并形成质量报告，上报医院医务科、护理部和报送各卒中防治相关核心科室：神经内科、神经外科、急诊科、影像科、检验科、超声科、康复科、心内科、内分泌科、健康管理中心。

6. 卒中中心对每位工作人员的质量考评结果影响所在科室的考核、评优，并与所在科室的奖惩挂钩。

四、卒中中心会议制度

（一）会议类型

工作会议、联合例会、病例分析会议。

（二）会议时间

工作会议、病例讨论会每月一次；科室联合例会、质量与安全评议会每季度一次。

（三）参加人员

工作会议、科室联合例会由卒中中心主任、副主任、医疗总监、行政总监及医院相关职能管理部门负责人、相关科室负责人、协调员参加，必要时通知院前急救、网络医院和基层医院相关负责人或科室负责人参加。病例分析会议、质量与安全评议会由卒中中心副主任主持，医疗总监、医院相关职能管理部门负责人、相关科室负责人、协调员及急诊、神经内外科、影像超声科的相关医护人员参加。

（四）会议内容

1. 工作会议

传达上级或医院的相关工作要求。

讨论本月急性脑卒中病例救治情况。检讨工作流程及救治工作中存在的问题、成功及失败的典型病例分析。

管理与工作运行中存在的问题和科室间协调不到位的情况。

卒中网络协作点的拓展及工作协同情况。

人员培训、业务能力提升及新技术应用情况。

中心下阶段工作计划及具体工作部署。

2. 病例讨论会

（1）评价上月典型病例救治的成功经验。

（2）典型病例介绍：由指定医生介绍典型病例的诊疗过程和相关客观资料，最后展示时间轴。

（3）相关责任人就时间轴的延误环节进行解释和说明，共同分析、讨论延误的原因是属于主观原因还是客观因素所致。

（4）对本阶段的典型病例进行概括性归纳，提出存在的问题和改进意见，并对卒中中心的运行情况和存在的问题进行总结。

3. 质量与安全评议会

（1）质量控制人员汇报上次会议以来阶段性质量与安全监控指标数据分析结果。

（2）总结脑梗死患者的平均 DNT 时间、各类指标达标率、平均住院日、经济效益指标等。

（3）根据质量与安全监控指标数据，评议上季度质量与安全考核及绩效结果。

五、卒中中心值班制度

中心实行 24h 值班制。

工作人员必须 24h 保持手机通畅，随时查看卒中中心微信群里信息，必须服从卒中中心的调遣。

值班人员必须坚守工作岗位，认真履行工作职责，按卒中诊疗流程和规范做好本职工作。

认真书写卒中诊疗的相应表格或信息、病历文件。

严格执行医疗护理工作的规章制度、法律法规，廉洁行医。

以患者为中心，认真耐心细致回答患者家属的咨询，并提供相关内容的查询服务。

六、卒中中心会诊制度

急诊脑卒中患者初步诊疗后，若对于超早期脑梗死、脑出血、蛛网膜下腔出血、诊断不清，以及病情危重需会诊者，应及时申请会诊。

（一）神经内科会诊

由经治医师结合患者病情及头部 CT 表现，疑为急性脑卒中或不能明确诊断，需要神经内科医师会诊时，通知急诊科护士电话申请急会诊，认真书写病历。神经内科医师接通知后必须立即前往，并在 10 min 内到位会诊并按规定书写会诊记录。

（二）重症医学科会诊

对于病情危重，生命体征不稳定的患者通知急诊科护士电话请重症医学科会诊医师急会诊，详细记录病历，严密观察病情变化并及时处理。重症医学科医师接通知后必须立即前往，并在 10 min 内到位会诊并按规定书写会诊记录。

（三）鉴别诊断

在对急性脑卒中进行鉴别诊断时，需神经外科、心内科、呼吸科等其他相关学科的支持时及时请相应科室会诊，应邀会诊科室医师接到会诊通知后 10 min 内到位会诊并按规定书写会诊记录。

上述各项会诊，均应由申请会诊医师做好会诊前的准备工作，详尽报告病史及诊治经过，并全程陪同，做好会诊记录。应邀会诊医师要深入了解病史、详细体格检查，在此基础上，明确提出会诊意见。申请会诊医师要认真实施会诊意见。

七、急性卒中患者绿色通道制度

在院前急救过程中，对疑似急性卒中的患者均应按急性卒中病例处理。

患者到达医院急诊科 10 min 内，须有卒中中心救治组医师诊治，同时完成血常规、血糖、凝血功能标本采集和心电图检查，采集的标本应由工作人员送检。

卒中中心救治组医生在患者到达医院急诊科 15 min 内完成神经功能缺损评估（NIHSS 评分），并向患者家属或随同人员首次进行病情谈话。

患者到达医院急诊科 25 min 内，须进行头颅 CT 检查，并根据检查结果，向患者家属或随同人员第二次进行病情谈话，对确诊为急性脑梗死、有溶栓指征的进行溶栓评估，并与家属或随同人员谈话签订溶栓知情同意书，立即通知卒中病房进行溶栓治疗的准备工作。

对静脉溶栓时间窗内的急性脑梗死且同意实施溶栓治疗的患者，一键启动静脉溶栓流程。对不在静脉溶栓时间窗内的急性脑梗死患者，应立即收住院或联系具有动脉溶栓、血管内取栓或介入治疗能力的医院，根据患者的病情，在向患者家属或随同人员谈话知情告知同意的前提下，由医务人员和具有转运急救设备的车辆实施转诊。

对急性脑出血患者，按脑出血诊治流程处理。

急性卒中患者凭"卒中绿色通道就诊卡"实行"先救治，后付费"。

急性卒中患者医学检查检验结果报告时限，均按患者到达医院急诊科卒中诊室时开始计时。

（1）CT 检查 25 min 内出具报告，按危急值报告流程报告。

（2）检验科接收到标本后 30 min 内出具血常规、血糖、凝血结果报告，按危急值报告流程报告。

（3）急诊药房在接到处方后优先配药发药，或在卒中病房预备溶栓药物。

在急性卒中患者到达医院急诊科后的所有救治过程中须

由医院工作人员陪同、导引。

八、卒中中心绿色通道工作模式

统一建立各市和省级卒中中心"卒中救治小组微信群"。本群仅限于急性脑卒中患者诊治工作，其他事项严禁出现。群内成员要求实名制并署医院名称及手机号码。

卒中救治小组微信群。群主为卒中中心医疗总监，成员包括急救站医师、外院急救站医师、外院溶栓医师、急诊科医师、急诊科护士、门诊神经内科医师、神经内科绿道医师、神经内科绿道护士、神经介入科医师、神经介入科技师、神经介入科护士、麻醉科医师、影像科医师、影像科护士、检验科医师。

其中神经内科绿道医师、神经内科绿道护士、神经介入科医师排班表及联系方式每周一发布于微信群中并存留纸质版备查，并由卒中中心医疗总监管理。卒中绿色通道 24 h/7d 开放、全程医护陪护；卒中绿色通道先救治后付费；卒中绿色通道优先。

急诊科溶栓护士、神经内科溶栓护士值班时交接班管理便携式溶栓箱，标识有"卒中绿色通道溶栓箱"，内有清单、定期检测时间标牌，便携式溶栓箱能完成开放肘正中静脉、输生理盐水，卒中"专用"试管静脉采血，包括血常规、凝血功能、肝肾功能、电解质、血糖，快速血糖测定，血压管理；溶栓箱内盖附有以上操作规程；箱内有溶栓袖章（有卒中绿色通道优先标识）、内有"脑卒中绿色通道工作手册"。

神经内科溶栓医师值班时交接班管理便携式溶栓包，标识有"卒中绿色通道溶栓包"，内有清单，卒中绿色通道移动电话，溶栓袖章（有卒中绿色通道优先标识），卒中绿色通道病历，NIHSS 评分表，静脉溶栓适应证、禁忌证，介入血管内治疗适应证、禁忌证，静脉溶栓知情同意书，介入血管内治疗知情同意书，（以上资料为单页、标有姓名、性别、年龄、住院号，使用后与患者病历一同存档），卒中绿色通道宣传栏单页（供谈话时用），脑卒中绿色通道工作手册。

有外院头部 CT 平扫的患者，除非病情有加重，或外院 CT 诊断不明确，不给予复查头部 CT。

120 急救医生及各转诊医院医生与神经内科溶栓医师对接，排班每周一公布于"卒中救治小组微信群"，统一调配及分流患者去向。微信群内有急性脑卒中患者情况，3 min 守群医生未回复的，发微信人应电话通知，电话不通时逐级电话通知各院负责人直至科主任（医生临时特殊情况要适时更新并告知）。

120 急诊或外院联系转诊的脑卒中患者收治原则上遵循就近、方便及家属自愿原则。市区外按患者进城路线方向就近、方便原则，具体情况由急救车随车医生依据路途远近及交通状况等情况和微信群当值总住院医生依据介入室手术台占用等情况共同决定。

如有卒中绿色通道重大问题，可直接联系以下电话。

卒中中心医疗总监　　　电话：××××××××

卒中中心行政总监　　　电话：××××××××

卒中中心主任　　　　　　电话：×××××××××

九、卒中中心确保急性缺血性卒中患者 DNT < 60 min 的制度

头部 CT 远程传输，快速诊断以及缩短神经内科会诊时间，优化谈话方式和内容保证最短时间获得知情同意。

神经内科备溶栓药物。

患者入院 10 min 内完成心电图，急诊抽血送检，筛查禁忌证，25 min 内完成头部 CT，45 min 内获得急诊检验及 CT 结果，与家属进行再灌注治疗沟通，争取沟通时间在 10 min 内完成。

护士同时完成心电监护、吸氧、抽血化验。

即时记录溶栓相关时间节点。

十、急性卒中患者影像学检查优先制度

影像学检查诊断科室应将急性卒中患者影像学检查优先制度执行情况作为科室每月的质量监控指标进行考核。

急性脑卒中患者实施任何影像学检查，工作人员都不得以未交费为由，推诿患者。

明确急性卒中患者 CT 优先检查的机房，并有明确标识，CT 检查机房内按相关规范要求，配备急救药品、供氧装置和急救设施。

CT 室值班人员应与急诊科建立信息互通机制，确保接到急性卒中患者检查指令后，能在 20 min 内完成检查。

急性卒中患者的检查须由有资质的专业技师实施，并由有资质的医师及时书写报告，在 20 min 内按危急值报告流程完成报告。

因设备故障或临时停电等突发原因，在 30 min 内无法完成检查的，应即时向卒中中心主任报告，并按预案采取应对措施，并由卒中中心医疗总监向患者家属或随同人员说明情况，并签署知情告知书。

影像学检查诊断科室应定期对科室人员进行培训，提高对急性卒中的诊断水平。

影像学检查诊断科室应明确专人负责对抢救车内的药品及除颤仪器等设备进行检查，每年至少组织一次心肺复苏的演练。

十一、时间窗内脑梗死患者静脉溶栓无空床应急预案

为最大限度地给静脉溶栓患者提供及时、有效的救治，充分利用好科室资源，保证患者安全，特制订本规定。

（一）科室床位统一管理原则

科室床位实行由医院统一管理，主班负责协调，确保患者及时救治与床位的高效利用。

（二）急诊溶栓患者床位预留原则

1. 根据本科室收治静脉溶栓患者的规律，主班每日尽量

预留一张监护室床为晚夜班急诊静脉溶栓患者的备用床。

2. 管床医生每天上午开出第 2 天预出院患者的床号写在医生办公室黑板上，由主班下班前将相关情况发送到科室群内。

3. 值班医生与护士接班后，熟悉病房动态，了解第 2 天出院患者中，有哪些床位可以作为静脉溶栓的应急床位。

（三）无空床的处理

1. 值班人员接到急诊患者的入院通知后，提前在第 2 天出院患者中选择性与患者沟通，为急诊患者顺利入科做好各项准备工作。

2. 值班护士双人核对原患者的相关用物，列好清单，双人签名，妥善保管。与现入院患者提前告知，做好详细的宣教，取得患者的信任与配合。

3. 加强查对，医务人员要加强查对，做到班班交接，确保原患者与现入院患者的治疗护理准确无误。

4. 第 2 天早晨交班后，主班要马上为原患者安排合适的床位，做好相关安抚工作，给予患者更多的关照与方便。

5. 遇到预出院患者中无法调整床位时，可以从请假外宿患者中沟通，请求借用其床位，（由主管医生亲自与患者沟通较好），告知患者第 2 天 9 点钟到科室治疗，主班负责将床位协调安排。

6. 遇到预出院患者与请假外宿患者都不愿腾出床位时，值班人员拨打护士长及科主任电话。

十二、卒中中心相关科室仪器设备时间校对管理规定

为了准确记录卒中患者的每个时间节点，提高准确性和一致性，对卒中中心相关科室（神经内科、急诊科、急救站、介入室）时间校对规定如下。

1. 设定专人负责。

神经内科	×××	介入室	×××
急诊科	×××	急救站	×××
神经内科	×××	介入室	×××
急诊科	×××	急救站	×××

2. 固定校对时间：各相关科室时间校对负责人每周一上午 8—9 点钟进行时间校对，依据电子钟时间进行校对并做好记录、签名及存档。

3. 必须校对的仪器设备：心电图机、心电监护系统、除颤仪、DSA、伴随时钟、病区呼叫系统。

4. 每个仪器设备的时间校对方法。

5. 时间校对记录表样表见表 14-1，各科室依据此表格式制作时间校对记录表。

表 14-1　仪器设备时间校对记录表（神经内科病房）

校对日期	北京时间（时间校准网提供）		医生办公室电子钟	治疗室电子钟	溶栓室电子钟	溶栓室心电监护仪	心电图机	病区呼叫系统	电脑办公系统	签字
		校对前时间								
		校对后时间								
		校对前时间								
		校对后时间								
		校对前时间								
		校对后时间								
		校对前时间								
		校对后时间								
		校对前时间								
		校对后时间								
		校对前时间								
		校对后时间								
		校对前时间								
		校对时间								

6. 科室其他人员不得随意更改仪器设备时间。

7. 卒中中心将对相关科室的时间校对进行总管理，工作人员将不定期对各科室时间进行检查、校对。

8. 每月质量分析会前时间校对负责人需将时间校对记录拍照报送卒中中心质量控制学组。

十三、卒中中心人员培训制度

一、医院支持卒中中心开展本院医务人员、院前急救机构人员、基层医务人员和社会志愿者等各层次人员的培训工作。

二、职能部门负责组织对本院职工的卒中全员，包括管理层、医药技护、后勤及辅助人员培训，切实提高全员卒中现场救治能力与水平。

三、卒中中心组织对神经内科、神经外科和急诊科、影像超声诊断科医务人员的培训，掌握急性卒中诊治的最新进展与方法，熟悉急性卒中患者的救治流程及联络方式。

四、根据不同的培训对象，确定相应的培训内容。除急性卒中专业知识培训，还应注重卒中康复、健康宣教等方面知识的培训。

五、培训方法可采取现场授课讲座、网络培训、发放宣传资料等，建立考试考核机制，培训结束后应有考试考核的结果。

十四、卒中中心院内培训制度

医院举办一系列急性脑卒中相关知识和理论培训，全体员工，包括所有新入职的员工被分成不同的组来进行严谨的、全面的、长期的相关知识培训。

（一）培训目标

切实提高卒中中心急性脑卒中诊疗、救治水平。

（二）培训对象

根据不同培训内容，参加培训人员有所不同，主要包括以下六部分人员。

1. 院领导及职能科室领导。

2. 卒中中心核心科室成员，包括急诊科、神经内科、神经外科、ICU 等。

3. 卒中中心非核心科室成员，全院其他科室。

4. 导诊人员、保安、护工、保洁等。

5. 医院新员工。

6.120 急救中心工作人员。

（三）培训方法

1. 制订全员培训计划。

2. 授课讲座。

3. 发放电子版宣讲教育材料。在每次培训前根据培训人员的电子信箱将电子版材料发送至培训人员邮箱中。使培训人员在培训前就能够对相关内容有所了解，以提高培训的效果。

4. 培训采取签到方式。

（四）培训内容

1. 卒中中心的工作内容、意义及运作模式。

2. 院内发生急性脑卒中患者的处理流程。

3. 心肺复苏操作。

4. 急性脑卒中患者护理流程及相关护理章程。

5. 急性脑梗死的鉴别诊断。

6. 脑卒中筛查防治知识培训。

十五、卒中中心基层医疗机构培训制度

（一）培训目的

"卒中中心"积极参与对基层医疗机构进行有关急性脑卒中发作的体征和症状以及适当治疗方法的培训；与基层医疗机构共同制订了针对急性脑卒中患者的治疗策略和流程图，包括溶栓治疗的适应证、禁忌证。通过对基层医疗机构脑梗死、脑出血、蛛网膜下腔出血等急性卒中的诊断与鉴别诊断、治疗常规等培训，提高基层医疗机构识别急性脑卒中的水平、降低卒中的发生率、死亡率、致残率，以提高生活质量，改善预后。

（二）培训对象

与我卒中中心签署合作协议的基层医疗机构，重点是从事神经内科专业、急诊专业和重症监护专业的相关医护人员。

（三）培训方法

1. 授课讲座。集中授课，进行培训。

2. 发放宣传教育材料。通过网络媒介，将培训资料的电子版本，与培训前发给各基层医疗机构。

（四）培训内容

针对基层医疗机构的脑梗死、脑出血、蛛网膜下腔出血

等急性卒中的诊断与鉴别诊断、治疗常规等培训。

十六、卒中中心社区培训制度

（一）培训目的

"卒中中心"积极参与对社区内外进行有关急性脑卒中的体征和症状以及适当治疗方法的培训；通过对公众有关脑卒中的预防、表现、危险因素的校正及急救措施等培训，降低脑卒中的发生率及死亡率、致残率，提高生活质量，改善预后。

（二）培训对象

1. 社区的医护及医疗保健人员。

2. 市区的社区民众，特别是卒中的高危人群、患者及其家属。

（三）培训方法

1. 定期举办讲座或咨询会。

2. 发放宣讲材料。

3. 进行疑似脑卒中体征和症状的培训。

4. 互联网共享平台、微信公众信息等平台发布脑卒中的体征和症状以及早期诊断的培训。

（四）培训内容

1. 面向基层医护及医疗保健人员的培训课程

卒中中心建设的意义和流程。

急性脑卒中的救治流程。

急性脑卒中的介入治疗。

急性脑卒中的康复与运动疗法。

脑卒中的一级预防与二级预防。

脑卒中的鉴别诊断与互联网传输远程会诊。

2. 面向公众的培训课程

（1）大脑的基本结构功能与脑卒中的危害。

（2）脑卒中的早期症状与诊断手段。

（3）如何使用急救医疗服务（120 急救电话）与卒中中心网络服务平台。

（4）脑卒中的一级预防与危险因素校正，包括饮食指导、戒烟限酒、生活方式改善、运动锻炼与睡眠改善。

（5）脑卒中的二级预防与康复，包括药物处方、营养厨房、戒烟限酒、运动处方、心理处方和睡眠处方。

十七、卒中中心 CT 室工作制度

CT 室工作人员必须严格遵守操作规程及程序，操作期间严禁会客。

每天上班前共同搞好室内卫生工作，并对机器进行一次清理。工作人员进控制室需换鞋，患者进扫描室需要换鞋。

严格按照省、市收费标准收费。根据不同检查部位及层次由登记室统一划价。

CT 诊断坚持集体读片。急诊及加快者除外。

CT 增强离子型对比剂需先做过敏试验、家属签字；非离子型对比剂根据患者情况决定。

CT 机保养及维护由器械科及厂家工程师负责，并建立维修保养记录本。机器发生故障时及时通知器械科检修。工作人员遇到突然停电及时采取相应措施并通知相关科室。

CT 室实行 24 h 值班制，急诊优先。对于急性卒中患者，从接到启动 CT 室的指令到接受患者进行 CT 检查的时间 ≤ 20 min，从检查到报告时间 ≤ 20 min。

值班人员必须坚守岗位，不得擅离职守。值班期间负责科室和设备的安全。

十八、卒中中心超声科规章制度

科主任负责制，健全科室管理。各级人员应严格执行岗位责任制，做好各自工作职责，操作均由心脏超声检查专业人员负责。

申请单须由临床医师详细填写。包括姓名、性别、年龄、病史、体征及有关检查资料。住院患者应填写病区、床号及住院号等。

超声检查时工作人员应具有高度责任心，并要详细了解病情和做必要的听诊等检查。检查过程中不谈与检查无关的话题。遇有疑难问题或可疑病变难以确诊时，应立即向上级医师请示。

医院彩超室实行医生 24 h 值班，夜间或休息日均安排值班医生。急诊病例，临床医生在申请单上注明"急"字后应随到随查。如患者不能或不便移动，应做急诊床旁超声检查。

对于特殊患者，如高度怀疑主动脉夹层、肺栓塞等，保证从启动超声到实施检查的时间在 30 min 内，并做出诊断。

诊断报告应及时发出，书写报告要求规范。字迹清楚，超声所见描述详细。并提出影响意见供临床参考。诊断医生应签全名。报告单发出前，必须认真审阅，防止遗漏。

对超声检查的病例进行必要的随访登记，对漏诊、误诊病例要进行病例讨论，以便吸取教训。不断提高诊断符合率。每周有一次到病房随访，做好差错、事故的防范工作，杜绝差错事故发生。

特殊内容的超声检查，需要用药时，应查对药名、剂量、浓度、用法是否相符，药品有无变质、失效等。

进修医师原则上不上机操作。以观摩为主，协助做好相关工作。在受检者较少时，可上机练习。但需要由本科室医师在边上指导。同时进修医师要遵守劳动纪律和请假制度。

十九、卒中中心区域协同救治网络建设合作协议书（示例）

×× 医院卒中中心
区域协同救治网络建设合作协议书

甲方：×× 医院

乙方：×× 120 医疗紧急救援中心

为贯彻落实《国家卫生计生委办公厅关于提升急性心脑血管疾病医疗救治能力的通知》（国卫办医函〔2015〕189 号）

文件及湖北省××文件要求，加强对急性脑卒中患者规范化救治，促进院前、院内急救通道的密切合作与无缝隙对接，最大限度的缩短早期救治时间，最大程度挽救患者生命、减轻患者痛苦，有效降低疾病负担。根据有关法律、法规的文件精神，甲乙双方订立本协议书。

一、甲方权利和义务

1. 负责为乙方转诊的急性脑卒中患者提供最恰当的医疗支持。

2. 定期为乙方调度人员、医务人员提供卒中患者诊断、抢救、治疗等相关知识的培训。包括症状的识别、诊断与鉴别诊断、现场急救处理、转诊流程、远程会诊、远程传输、远程转运流程等，以学术讲座、业务指导和远程教学等多种方式为乙方医务人员提供急性脑卒中患者救治相关知识培训。

3. 为乙方提供医务人员培训、进修和科研工作等方面的便利条件。甲方需根据进修人员条件协调安排。

4. 定期举行联合例会、流程改进会等会议，持续改进医疗救治水平。

5. 在合作过程中，对乙方提供信息承担保密义务。

二、乙方权利和义务

1. 按照双方共同制订的关于急性卒中患者的急诊处理流程进行现场诊疗处理。

2. 将卒中患者院前诊断检查信息通过远程传输的方式，包括手机、无线/有线网络及微信等传输到甲方进行远程会诊。乙方根据实际情况选择患者转院方式，在规定时间、半径内将卒中患者转院至有救治条件医院的卒中心接受治疗。

3.乙方有义务参加甲方组织的联合例会及相关培训会议。

三、其他事宜

1.协议中未尽事宜，由双方共同协商，可立补充协议。补充协议和本协议具备同等法律效力。

2.本协议一式两份，双方各执一份，具有同等效力。本协议自双方法定代表人（或委托代理人）签字并加盖公章之日起生效，有效期叁年。

甲方（单位公章）：　　　　　乙方（单位公章）：

授权代表：　　　　　　　　　授权代表：

签订日期：　年　月　日　　签订日期：　年　月　日

二十、卒中相关手术诊疗登记表

（一）动脉瘤诊疗登记表

病因诊断为"颅内动脉瘤"的脑出血或蛛网膜下腔出血患者填写。

动脉瘤临床分类：○本次破裂致蛛网膜下腔出血 ○本次破裂致蛛网膜下腔出血合并脑出血○未破裂

有无既往动脉瘤破裂史：○有 ○无

Hunt-Hess 分级： 级，○未评（动脉瘤临床分类选"未破裂"时，Hunt-Hess 分级可不填）动脉瘤数量： 个（如果存在多个动脉瘤，请分别记录）

瘤 1

动脉瘤责任血管部位

是否手术：○是 ○否

侧　别	部位	大小	类型
左侧□ 右侧□	1. 颈内动脉 ICA（□颈段　□岩段 □破裂孔段　□海绵窦段　□床突段 □眼动脉段　□交通动脉段） 2. 后交通动脉 PComA　□ 3. 脉络膜前动脉 AChA　□ 4. 大脑前动脉 ACA（□ A_1　□ A_2 □ A_3　□ A_4　□ A_5） 5. 大脑中动脉 MCA（□ M_1　□ M_2 □ M_3　□ M_4　□ M_5　□大脑中动脉 M2 分叉处） 6. 椎动脉 VA（□ V_1　□ V_2　□ V_3 □ V_4　□ V_5） 7. 大脑后动脉 PCA（□ P_1　□ P_2 □ P_3　□ P_4） 8. 小脑前下动脉 AICA □ 9. 小脑后下动脉 PICA □ 10. 小脑上动脉 SCA □ 11. 前交通动脉 AcomA □ 12. 基底动脉（□BA-顶端　□BA-主干） 13. 其他（具体部位：　　　）	长：mm 宽：mm 高：mm 瘤颈：mm	梭形□ 囊状□ 夹层□ 假性动 脉瘤□

是否手术：○是 ○否

手术类型：□介入栓塞术　　□夹闭术　　□复合手术

手术时间：　年　月　日　　时　分

如果选"夹闭术"填写（选填）：

夹闭术动脉瘤治疗结果：□完全闭塞　□瘤颈残留　□部分瘤体残留□瘤体残留

夹闭术夹闭后载瘤动脉情况：□通畅　　□轻度狭窄（＜50%）　□严重狭窄（＞50%）

完全夹闭术过程中并发症：□有（并发症：□载瘤动脉闭塞　□术中动脉瘤破裂　□动脉瘤附近穿支血管闭塞　□其他并发症）　□无

如果选"介入栓塞术"填写（选填）

介入途径：□股动脉　□桡动脉

有无弹簧圈：□有：（弹簧圈个数　个）　□无

有无支架：□有：（支架名称：□ Wingspan　□ Solitaire　□ Enterprise　□ Lvis　□ neuroform　□ Pipeline　□ tubridge　□其他）　□无有无球囊：□有（球囊个数　个）□无

其他栓塞材料：□ Glubran　□ onyx　□其他　□无

介入后动脉瘤治疗结果：□完全闭塞 □瘤颈残留 □部分瘤体残留 □瘤体残留

介入后载瘤动脉情况：□无弹簧圈突出 □有弹簧圈突出 □载瘤动脉闭塞

栓塞术过程中有无并发症：□有　□急性血栓形成（部位：□动脉瘤颈附近　□载瘤动脉瘤颈以远 □载瘤动脉瘤颈近心端　□非载瘤动脉流域的血管）

□动脉瘤破裂　□动脉瘤附近穿支血管闭塞　□动脉夹层 部位：

□穿刺部位并发症

□其他术中并发症，说明：　　　　□无

注：如还有其他动脉瘤，如瘤 2、瘤 3……请在空白处按瘤 1 的形式填写，写明瘤 2、瘤 3……的侧别、部位、大小类型。

（二）CEA/CAS 手术登记表

确诊诊断为"颈动脉狭窄或闭塞"的患者填写。

异常项目		责任病灶部位		
		颈总（%）	球部（%）	颈内（%）
狭窄率	左 侧			
	右 侧			

是否有症状：〇无　〇有（缺血症状或脑梗死）手术治疗：〇是　〇否
手术开始时间：　年　月　日　时　分
手术部位：〇 LICA　〇 RICA
麻醉方式：〇全麻　〇局麻
实施的监测手段：〇 TCD　〇脑电图　〇其他
手术采取方式：〇标准式　CEA　〇外翻式　CEA〇　CAS　〇复合手术
是否采用补片：〇是　〇否

术后药物治疗：
抗血小板：〇是，药物名称：□阿司匹林　□氯吡格雷　□奥扎格雷
　　　　　　　　　　　　□双嘧达莫　□塞氯吡啶　□西洛他唑
　　　　　　　　　　　　□替罗非班　□其他
〇否 原因
抗凝：〇是，药物名称：□华法林　　□利伐沙班　　□达比加群
　　　　　　　　　　　□阿哌沙班　□依度沙班　　□低分子肝素
　　　　　　　　　　　□普通肝素　□其他
〇否
降压：〇是，药物种类：□ ACEI　　　　□ ARB　　　□利尿剂
　　　　　　　　　　　□ β 受体拮抗药　□钙拮抗药　□其他
〇否

并发症：□无 □脑梗死 □高灌注 □脑出血 □周围神经损伤 □切□感染
　　　　□继发性癫痫 □肺部感染 □泌尿系感染 □其他

（三）动静脉畸形 AVM 诊疗登记表

病因诊断为"动静脉畸形"的脑出血或蛛网膜下腔出血患者填写。

AVM 类型：○脑实质 AVM　　○脑膜脑 AVM
AVM 大小：○＜3cm（1 分）　○3～6cm（2 分）　○＞6cm（3 分）
AVM 部位特征：○大脑非功能区（0 分）○大脑功能区（1 分）
静脉引流位置：○浅表部（0 分）　　　　○深部（1 分）
Spetzler–Martin 评分：_____分（系统根据 AVM 大小、部位特征、引流位置分值相加而成）
有无静脉血栓：○有 ○无
是否手术治疗：○是 ○否
AVM 治疗时间：　　年　　月　　日　　时　　分
AVM 治疗策略：□栓塞术 □血肿清除术 □ AVM 切除术 □放射外科手术
□复合手术
治疗并发症：□无 □颅内出血 □脑梗死 □高灌注综合征 □正常灌注压突破 □其他

AVM 责任病灶位置：

左侧				右侧			
□额叶	□顶叶	□颞叶	□枕叶	□额叶	□顶叶	□颞叶	□枕叶
□小脑	□深部			□小脑	□深部		
中线部位：□脑干　□胼胝体　□其他，_____							

（四）烟雾病诊疗登记表

病因诊断为"烟雾病"的脑梗死、脑出血或蛛网膜下腔出血患者填写。

临床表现类型：□ TIA □脑梗死 □脑出血 □蛛网膜下腔出血 □头痛 □癫痫发作 □其他

既往是否有类似病史：○无 ○有，上次发病时间：　　年　　月　　日

既往手术情况：○有 ○无

烟雾状血管位置：○单侧 ○双侧

左侧　　　　右侧

□ 1 大脑前动脉 ACA　　　　□ 1 大脑前动脉 ACA

□ 2 大脑中动脉 MCA　　　　□ 2 大脑中动脉 MCA

□ 3 大脑后动脉 PCA　　　　□ 3 大脑后动脉 PCA

□ 4 其他　　　　　　　　　□ 4 其他

颅内外是否有代偿：○有 ○无

烟雾病本次发病是否手术治疗：○是 ○否

如果选择"是"

手术开始时间：　　年　　　月　　　　日

治疗方式：

左侧：□ STA/MCA 搭桥 □ STA 贴敷 □颞肌贴敷 □硬脑膜贴敷 □其他

右侧：□ STA/MCA 搭桥 □ STA 贴敷 □颞肌贴敷 □硬脑膜贴敷 □其他

手术治疗并发症：□无 □出血 □栓塞 □继发性癫痫 □感染 □其他

二十一、颅内外动脉狭窄血管内治疗流程

颅内外动脉狭窄血管内治疗具体流程详见图 14-1。

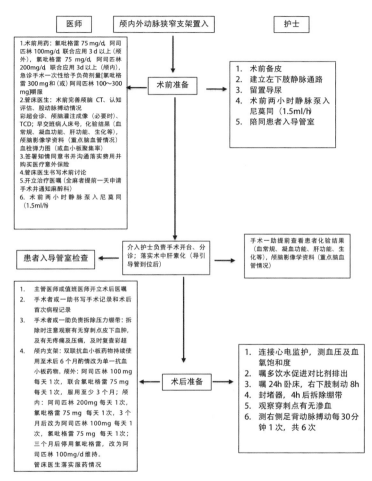

图 14-1 颅内外动脉狭窄血管内治疗流程

二十二、脑血管造影流程

见图 14-2。

筛选患者
- 主管医师根据适应证、禁忌证筛选需行脑血管造影患者
- 向上级医师汇报，上级医师查看患者，核实适应证、禁忌证，在病程记录记载
- 如患者有糖尿病史，术前行下肢动脉彩超评估血管情况

术前谈话、确定造影时间
- 手术医师与患者和（或）家属谈话，签字同意
- 管床医师开具血常规、血型、肝功能、血生化、凝血功能、输血前一套、心电图、胸片
- 如患者服药二甲双胍，停用 48 h
- 介入医师联系导管室，确定造影时间并向主管医师反馈

术前准备
- 管床医师：脑血管造影前，开立临时医嘱（生理盐水 4 袋、肝素、利多卡因）
- 填写申请单
- 通知护理组，晨会交班
- 术前 10 min 患者送达导管室

- 医生提前告知值班护士患者是否需要推车运送
- 如不需要推车，可护送患者步行或轮椅推送至导管室

- 护士：主班执行医嘱→通知管床护士→管床护士行术前健康指导（注意排空大小便）及心理护理→行双侧腹股沟区及会阴部备皮→左下肢留置针→术前配制右美托咪定 50 ml 备用→术前10 min 由值班护士（或辅助护士）送患者至导管室与介入护士交接→病床整理成暂空床
- 助手：提前到导管室开台，消毒、铺巾

脑血管造影术
- 介入医师：完成脑血管造影术
- 介入护士：按要求微泵推注右美托咪定，并观察患者生命体征、病情，及时向医师汇报
- 助手：主管医师或委托其他人员，负责病情观察，医嘱开立，协助介入医师完成脑血管造影术

术后管理
- 介入医师：手术结束后，初步向患者和（或）家属沟通病情
- 护士：管床护士（值班护士）接患者→行造影术后健康指导→遵医嘱测双足背动脉、观察穿刺部位有无渗血（入病房后半小时）、绷带有无松动或脱落、观察穿刺侧肢体皮温及肤色并做好护理记录
- 助手：护送患者回病房，书写造影记录、造影报告，并请手术医师签字，24 h 后拆除绷带
- 主管医师：术后第 3 天复查血生化

图 14-2 脑血管造影流程图

二十三、神经内科介入诊疗规范及管理制度

（一）目的

明确神经内科开展神经介入检查及治疗的病例准入标准，完成方法，各阶段责任人及工作内容，不良反应处理原则，从而全面、安全地完成该项工作。

（二）适用范围

本制度适用于神经内科全体医护人员，包括临床医护和介入组成员。

（三）内容

1. 病例准入标准

（1）全脑血管造影适应证：脑血管造影适用于脑血管性病变如动脉瘤、动静脉畸形、动静脉瘘、血管狭窄、栓塞、闭塞等，颅内占位性病变有定位体征者，颅脑损伤疑有血肿者，蛛网膜下腔出血需明确原因者。

（2）介入治疗的适应证：血管内动脉溶栓术，适用于脑梗死急性期；动脉血管成形术适用于狭窄血管支架置入血管再塑；出血性脑血管病的介入治疗适用于出血性脑血管疾病的病因处理，如颅内动脉瘤、动静脉畸形、动静脉漏的血管内栓塞；血管内药物灌注术。

2. 介入检查及治疗的禁忌证

高龄患者病情特别危重生命体征不稳的，有严重心、肾、

肝功能不全者，对比剂过敏者，有严重出血倾向者，患者有精神症状不能较好控制的，及其他不适用于血管内介入检查及治疗的情况，患者及家属不同意签字的。

3. 管床医生的工作内容

在上级医师领导下，根据患者病情，认真核实适应证及禁忌证，及时通知介入组医师，完善介入检查及治疗前准备工作，应完成血细胞分析、血型、凝血功能、肝功能、肾功能、胸片、心电图、输血前九项，完成检查术前医嘱，填写介入检查及治疗申请单，术前需禁食时应及时告知患者，护送患者至导管室，操作中应全程陪护，并护送患者返回病房，完成术后医嘱，仔细观察术后患者生命体征，观察穿刺侧下肢皮温，足背动脉搏动（每 0.5 小时一次，共 6 次），下肢有无浮肿，应及时向上级医师汇报及通知介入组医师并协同处理。术后第 3 天常规复查肾功能。

4. 介入组医师的工作内容

接到管床医师通知后，及时到床边核对患者病情，再次核对适应证及禁忌证，确认无误后，应及时和患者及家属做好沟通工作，仔细向患者及家属做好该检查及治疗的必要性及可能出现的并发症，征得患者及家属同意后，患者本人签署检查及治疗同意书，如因保护性医疗需要，可有患者家属代签，并同时签署授权委托书。组织完成术前讨论，参加人员应包括科室领导、介入组全体医师、护士，管床医师及科内 2 名副主任医师以上医师。因病情复杂需请上级医院会诊手术的应报医务科批准、备案，签署聘请会诊同意书，经科主任及患者或家属签字。及时联系麻醉科及导管室工作人员，合理安排手术时间。操作中应认真操作，避免损伤，注意无菌操作，术中严密观察患者生命体征及不良反应并及时处理。及时完成报告书写，术后 3 天应每日查看患者，观察和处理可能出现的并发症，注意影像资料的收集及保存。

5. 不良反应处理医嘱

（1）对比剂不良反应

轻度反应：面部潮红、眼及鼻分泌物增加、打喷嚏、恶心、头痛、头晕、皮肤瘙痒、发热与瘙痒，结膜充血，少数红疹、咳嗽、恶心、轻度呕吐、轻度荨麻疹等。处理：一般不需用药，症状可自行缓解，如需处理可静脉推注地塞米松 10mg，安静休息，吸新鲜空气，大量饮水，服抗组织胺药，或静脉注地塞米松 10mg，异丙嗪 25mg 肌注或苯海拉明 25mg，严密观察 30min 后方可护送患者离去。

中度反应：胸闷、气短、剧烈呕吐、腹痛腹泻、大片皮疹、结膜出血。表现为麻疹样皮疹，眼、面、耳部等水肿，胸闷气急、呼吸困难、发音嘶哑、肢体抽动等。中度呕吐，轻度喉头水肿和支气管痉挛等，血压也可呈暂时性下降，此类反应表现较危急，立即停止注射对比剂。处理：① 吸氧，保持呼吸道通畅，患者平躺并保持新鲜空气，鼻导管给氧或面罩给氧。②抗过敏药，异丙嗪 25mg 肌注，地塞米松 5～10mg。③对无高血压、心脏病、甲亢患者，用肾上腺素 0.25～0.5mg 皮下或肌内注射，危急时可稀释后缓慢静脉注射，地塞米松 10mg 静脉注射，可反复给药。④当血压下降合并心动过缓，血管迷走神经反应时，快速滴注血浆代用品500～1000 ml，阿托品0.5～3.0 mg，静脉注射；异丙肾上腺素0.25～0.5 mg，缓慢静脉注射。⑤出现呼吸困难，痉挛性咳嗽可用氨茶碱0.25 g静脉注射，每次0.25～0.5 g，以50%葡萄糖溶液20～40 ml稀释后缓慢静注，不得少于5 min注完；糖皮质激素250～500 mg泼尼松龙，静脉注射。⑥5～10 min后起效，必要时可静脉给予安定10 mg以镇静。⑦喉头水肿者用地塞米松5 mg，加肾上腺素1 mg作喉头喷雾。⑧呼吸抑制时，给呼吸中枢兴奋剂，如尼克刹米，每次0.25～0.5 g，皮下、肌内、间歇静注或咖啡因。

重度反应：循环衰竭、血压下降、脉搏细速、意识模糊、知觉丧失、心脏骤停、呼吸衰竭、喉与支气管痉挛，呼吸困难，并发肺水肿则吐大量泡沫样或粉红色痰。过敏性休克表现为面色苍白、四肢青紫、发冷、呼吸困难、肌肉痉挛、血压下降、心搏停止、意识丧失、可有惊厥等。上述反应的出现，往往危及生命，处理时必须迅速通知有关科室，就地急救处理。①出现休克，心动过缓，血压骤降时，立即取半坐位面罩吸氧。②建立静脉通道，快速滴注血浆代用品或林格氏液1500～2000 ml。③肾上腺素0.25～1 mg静脉注射，每隔10～15 min检查心功能，用药剂量依治疗效果而定，最大剂量为1 mg。④静脉注射糖皮质激素，在5～10 min后见效。多巴胺200 mg加入250 ml溶液，每分钟15～30滴，静脉滴注，剂量视效果而定。⑤支气管痉挛、喘鸣、哮喘急性发作时患者置于坐位，面罩吸氧，氨茶碱0.25 g静脉注射，肾上腺素 0.1 ～ 0.3 mg 静脉注射，必要时加量至 1 mg，视需要给安定 10 mg 静脉注射。⑥喉头水肿出现可行气管插管或大针头穿刺气管给氧，必要时将气管切开。⑦肺水肿可行气管插管，加压给氧，并静脉注射呋塞米 40 mg，可给吗啡 10 ～ 15 mg 静脉注射。

（2）股动脉穿刺并发症处理：主要包括穿刺部位皮下血肿，假性动脉瘤，动静脉漏，下肢缺血。主要由介入组医师完成。小的皮下血肿一般不用特殊处理，1 周左右即可自行吸收，大的血肿局部可以给予局部热敷，可明显缓解疼痛，为促进血肿吸收、消散，3 d 后可配合局部远红外线照射效果更佳。检查后常规给予局部加压包扎、动脉压迫器或沙袋压迫，嘱患者严格卧床休息及患肢制动并密切观察可减少或防止出血和皮下血肿的发生。

假性动脉瘤局部压迫疗法：徒手直接压迫动脉瘤，时间至少 30 min，压迫的力度以使血流不再进入动脉瘤但股动脉不被阻断为宜，即压迫时同侧足背动脉搏动应能触及，如一次不成功可反复进行。

超声指导下压迫：首先在超声下找到假性动脉瘤的瘤颈，将探头置于瘤颈的上方，然后在超声指导下压迫直至瘤颈部无血流通过，同时保持股动脉通畅，压迫 30 min 左右缓慢减压，再用弹力绷带加压包扎 24 h。

器械压迫：器械压迫是对超声指导下压迫的改进，同样在超声定位下进行。在准确定位后采用机械压迫装置替代超声探头或手进行持续的压迫。

下肢缺血及处理原则：下肢足背动脉搏动消失，皮温下降，下肢缺血。处理时需要及时观察下肢皮温，动脉搏动，适当减少穿刺点压迫力度，严重时请血管外科协助处理。

6.介入组工作值班表及联系方式

略。

（曹学兵　周敬华　龚道恺）

第15章
脑卒中防治工作相关评价量表

一、NIHSS 和 e-NIHSS 评分

具体见表 15-1 和表 15-2。

表 15-1 美国国立卫生研究院卒中量表（National Institute of Health stroke scale，NIHSS）

科室：_____ 姓名：_____ 性别：_____ 年龄：_____ 床号：_____ 住院号：_____

诊断：_____

项目	名称	反应和评分		评分
1a	意识水平	0—清醒 1—嗜睡	2—昏睡 3—昏迷/无反应	
1b	意识水平提问 （月份、年龄）	0—回答都正确 1—一个回答正确	2—回答都不正确	
1c	意识水平指令 （睁闭眼、握拳）	0—两个任务执行正确 1—一个任务执行正确	2—都不执行	
2	凝视	0—水平运动正常 1—部分凝视麻痹	2—完全凝视麻痹	
3	视野	0—无视野缺损 1—部分偏盲	2—完全偏盲 3—双侧偏盲	
4	面瘫	0—正常 1—轻微面肌无力	2—部分面肌无力 3—完全单侧面瘫	

项目	名称	反应和评分		评分
5	上肢抬举45° a 左 b 右	0—无漂移 1—不到 10 s 即漂移 2—不到 10 s 即落下	3—不能对抗重力 4—不能活动	
6	下肢抬举30° a 左 b 右	0—无漂移 1—不到 5 s 即漂移 2—不到 5 s 即落下	3—不能对抗重力 4—不能活动	
7	肢体共济失调	0—无共济失调 1—一个肢体共济失调 2—两个肢体共济失调		
8	感觉	0—无感觉缺失 1—轻度感觉缺失	2—重度感觉缺失	
9	语言	0—正常 1—轻度失语	2—重度失语 3—缄默或完全失语	
10	构音障碍	0—正常 1—轻度构音障碍	2—重度构音障碍	
11	忽视	0—无 1—轻度（丧失一种感觉形态） 2—重度（丧失两种感觉形态）		
总分		——		

注意事项包括以下七项。

1. 除了"语言功能"亚项目外，所有检查项目都应记录该患者的第一个反应，即使后面的反应可能更好。

2. 注意只记录患者做到的，而不是您认为他能够做到的。

3. 边检查边记录，尽量避免诱导患者。

4. 项目 7 "共济失调项"中，"一个肢体"是指一个上肢或下肢，即每位患者有四个肢体，而不是两侧肢体，如一位患者存在右侧肢体共济失调时，该患者应为两个肢体存在共济失调，记为 2 分，而不是 1 分，这在国内的临床试验中经常误解。

5. 项目 11 "忽视"，国内临床医生容易忽略，忽视项的检查主要为空间视觉忽视和触觉忽视，视觉忽视项可在检查 "视野" 时一并检查，如果患者有严重的视野缺损妨碍两侧的视觉信号刺激时，继续检查皮肤触觉忽视情况，若正常，则记为正常；如果患者失语但能关注两侧也是正常的。

6. 对于无法评价的项目，请记录评分为 "9"，计算机统计学处理时将之自动按缺省值处理。

7. 昏迷患者 NIHSS 评分如何评定？

（1）意识水平：对于 1A 项＜ 3 分的患者，应对各项逐个进行评定。

只有当患者对任何有害刺激（摩擦胸骨、压眶等）完全没有反应，仅有反射活动时，1A 项才评为 3 分。若 1A ＝ 3 分，其他项目应评定为：1B-意识水平提问为 2 分；1C- 意识水平指令为 2 分。

（2）凝视：根据是否能被头眼反射克服评定，若能被头眼反射克服评 1 分，若不能，评 2 分。

（3）视野：运用视威胁进行评定。

（4）面瘫：3 分。

（5）肢体运动：每个肢体给 4 分。

（6）共济运动：只有在存在共济失调时才能给予评分，若患者肌力下降无法完成指鼻、跟膝胫等检查，给 0 分。

（7）感觉：2 分。

（8）语言：3 分。

（9）构音障碍：2 分。

（10）忽视：昏迷意味着失去所有的认知能力，故给 2 分。

表 15-2　扩展版 -NIHSS（e-NIHSS）

检查	评分
1A. 意识水平 即使全面评价受限（如气管插管、语言障碍、气管创伤、绷带包扎等），检查者也必须选择 1 个反应。只在患者对有害刺激无反应时（不是反射），方记录 3 分	0= 清醒，反应灵敏 1= 嗜睡，轻微刺激能唤醒，可完成指令、回答问题 2= 昏睡或反应迟钝，需要强烈反复刺激或疼痛刺激才有非刻板反应 3= 昏迷，仅有反射性活动或自发性反应，或完全没反应、软瘫、无反射

检查	评分
1B. 意识水平提问 询问月份、年龄。仅对初次回答评分。失语和昏迷者不能理解问题记2分，因气管插管、气管创伤、严重构音障碍、语言障碍或其他任何原因不能说话者（非失语所致）记1分。可书面回答	0= 都正确 1= 一项正确 2= 两项均不正确
1C. 意识水平指令：要求睁眼、闭眼；非瘫痪侧握拳松开。仅对最初反应评分，有明确努力但未完成也给分。若对指令无反应，用动作示意，然后记录评分。对创伤、截肢或其他生理缺陷者，应给予一个适宜的指令	0= 都正确 1= 一项正确 2= 两项均不正确
2. 水平和垂直眼球运动 对自主或反射性（眼头）眼球运动记分。若眼球侧视能被自主或反射性活动纠正，记1分。若为孤立性外周神经麻痹（Ⅲ、Ⅳ、Ⅵ），记1分。对失语者，凝视是可测试的。对眼球创伤、绷带包扎、盲人或有视觉或视野疾病的患者，由检查者选择一种反射性运动来测试。建立与眼球的联系，然后从一侧向另一侧运动，偶尔能发现部分性凝视麻痹	0= 正常 1= 部分凝视麻痹（单眼或双眼凝视异常，但无被动凝视或完全凝视麻痹） 1= 眼球震颤和（或）Horner 征 2= 被动凝视或完全凝视麻痹（不能被头眼反射克服）
3. 视野 用手指数或视威胁方法检测上、下象限视野。如果患者能看到侧面的手指，记录正常。如果单眼盲或眼球摘除，检查另一只眼。明确的非对称盲（包括象限盲），记1分。全盲（任何原因）记3分，同时刺激双眼。若患者濒死记1分，结果用于回答问题11	0= 无视野缺失 1= 部分偏盲 2= 完全偏盲 3= 双侧偏盲（全盲，包括皮质盲）

（续　表）

检查	评分
4. 面神经、舌下神经、舌咽神经麻痹 言语指令或动作示意，要求患者示齿、扬眉和闭眼。对反应差或不能理解的患者，根据有害刺激时表情的对称情况评分。有面部创伤 / 绷带、经口气管插管、胶布或其他物理障碍影响面部检查时，应尽可能移至可评估的状态	0= 正常 1= 轻微（微笑时鼻唇沟变平、不对称） 2= 部分（下面部完全或几乎完全瘫痪，中枢性瘫） 3= 完全（单或双侧瘫痪，上下面部缺乏运动，周围性瘫） 3= 舌咽神经麻痹（软腭无力） 3= 舌下神经麻痹
5&6. 上下肢运动 置肢体于合适的位置，上肢伸展：坐位 90º，卧位时上抬 45º；下肢卧位抬高 30º。若上肢在 10 s 内下落、下肢在 5 s 内下落，记 1 ～ 4 分。对失语的患者用语言或动作鼓励，不用有害刺激。评定者可以抬起患者的上肢到要求的位置，鼓励患者坚持。依次检查每个肢体，自非瘫痪上肢开始。仅在截肢、肩或髋关节融合情况下，评分可以是 9 分，但检查者必须清楚地注明	上肢 0= 于要求位置坚持 10 s，无下落 1= 能抬起但不能维持 10 s，下落时不撞击床或其他支持物 2= 能对抗一些重力，但上肢不能达到或维持坐位 90º（或卧位 45º），较快下落到床上 3= 上肢快速下落，不能抗重力 4= 无运动 9= 截肢或关节融合，解释 5a. 左上肢；5b. 右上肢
	下肢 0= 抬高 30º 坚持 5 秒，不下落 1= 下肢在 5 秒末下落，但不撞击床 2= 下肢在 5 秒内较快下落到床上，但可对抗重力 3= 快速下落，不能抗重力 4= 无运动 9= 截肢或关节融合，解释 6a. 左下肢；6b. 右下肢

检查	评分
7. 肢体和躯干共济失调 目的是发现双侧小脑病变的迹象。检查时患者双眼睁开，若有视觉缺损，应确保在无缺损视野内进行。双侧指鼻、跟膝胫试验，共济失调与无力明显不成比例时记分。如患者不能理解或肢体瘫痪不记分。盲人用伸展的上肢摸鼻。若为截肢或关节融合，记录9分，并解释	0= 无共济失调 1= 一侧肢体有共济失调 1= 闭目难立征（＋） 2= 两侧肢体均有共济失调 2= 躯干共济失调或坐位不稳 如有共济失调 左上肢 1= 是 2= 否 9= 截肢或关节融合，解释 右上肢 1= 是 2= 否 9= 截肢或关节融合，解释 左下肢 1= 是 2= 否 9= 截肢或关节融合，解释 右下肢 1= 是 2= 否 9= 截肢或关节融合，解释
8. 感觉 测试时，用针尖刺激和撤除刺激观察昏迷或失语患者的感觉和表情。只对与卒中有关的感觉缺失评分。偏身感觉丧失者需要精确检查，应测试身体多处部位：上肢（不包括手）、下肢、躯干、面部。严重或完全的感觉缺失，记2分。昏迷或失语者记1或0分。脑干卒中双侧感觉缺失者记2分。无反应及四肢瘫痪者记2分。昏迷患者（1a=3）记2分	0= 正常，没有感觉缺失 1= 轻-中度，患者感觉针刺不锐利或迟钝，或针刺觉缺失，但有触觉 2= 严重-完全感觉缺失（面部、上肢、下肢无触觉）

（续　表）

检查	评分
9. 语言 要求患者描述图片上发生了什么、叫出物品名称、读所列的句子。从患者的反应以及一般神经系统检查中对指令的反应判断理解能力。若视觉缺损干扰测试，可让患者识别放在手上的物品，重复和发音。气管插管者手写回答。昏迷患者（1a=3），3 分，给恍惚或不合作者选择一个记分，但 3 分仅给哑人或一点都不执行指令的人	0= 正常，无失语 1= 轻 - 中度失语，流利程度和理解能力部分下降，但表达无明显受限。说话和 / 或理解能力的下降使得交谈困难或无法交谈。就所提供的材料进行交谈时，检查者能辨别患者所提供的图片和卡片信息 2= 严重失语，交流是通过患者破碎的语言表达，听者需推理、询问、猜测，能交换的信息范围有限，检查者感交流困难并不能辨别患者提供的资料 3= 哑或完全失语；无言语或听力理解能力
10. 构音障碍 若认为患者正常，行全面的语言检查，读或重复句子。若患者有严重失语，评估自发语言时发音的清晰度。若患者气管插管或其他物理障碍不能讲话，记 9 分，检查者必须明确注明。不要告诉患者为什么做测试	0= 正常 1= 轻 - 中度，至少有一些发音不清，最差者，虽有困难，但能被理解 2= 严重，言语不清，不能被理解，无失语或与失语不成比例，或失音 9= 气管插管或其他物理障碍，解释
11. 忽视症 前面的检查已获得足够的信息识别忽视。若患者严重视觉缺失影响双侧视觉的同时检查，皮肤刺激正常，则记为正常。若患者失语，但确实表现为对双侧的关注，记分正常。视觉空间忽视或疾病感缺失可作为忽视的证据。通过检验患者对左右	0= 无异常 1= 视、触、听、空间觉或个人的忽视；或对任何一种感觉的双侧同时刺激消失 2= 严重的偏身忽视或一种以上的偏身忽视；不认识自己的手；只能对一侧空间定位

（续　表）

检查	评分
侧同时发生的皮肤感觉和视觉刺激的识别能力来判断患者是否有忽视。把标准图展示给患者，要求他来描述。医生鼓励患者仔细看图，识别图中左右侧的特征。如果患者不能识别一侧图的部分内容，则定为异常。然后，医生请患者闭眼，分别测上或下肢针刺觉来检查双侧皮肤感觉。若患者有一侧感觉忽略则为异常	

二、格拉斯哥昏迷量表

具体见表 15-3。

表 15-3　格拉斯哥昏迷量表（Glasgow coma scale，GCS）

检查项目	患者反应		评分
睁眼反应（E）	任何刺激不睁眼	1	
	疼痛刺激时睁眼	2	
	语言刺激时睁眼	3	
	自己睁眼	4	
言语反应（V）	无语言	1	
	难以理解	2	
	能理解，不连贯	3	
	对话含糊	4	
	正常	5	

（续　表）

检查项目	患者反应		评分
非偏瘫侧运动反应（M）	对任何疼痛无运动反应	1	
	痛刺激时有伸展反应	2	
	痛刺激时有屈曲反应	3	
	痛刺激有逃避反应	4	
	痛刺激时能拨开医生的手	5	
	正常（执行指令）	6	
总分			

总分 15 分，8 分或以下为昏迷

三、改良 Rankin 量表

具体见表 15-4。

表 15-4　改良 Rankin 量表（modified rankin scale，mRS）

患者状况	评分标准
完全无症状	0
尽管有症状，但无明显功能障碍，能完成所有日常工作和生活	1
轻度残疾，不能完成病前所有活动，但不需帮助能照料自己的日常生活	2
中度残疾，需部分帮助，但能独立行走	3
中重度残疾，不能独立行走，日常生活需别人帮助	4
重度残疾，卧床，二便失禁，日常生活完全依赖他人	5

改良 Rankin 量表是用来衡量脑卒中后患者的神经功能

恢复的状况。黑体字显示了每一级别的正式定义，并给予了进一步指导，以期减少不同观察者间可能产生的误差，但对面谈的架构没有要求。请注意仅考虑自脑卒中以后发生的症状。假如患者无须外界帮助，可在某些辅助装置的帮助下行走，则被视为能够独立行走。

如果两个级别对患者似乎同样适用，并且进一步提问亦不太可能做出绝对正确的选择，则应选择较为严重的一级。

0：完全没有症状。尽管可能会有轻微症状，但患者自脑卒中后，没有察觉到任何新发生的功能受限和症状。

1：尽管有症状，但未见明显残障，能完成所有经常从事的职责和活动。患者有由脑卒中引起的某些症状，无论是身体上还是认知上的，例如影响到讲话、读书、写字，或身体运动，或感觉，或视觉，或吞咽，或情感，但可继续从事所有脑卒中以前从事的工作、社会和休闲活动。用于区分级别1和2（见下）的关键问题可以是，"是否有些事情你过去经常做，但直到脑卒中以后你不能再做了？"。频率超过每月一次的活动被认为是经常性（usual）活动。

2：轻度残障，不能完成所有以前能从事的活动，但能处理个人事务而不需帮助。某些脑卒中以前可以完成的活动，如开车、跳舞、读书或工作，脑卒中后患者不再能够从事但仍能每日照顾自己而无须他人协助。患者能够不需要别人的帮助进行穿衣、行走、吃饭、去卫生间、准备简单的食物、购物、本地出行等。患者生活无须监督。设想这一级别的患者可在无人照顾的情况下单独居家一周或更长时间。

3：中度残障，需要一些协助，但行走不需要协助。在这一级别，患者可以独立行走，可借助辅助行走的器械，能够独立穿衣、去卫生间、吃饭等，但是更复杂的任务需要在别人协助下完成。例如，需要他人代替完成购物、做饭或打扫卫生的工作，和一周不止一次看望患者以确保完成上述活动。需要协助的不仅是照顾身体，更多的是给予建议，比如，在这一级别的患者将需要监督或鼓励来处理财务。

4：重度残障。离开他人协助不能行走，以及不能照顾自己的身体需要。患者需要其他人帮助打理日常生活，无论是行走、穿衣、去卫生间或吃饭。患者需要每天照看至少一次、通常是二次或更多次，或必须和看护者住得很近。为区分级别 4 和级别 5（见下），考虑患者是否能够在一天当中，常规单独生活适当的时间。

5：严重残障。卧床不起、大小便失禁、需持续护理和照顾。虽然不需受过培训的护士，但需要有人整个白天和夜间数次照看。

四、预测非瓣膜性心房颤动患者发生缺血性卒中风险的评分量表

具体见表 15-5 和表 15-6。

表 15-5 CHADS2 评分

危险因素	分数
充血性心力衰竭或左心室功能障碍（C）	1
高血压病（H）	1

危险因素	分数
年龄≥75 岁（A）	1
糖尿病（D）	1
卒中 /TIA 或血栓栓塞病史（S）	2
累计得分	

0 分为低危，1 分为中危，2 分及以上为高危。低危组，可给予阿司匹林或不治疗；中危组，给予一种口服抗凝剂或阿司匹林治疗；高危组，建议给予抗凝治疗

表 15-6　CHA2DS2-VASc 评分

危险因素	分数
充血性心力衰竭 / 左心室功能障碍（C）	1
高血压病（H）	1
年龄≥75 岁（A）	2
糖尿病（D）	1
卒中 /TIA 或血栓栓塞病史（S）	2
血管疾病（V）	1
年龄 65—74 岁	1
性别为女性（Sc）	1
累计得分	

心力衰竭指左心室射血分数≤40%，血管病变指心肌梗死、复合型主动脉弓粥样硬化斑块以及外周动脉疾病。男性积分≥2 分需要抗凝药物治疗，1 分倾向于抗凝，0 分不推荐抗凝；女性积分≥3 分需要抗凝药物治疗，2 分倾向于抗凝，0 ～ 1 分不推荐抗凝

五、预测接受抗凝治疗心房颤动患者发生出血风险评估量表

具体见表 15-7。

表 15-7　HAS-BLED 评分

危险因素	分值
H 高血压（收缩压＞ 160 mmHg）	1
A 肝、肾功能异常（各 1 分）	1 或 2
S 卒中史	1
B 出血史	1
L 异常 INR 值（INR 波动）	1
E 老年（＞ 65 岁）	1
D 药物（联用抗板药或非甾体抗炎药）或嗜酒（各 1 分）	1 或 2

INR. 国际标准化比值

积分≥ 3 分提示出血"高危"，出血高危患者无论接受华法林还是阿司匹林治疗，均应谨慎，并在开始抗栓治疗之后加强复查

异常的肝功能指慢性肝病，如肝硬化；显著的生化指标紊乱，如胆红素＞正常值上限的 2 倍，并且谷丙转氨酶 / 谷草转氨酶 / 碱性磷酸酶＞正常值上限的 3 倍等；肾功能异常指慢性透析或肾移植或血清肌酐≥ 200 μmol/L；出血指既往有出血病史和（或）出血的诱因，如出血体质、贫血等；INR 值不稳定指 INR 值易变 / 偏高或达不到治疗范围，如＜ 60%；药物 / 饮酒指合并用药，如抗血小板药、非甾体类抗炎药，嗜酒等。

六、ASPECT 评分量表

具体见表 15-8。

表 15-8　ASPECT 评分量表

前循环				后循环	
皮层下结构区域	得分	大脑中动脉皮层	得分	项目	得分
（1）尾状核 C	1	（4）大脑中动脉前皮质区 M_1	1	（1）脑桥任何部位	2
（2）豆状核 L	1	（5）岛叶皮质 I	1	（2）中脑任何部位	2
（3）内囊 IC	1	（6）大脑中动脉岛叶外侧皮质区 M_2	1	（3）左侧小脑	1
		（7）大脑中动脉后皮层区 M_3	1	（4）右侧小脑	1
		（8）M_1 上方的大脑中动脉皮层 M_4	1	（5）左侧丘脑	1
		（9）M_2 上方的大脑中动脉皮层 M_5	1	（6）右侧丘脑	1
		（10）M_3 上方的大脑中动脉皮层 M_6	1	（7）左侧大脑后动脉供血区	1
				（8）右侧大脑后动脉供血区	1
前循环 ASPECTS 评分 =10 － 所有区域总分（早期缺血改变每累及一个区域减 1 分） 最低分：0，最高分：10；得分越高预后越好 前 10 项评分总分为 10 分。0 分提示弥漫性缺血累及整个大脑中动脉				后循环 ASPECTS 评分(pc-ASPECTS)总分 10 分，评分建议采用 CTA 原片或 DWI 评估更加准确	

评分：_____　评分者签名：_____　评分时间：_____

七、SPI- Ⅱ 量表

具体见表 15-9。

表 15-9　SPI- Ⅱ 量表

危险因素	分值
年龄＞ 70 岁	2
重度高血压	1
糖尿病	3
冠心病	1
充血性心力衰竭	3
既往卒中	3
卒中（非短暂性脑缺血发作）	2
总分	15

0 ～ 3 分为低危，4 ～ 7 分为中危，8 ～ 15 分为高危；重度高血压指收缩压 ≥ 180 mmHg 和（或）舒张压≥ 100 mmHg

八、Essen 量表

具体见表 15-10。

表 15-10　Essen 量表

危险因素	分值
年龄 65—75 岁	1
＞ 75 岁	2
高血压	1
糖尿病	1
既往心肌梗死	1
其他心血管疾病（除外心肌梗死和心房颤动）	1
周围动脉疾病	1

（续　表）

危险因素	分值
吸烟	1
既往短暂性脑缺血发作或缺血性卒中	1
总分	9

0 ～ 2 分为卒中复发低风险患者，3 ～ 6 分为卒中复发高风险患者

九、ABCD 评分系统

具体见表 15-11。

表 15-11　ABCD 评分系统

评分方法		ABCD	ABCD2	ABCD3-Ⅰ
年龄	≥ 60 岁	1	1	1
血压	≥ 140/90 mmHg	1	1	1
临床表现	单侧肢体无力	2	2	2
	言语障碍不伴肢体无力	1	1	1
症状持续时间	≥ 60 min	2	2	2
	10 ～ 59 min	1	1	1
糖尿病		无	1	1
双重短暂性脑缺血发作病史		无	无	2
影像学	DWI 高信号	无	无	2
	颈动脉狭窄 ≥ 50%	无	无	2
总分		0 ～ 6	0 ～ 7	0 ～ 13

ABCD 评分系统总分为 6 分，≤ 3 分为低危，> 3 分为高危；ABCD2 评分法总分为 7 分，< 4 分为低危，4 ～ 5 分为中危，> 5 分为高危；ABCD3-I 评分法总分为 13 分，≤ 3 分为低危，4 ～ 7 分为中危，≥ 8 分为高危

十、缺血性脑卒中患者 TOAST、CISS、ASCO 病因分型

（一）TOAST、CISS 分型

分为五个亚型，具体见图 15-1。

1. 大动脉粥样硬化性。

2. 心源性栓塞。

3. 小动脉闭塞。

4. 其他已知病因的急性卒中。

5. 不明原因的卒中。

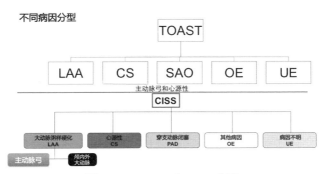

图 15-1　TOAST 和 CISS 分型

（二）A-S-C-O 分型

2009 年，来自法国、美国等专家出版了一个全新的分型方式，被称为 ASCO 分型，包括动脉粥样硬化血栓形成（atherothrombosis）、小血管病（smallvesseldisease）、心源性

（cardiaccauses）和其他原因（otheruncommoncauses）。

1. 每一种分型都分成 5 级，所以可能有 625 种组合：Grade1 为此次卒中的确定病因；Grade2 为因果关系不确定；Grade3 为与此次卒中无关的病因，但疾病存在；Grade0 为无此病因存在；Grade9 为未做此病因的检查。

2. 根据检查工具不同，证据等级分成三级：A 为金标准检查工具或诊断标准确诊；B 为非直接证据或非金标准检查工具诊断；C 为在没有金标准检查工具或诊断标准的情形。

十一、蛛网膜下腔出血 Hunt-Hess 分级法、WFNS 分级、Fisher 及改良 Fisher 分级

具体见表 15-12 至表 15-14。

表 15-12　Hunt-Hess 分级法

分类	临床表现
0 级	未破裂动脉瘤
Ⅰ级	无症状，或轻度头痛，轻度颈项强直
Ⅱ级	中至重度头痛，颈项强直，或颅神经瘫痪
Ⅲ级	嗜睡或混乱，轻度局灶神经功能缺损
Ⅳ级	昏迷，中等或重度偏瘫
Ⅴ级	深昏迷，去脑强直，濒死状态

对于严重的全身性疾病，如高血压肾病、糖尿病、严重动脉硬化、慢性阻塞性肺疾病或血管造影发现严重血管痉挛者，分级加 1 级。

表 15-13　蛛网膜下腔出血 WFNS 分级

WFNS 分级	GCS 评分	运动缺陷
I	15	无
II	14 ～ 13	无
III	14 ～ 13	有
IV	12 ～ 7	有或无
V	6 ～ 3	有或无

表 15-14　Fisher 分级及改良 Fisher 分级

分级	Fisher 分级	改良 Fisher 分级
0	—	没有 SAH 或 IVH
1	没有蛛网膜下腔出血（SAH）或脑室内出血（IVH）	最小量或薄的 SAH，两侧脑室未见出血
2	弥散的、薄的 SAH，没有血块，厚度＜ 1 mm	最小量或薄的 SAH，两侧脑室均见出血
3	较厚积血，垂直厚度＞ 1 mm（大脑纵裂池、岛池、环池）或水平面上（侧裂池、脚间池）长 × 宽大于 5 mm×3 mm	广泛蛛网膜下腔出血，两侧侧脑室未见出血
4	颅内血肿或脑室内积血，但基底池内无或少量弥散性出血	广泛蛛网膜下腔出血，两侧侧脑室均见出血

应观察蛛网膜下腔出血后 5 d 内的 CT 扫描，CT 图片应具有充分的横径和纵径，垂直层面是指在垂直的蛛网膜下隙内，包括岛池、环池，以及半球之间的空间。

十二、日常生活能力评定 BarthelIndex（BI）评分量表

具体见表 15-15。

表 15-15　日常生活能力评定 BarthelIndex（BI）评分量表

科室：_____姓名：_____性别：_____年龄：_____床号：_____住院号：_____
诊断：_____

项目	分类及评分		
1. 大便	0= 失禁或昏迷	5= 偶尔失禁（每周＜1 次）	10= 能控制
2. 小便	0= 失禁或昏迷或需由他人导尿 5= 偶尔失禁（每 24 小时＜1 次，每周＞1 次） 10= 能控制		
3. 修饰	0= 需帮助 5= 独立洗脸、梳头、刷牙、剃须		
4. 用厕	0= 依赖别人　　　　5= 需部分帮助　　　10= 自理		
5. 吃饭	0= 依赖别人 5= 需部分帮助（夹饭、盛饭、切面包） 10= 全面自理		
6. 转移床椅	0= 完全依赖别人，不能坐 5= 需大量帮助（2 人）能坐 10= 需少量帮助（1 人）或指导 15= 自理		
7. 活动 （步行）	0= 不能步行（在病房或其周围，不包括走远路） 5= 在轮椅上独立行动 10= 需 1 人帮助步行（体力或语言指导） 15= 独立步行（可用辅助器）		
8. 穿衣	0= 依赖 5= 需 1 人帮助 10= 自理（系、开纽扣，关、开拉锁和穿鞋）		
9. 上楼梯	0= 不能　　5= 需帮助（体力或语言指导）　10= 自理		

（续　表）

项目	分类及评分
10. 洗澡	0= 依赖　5= 自理
总分	
结论	≤ 40 分：重度功能障碍，生活不能自理；41 ～ 60 分：中度功能障碍，生活部分自理 ≥ 60 分：生活大部分自理 100 分：正常

评定者：　　　　　　　日期：

十三、脑卒中患者吞咽功能评估（洼田饮水试验）

具体见表 15-16。

表 15-16 脑卒中患者吞咽功能评估（洼田饮水试验）

科室：_____姓名：_____性别：_____年龄：_____床号：_____住院号：_____

诊断：_____

饮水试验：让患者喝下两三口一茶匙水，如果无问题，嘱患者取坐位，将 30 ml 温水一口咽下，记录饮水情况，请在具体情况后面的评定结果一栏内打"√"。

级别	评定标准	评定结果
I	可一口喝完，无噎咳	
II	分两次以上喝完，无噎咳	
III	能一次喝完，但有噎咳	
IV	分两次以上喝完，且有噎咳	
V	常常呛住，难以完全喝完	
备注	情况 I，若 5 s 内喝完，为正常；超过 5 s，则可疑有吞咽障碍 情况 II 也为可疑 情况 III、IV、V 则确有吞咽障碍	

评定者：　　　　　　　日期：

十四、辛辛那提院前卒中量表

具体见表 15-17。

表 15-17　辛辛那提院前卒中量表（CPSS）

检查项目	正常	异常
面瘫（令患者示齿或者微笑）	双侧面部运动对称	双侧面部运动不对称
上肢无力（令患者闭眼，双上肢举起 10 s）	双侧运动一致或双侧都不动	一侧不动或一侧肢体下坠
言语异常（令患者说"吃葡萄不吐葡萄皮"）	言语正确清楚	发音含糊，用词错误或者不能言语

十五、洛杉矶院前卒中量表

具体见表 15-18。

表 15-18　洛杉矶院前卒中量表

筛检内容			
1. 年龄＞45 岁	□是	□不详	□否
2. 无痫性发作或癫痫病史	□是	□不详	□否
3. 症状持续时间＜24 h	□是	□不详	□否
4. 发病前患者无卧床或依赖轮椅	□是	□不详	□否
5. 血糖在 60～400 mg/dl（3.3～22.2 mmol/L）	□是		□否
6. 根据以下三项查体检查，患者有明显单侧力弱	□是		□否
面部表情（微笑或示齿）	□正常	□右侧面部下垂	□左侧面部下垂

（续　表）

筛检内容			
握力	□正常	□右侧力弱 □右侧不能抓握	□左侧力弱 □左侧不能抓握
臂力	□正常	□右侧摇摆 □右侧快速坠落	□左侧摇摆 □左侧快速坠落
项目 1～6 全部为是（或不详），则符合 LAPSS 筛检标准，如果符合 LAPSS 卒中筛检标准，立即电话通知接诊医院，否则继续选择适当的治疗协议			

即便未符合 LAPSS 标准者仍有可能是卒中患者

十六、卒中现场评估分诊量表

具体见表 15-19。

表 15-19　卒中现场评估分诊量表

项目		FAST-ED 评分	NIHSS 评分
面瘫	正常或轻微面瘫	0	0～1
	部分或完全面瘫	1	2～3
上肢无力	无落下	0	0
	有落下，或抗部分重力	1	1～2
	不能抗重力，或无活动	2	3～4
语言改变	无语言改变	0	0
	轻 - 中度	1	1
	严重，完全性失语，无声	2	2～3
眼球斜视	无	0	0
	部分	1	1
	强迫斜视	2	2

项目		FAST-ED 评分	NIHSS 评分
失认 / 忽视	无	0	0
	不能感知双侧同时的一种感觉刺激	1	1
	不能识别自己的手或仅能感知一侧肢体	2	2

十七、动脉闭塞快速评分

具体见表 15-20。

表 15-20　动脉闭塞快速评分

项目	指导	结果	评分	NIHSS 等值分
面瘫	让患者示齿或微笑	无（对称运动） 轻度（轻微偏瘫） 中—重度（完全偏瘫）	0 1 2	0～3
上肢运动功能	抬起上肢 90°（坐位）/45°（卧位）	正常—轻度（抬起上肢＞10 s） 中度（抬起上肢≤10 s） 重度（不能抗重力抬起上肢）	0 1 2	0～4
下肢运动功能	抬起下肢 30°（卧位）	正常—轻度（抬起下肢＞5 s） 中度（抬起下肢≤5 s） 重度（不能抗重力抬起下肢）	0 1 2	0～4
头眼偏斜（凝视）	观察双眼或头部偏向一侧	无（眼球可向双侧运动且无头部偏斜） 有（可观察到眼睛和头部偏向一侧）	0 1	0～2

（续　表）

项目	指导	结果	评分	NIHSS 等值分
失语（如右侧肢体瘫痪）	不能理解说出或写出的话，让患者做两个简单的指令： ①闭上眼睛；②握拳	正常（正确执行两个指令） 中度（正确执行 1 个指令） 重度（两个指令均不能执行）	0 1 2	0～2
失认（如左侧肢体瘫痪）	不能辨别熟悉物体，问患者：①"这是谁的胳膊？"（同时指向受累上肢）；②"能活动这只胳膊吗？"	正常（能辨认上肢并试图移动上肢） 中度（不能辨认上肢或没意识到上肢） 重度（不能辨认上肢且没意识到上肢） 评分＞4 分为严重卒中，且很有可能是 LVO	0 1 2	0～2

十八、PC-respect 评分

具体见图 15-2。

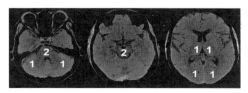

图 15-2　PC-respect 评分

满分 10 分，出现早期缺血性改变（定义为低密度灶或灰白质模糊区）减 1 或 2 分。10 分减掉 AIS 部位的分数，

PC－respect 评分≥6 分可以考虑入组。减分部位：左侧丘脑 1 分，左侧小脑 1 分，左侧大脑后动脉的供血分布区 1 分，中脑 2 分，右侧丘脑 1 分，右侧小脑 1 分，右侧大脑后动脉的供血分布区 1 分，脑桥 2 分。

十九、THRIVE 评分

具体见表 15-21。

表 15-21　THRIVE 评分

项目		评分
NIHSS	≤ 10	0
	11 ～ 20	2
	≥ 20	4
年龄	≤ 59 岁	0
	60—79 岁	1
	≥ 80 岁	2
慢性疾病量表		0 ～ 3
总分		0 ～ 9

二十、RRE-90 脑卒中复发预测模型

具体见表 15-22。

表 15-22　RRE-90 脑卒中复发预测模型

72 h 内完成急诊 MRI		72 h 内未完成急诊 MRI	
项目	分数	项目	分数
1 月内 TIA/ 卒中病史	1	1 月内 TIA/ 卒中病史	1

（续　表）

72 h 内完成急诊 MRI		72 h 内未完成急诊 MRI	
项目	分数	项目	分数
多发梗死	1		
不同循环梗死灶	1		
不同时期梗死灶	1		
孤立皮质梗死灶	1		
CCS-TOAST 病因学分型		CCS-TOAST 病因学分型	
大动脉粥样硬化性	1	大动脉粥样硬化性	2
心源性	0	心源性	2
小动脉源性	0	小动脉源性	0
其他类型	1	其他类型	3
不明原因类型	0	不明原因类型	1
总分	6		4

二十一、ASITN/SIR 评分

0 级无侧支血流流向缺血部位。

1 级慢速且不足的侧支血流流向缺血部位边缘。

2 级快速的侧支血流流向缺血部位边缘但仅有部分到达缺血区。

3 级缺血区有慢速但完全的造影血流。

4 级快速且完全的侧支血流到达全部缺血区域的血管床。

None：0 级；Poor：1 级和 2 级；Good：3 级和 4 级。

二十二、软脑膜侧支循环评分：rLMC 评分

基于对软脑膜动脉和豆纹动脉的分级，具体见图 15-3。

0 分，未见。

1 分，较对侧少。

2 分，等于或多于对侧相应区域。

评估的区域包括 ASPECTS 区域（M1-6）、大脑前动脉区域和基底节区。

外侧软脑膜动脉评分为 0、2、4（CTA 评价的区域软脑膜评分）总分 20 分，评分越高提示侧支建立越好。

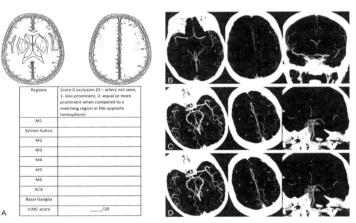

图 15-3　rLMC 评分

Good 为 17 ～ 20 分；Medium 为 11 ～ 16 分；Poor 为 0 ～ 10 分。

二十三、卒中发生风险评估表（Framingham stroke profile，FSP）

具体见表 15-23 至表 15-25。

表 15-23　改良 Framingham 卒中风险评估表（男性）

分值	年龄（岁）	未治疗收缩压（mmHg）	治疗后收缩压（mmHg）	糖尿病	吸烟	心血管疾病	心房纤颤	左心室肥大
0	54—56	97 ～ 105	97 ～ 105	否	否	否	否	否
1	57—59	106 ～ 115	106 ～ 112					
2	60—62	116 ～ 125	113 ～ 117	是				
3	63—65	126 ～ 135	118 ～ 123		是			
4	66—68	136 ～ 145	124 ～ 129			是	是	
5	69—72	146 ～ 155	130 ～ 135					是
6	73—75	156 ～ 165	136 ～ 142					
7	76—78	166 ～ 175	143 ～ 150					
8	79—81	176 ～ 185	151 ～ 161					
9	82—84	186 ～ 195	162 ～ 176					
10	85	196 ～ 205	177 ～ 205					

表 15-24　改良 Framingham 卒中风险评估表（女性）

分值	年龄（岁）	未治疗收缩压（mmHg）	治疗后收缩压（mmHg）	糖尿病	吸烟	心血管疾病	心房纤颤	左心室肥大
0	54—56			否	否	否	否	否
1	57—59	95 ～ 106	95 ～ 106					
2	60—62	107 ～ 113	107 ～ 118			是		
3	63—64	114 ～ 119	119 ～ 130	是	是			

（续 表）

分值	年龄（岁）	未治疗收缩压（mmHg）	治疗后收缩压（mmHg）	糖尿病	吸烟	心血管疾病	心房纤颤	左心室肥大
4	65—67	120～125	131～143				是	
5	68—70	126～131	144～155					
6	71—73	132～139	156～167					是
7	74—76	140～148	168～180					
8	77—78	149～160	181～192					
9	79—81	161～204	193～204					
10	82—84	205～216	205～216					

表 15-25 改良 Framingham 卒中风险评估表 10 年卒中风险（%）

分值	10 年卒中风险（%）		分值	10 年卒中风险（%）		分值	10 年卒中风险（%）	
	男性	女性		男性	女性		男性	女性
1	3	1	11	11	8	21	42	43
2	3	1	12	13	9	22	47	50
3	4	2	13	15	11	23	52	57
4	4	2	14	17	13	24	57	64
5	5	2	15	20	16	25	63	71
6	5	3	16	22	19	26	68	78
7	6	4	17	26	23	27	74	84
8	7	4	18	29	27	28	79	
9	8	5	19	33	32	29	84	
10	10	6	20	37	37	30	88	

根据患者的各项危险因素得分，计算出总评分值，每一个评分值对应一个相应的 10 年卒中发病率，男性评分值为 1 ～ 30 分，10 年卒中发病率从 2.6% 逐渐上升至 87.9%；女性评分值 1 ～ 27 分，10 年卒中发病率从 1.1% 逐渐上升至 84.4%。其中，心血管疾病包括心肌梗死、心绞痛、冠状动脉功能不全、间歇性跛行和充血性心力衰竭等，左心室肥大指心电图诊断的心室肥大。

二十四、原始脑出血（ICH）评分量表

具体见表 15-26。

表 15-26　原始脑出血（ICH）评分量表（OICH）

项目		分值
GCS 评分	3 ～ 4	2
	5 ～ 12	1
	13 ～ 15	0
血肿量	≥ 30 ml	1
	< 30 ml	0
血肿破入脑室	是	1
	否	0
血肿源自幕下	是	1
	否	0
患者年龄	≥ 80 岁	1
	< 80 岁	0
总分		0 ～ 6 分

二十五、原始脑出血评分量表（OICH）评分与 30d 病死率

具体见表 15-27。

表 15-27　原始脑出血评分量表（OICH）评分与 30 d 病死率

OICH 评分量表评分	30 d 病死率
0	0%
1	13%
2	26%
3	72%
4	97%
5	100%

二十六、改良 ICH 量表 A 和量表 B

具体见表 15-28。

表 15-28　改良 ICH 量表 A（MICH-A）和改良 ICH 量表 B（MICH-B）

MICH-A			MICH-B		
组成因素		分值	组成因素		分值
GCS	14 ～ 15	0	GCS	14 ～ 15	0
	13 ～ 9	1		13 ～ 9	1
	8 ～ 6	2		8 ～ 6	2
	5 ～ 3	3		5 ～ 3	3
血肿体积	> 50 ml	2	血肿体积	> 50 ml	2
	50 ～ 30 ml	1		50 ～ 30 ml	1
	< 30 ml	0		< 30 ml	0

（续　表）

	MICH-A			MICH-B	
组成因素		分值	组成因素		分值
血肿破入脑室	否	0	血肿破入脑室	否	0
	是	1		是	1
Graeb's 评分	≥ 9	3	Graeb's 评分	＞ 3	2
	5 ～ 8	2		≤ 3	1
	1 ～ 4	1			
幕下出血	是	1	幕下出血	是	1
	否	0		否	0
年龄	≥ 65 岁	2	年龄	≥ 65 岁	2
	64—50 岁	1		64—50 岁	1
	＜ 50 岁	0		＜ 50 岁	0
总分		11	总分		10

二十七、ICH 分级量表

具体见表 15-29。

表 15-29　ICH 分级量表（ICH-GS）

内容	ICH-GS	
年龄	＜ 45 岁	1 分
	45—64 岁	2 分
	＞ 65 岁	3 分
入院时 GCS 评分	13 ～ 15	1 分
	9 ～ 12	2 分
	3 ～ 8	3 分

内容	ICH-GS	
出血部位	幕上	1 分
	幕下	2 分
出血体积	幕上＜ 40 ml	1 分
	40 ～ 70 ml	2 分
	＞ 70 ml	3 分
	幕下＜ 10 ml	1 分
	10 ～ 20 ml	2 分
	＞ 20 ml	3 分
是否破入脑室	否	1 分
	是	2 分
总计		13 分

二十八、ICH 功能转归评分表（ICH-FOS）

具体见表 15-30。

表 15-30　ICH 功能转归评分表（ICH-FOS）

评估内容		赋分 / 分
GCS 评分（分）	3 ～ 8	2
	9 ～ 12	1
	13 ～ 15	0
V（血肿体积）（ml）	幕上 40 ～ 70	2
	＜ 40	1
	＞ 20	0
	幕下 10 ～ 20	1
	＜ 10	0

评估内容		赋分 / 分
破入脑室	是	1
	否	0
出血源自幕下	是	1
	否	0
年龄 / 岁	≥ 80	3
	70—79	2
	60—69	1
	≤ 59	0
c（血糖）（mmol/L）	≥ 11.1	1
	≤ 11.0	0
NIHSS（分）	≥ 21	4
	16 ~ 20	3
	11 ~ 15	2
	6 ~ 10	1
	0 ~ 5	0
总分		0 ~ 16

二十九、ICH 功能结局量表

具体见表 15-31。

表 15-31　ICH 功能结局量表

组成因素		分值
GCS	≥ 9 分	2
	≤ 8 分	0

（续　表）

组成因素		分值
年龄	≥ 80 岁	0
	70—79 岁	1
	< 70 岁	2
血肿体积	> 60 ml	0
	30 ～ 60 ml	2
	< 30 ml	4
血肿位置	脑叶	2
	深部	1
	幕下	0
脑出血之前的认知功能障碍	是	1
	否	0
总分		11

三十、改良急诊 ICH 评分量表

具体见表 15-32。

表 15-32　改良急诊 ICH 评分量表（MEDICH）

评估内容		赋分 / 分
GCS 评分（分）	3 ～ 7	2
	8 ～ 11	1
	12 ～ 15	0
V（血肿体积）（ml）	> 60	2
	30 ～ 60	1
	< 30	0

（续　表）

评估内容		赋分 / 分
破入脑室	是	1
	否	0
出血源自幕下	是	1
	否	0
INR（分）	＞ 3	2
	2 ～ 3	1
	＜ 2	0
总分		0 ～ 8

三十一、儿童 ICH 量表

具体见表 15-33。

表 15-33　儿童 ICH 量表

组成因素		分值
脑实质出血 / 全脑体积	＜ 2	0
	2 ～ 3.99	1
	≥ 4.0	2
脑积水	是	1
	否	0
颅内高压	是	1
	否	0
幕下出血	是	1
	否	0
总分		5

三十二、Spetzler-MartinAVM 级别评估

具体见表 15-34。

表 15-34　Spetzler-MartinAVM 级别评估

项目	临床表现	评分 / 分
AVM 的大小	小（＜ 3 cm）	1
	中（3 ～ 6 cm）	2
	大（＞ 6 cm）	3
邻近脑组织是否为功能区 [a]	非功能区	0
	功能区	1
引流 [b]	仅在浅表位置	0
	深在	1

a. 邻近脑组织为功能区是指脑功能区是与已经明确的神经功能有关的区域，损伤后将产生神经功能缺损，如感觉运动皮质、语言皮质、视觉皮质、下丘脑、丘脑、内囊、脑下、小脑脚、小脑核。非功能区是指其神经功能精细，损伤后无明显的神经功能缺损，如额叶前部、额叶前部和小脑皮质
b. 血管造影术中的静脉引流模式：如果所有 AVM 的引流静脉是通过皮质静脉系统，则为表浅型；如果任何或所有引流静脉是通过深部静脉（如脑内静脉）、基底静脉或小脑中央前静脉，则为深在型

Spetzler-MartinAVM 分级与外科切除病灶后的并发症有关。分级 6 级不能手术；分级 1 ～ 5 级可以手术，其外科手术发生并发症的可能性如下。

1 级：手术后轻度或重度功能缺损可能性很低。

2 级：手术后轻度损伤的可能性低，重度损伤的可能性很低。

3 级：轻度损伤的可能性中等，重度损伤的可能性低。

4 级：轻度损伤的可能性显著，重度的可能性则为中等。

5 级：轻度和重度损伤的可能性显著。

三十三、烟雾病脑血管造影铃木分期

具体见表 15-35。

表 15-35　烟雾病脑血管造影铃木分期

分期	脑血管造影表现
1 期	双侧颈内动脉虹吸段狭窄，无烟雾状血管
2 期	烟雾状血管开始出现
3 期	烟雾状血管增加
4 期	烟雾状血管开始减少
5 期	烟雾状血管明显减少
6 期	烟雾状血管消失

三十四、院前并发症、意识水平、年龄、神经功能（PLAN）评分

见表 15-36。

院前合并症、意识水平、年龄、神经功能缺损（PLAN）评分

项目	项目评分	最高分
而赖程度		1.5
肿瘤		1.5
充血性心力衰竭		1
房颤		1

（续　表）

项目	项目评分	最高分
意识水平	神清 0 分 嗜睡 1 分 昏睡 2 分 浅昏迷 3 分 中昏迷 4 分 深昏迷 5 分	5
年龄	每 10 岁 1 分	10
上肢无力		2
下肢无力		2
忽视或失语		1
总分		25

（曹学兵）